心理疾病
的認識與治療

（第二版）

林家興 著

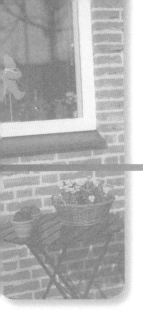

作者簡介

林家興

學歷
- 美國肯塔基大學諮商心理學哲學博士
- 南加州精神分析學院進階精神分析治療結業

經歷
- 美國舊金山總醫院、麥考利神經精神醫院及列治文心理衛生中心實習心理師
- 美國洛杉磯太平洋診所亞太家庭服務中心心理師兼助理主任
- 台灣輔導與諮商學會（原中國輔導學會）理事長
- 國立臺灣師範大學學生輔導中心主任
- 臺北市諮商心理師公會創會理事長
- 臺灣諮商心理學會創會理事長
- 國立臺灣師範大學教育心理與輔導學系教授兼系主任

執照
- 美國加州心理師執照
- 臺灣諮商心理師執照

現任
- 國立臺灣師範大學教育心理與輔導學系兼任教授
- 諮商心理師公會全國聯合會倫理委員

．臺北市諮商心理師公會倫理委員

．財團法人董氏基金會心理健康促進委員

專長

．諮商與心理治療

．諮商督導

．諮商專業倫理

．變態心理學

．精神分析治療

目　錄

Contents

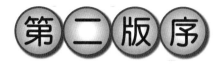

第二版序

　　本書從 2009 年出版，至今已經六年，書中所探討的心理疾病的診斷和治療，基本上還是具有參考價值，但是如果能夠進行修訂應該會更好，因此在心理出版社林敬堯總編輯的鼓勵和林汝穎執行編輯的協助下，進行本書的修訂。本書第二版主要是配合《心理疾病診斷與統計手冊》（第五版）（DSM-5）而進行修訂，修訂的重點包括：1.部分疾病名稱的調整，例如精神分裂症更名為「思覺失調症」，社交恐懼症更名為「社交焦慮症」等；2.心理疾病盛行率的更新；3.延伸閱讀書單的更新；以及 4.刪除五軸診斷等。

　　隨著衛生福利部心理及口腔健康司的設置，台灣心理師人數的逐年增加，各醫療院所及社區心理衛生中心提供心理諮詢服務，以及民眾心理健康意識的提高，社會大眾對於心理疾病的衛教需求也會愈來愈多。本書的修訂將可以提供給民眾最新的心理疾病相關診斷和治療的訊息，心理衛生相關系所的學生和研究生在選修變態心理學時，也可以有一本和DSM-5 同步更新的教科書，從本書中獲得最新的資料。

　　華人社會對於心理疾病的中文翻譯並沒有統一，每個醫師和心理師對於心理疾病的中文翻譯各有其偏好，本書也不例外。當讀者發現本書部分心理疾病的名稱和中文版《DSM-5 精神疾病診斷準則手冊》裡的名稱不一致時，不妨自己思考一下，哪個中文翻譯比較好？本書基於心理衛生教育推廣的理念，傾向於使用比較正確、通俗、口語，以及容易了解的中文翻譯，希望讀者也會認同。

舉三個例子來說，Bipolar Disorder 中文版 DSM-5 翻譯爲雙相情緒障礙症，本書翻譯爲躁鬱症；Neurocognitive Disorder 中文版 DSM-5 翻譯爲認知障礙症，本書翻譯爲老年失智症；Conduct Disorder 中文版 DSM-5 翻譯爲行爲規範障礙症，本書翻譯爲行爲障礙症。在字譯和意譯之間，本書選擇意譯，其他心理疾病的中文翻譯也是秉此原則進行，特此說明。以前 DSM-IV 中文版將 disorder 翻譯爲疾患，我就覺得很不適當，直接翻譯爲病、症、障礙或障礙症，會比較適當。因此，個人認爲 DSM-5 中文版的翻譯比 DSM-IV 中文版要好很多。

　　最後感謝使用本書的讀者，希望讀者可以從中受惠，本書如果有不盡完善的地方，也請讀者給予指正。

林家興

2015 年 3 月於台北

作者序

　　很多年前我就想針對「認識心理疾病」寫一本適合心理衛生人員、社會工作人員和學校教師閱讀的書，這個想法大概到了五年前開始構思章節架構與蒐集相關資料。由於平日教學與行政工作忙碌，遲遲無法完成，直到 2008 年利用教授休假研究的機會，才得以比較專注的投入在本書的撰寫。本書的醞釀時間很長，撰寫和反覆修改的時間更長，現在很高興看到它終於出版了。

　　在台灣有關變態心理學的教科書，包括中文著作和中文翻譯至少十種，為什麼我還要寫這本書呢？歸納起來，本書的特色有四：1.本書不是英文變態心理學教科書的中文翻譯，它是我根據變態心理學教學與臨床督導需要，整合參考文獻、教學心得與臨床經驗所撰寫的中文專著，比一般中文翻譯的教科書更容易閱讀和理解；2.本書內容著重在快速的認識各種常見的心理疾病，對於複雜的病因病理討論比較精簡，對於少見的心理疾病也從略，並增加很多台灣本土的參考文獻、社區資源與延伸閱讀等資料，因此非常適合作為教科書；3.本書的章節架構很簡潔，前三章屬於總論，其餘每章只介紹一、兩種心理疾病，每種心理疾病的介紹相當直截了當，讀者可以視需要翻閱某一章，針對某一個心理疾病去認識它的症狀、流行率、診斷、病因與相關治療方式；4.本書取材盡量以國內外最近十年的參考文獻為主，讓讀者可以快速獲得最新的心理疾病治療的資訊。

　　本書非常適合作為心理、輔導、社工、護理等系所「變態心理學」課程的教科書。因此，本書撰寫的原則如下：1.以常見的心理疾病為介紹的

重點，讓實務工作者可以即學即用；2.盡量有系統的介紹每一個常見心理疾病的案例、基本認識、診斷、治療方法，以及相關的衛生教育資訊；3.介紹心理疾病的案例、流行率以及社區資源時，盡量選用本地的資料和數據；4.使用心理疾病專有名詞和翻譯的名詞時，盡量考量讀者的接受和理解程度。為方便課程教師選用本書作為教科書，我特別在附錄中分享我所使用的兩份教學計畫，附錄一適用於大學部學生的教學，附錄二適用於研究所學生的教學。

　　除了作為教科書，本書也是為一般非醫師的心理衛生人員與助人工作者而寫的，特別適用於臨床與諮商心理師、社會工作人員、學校輔導老師、護理人員，以及與心理疾病病友工作的相關人員，可以作為助人者的工作手冊使用。有機會和心理疾病病友相處的心理衛生與社會工作人員、學校老師，以及家屬都可以從閱讀本書獲益。雖然過去幾年政府與民間大力推動自殺與憂鬱症防治宣導工作，但是，台灣民眾對於多數的心理疾病還是了解有限，本書的出版希望有助於提升民眾對於心理疾病的認識，以維護自己與家人的心理健康。

　　當讀者對於某一個心理疾病特別感興趣時，除了閱讀該心理疾病的章節，我會特別鼓勵讀者進一步找延伸閱讀所推薦的書來閱讀。特別是那些屬於本土病人誌的書籍，這些都是前人罹患心理疾病後所訴說的心情故事，相當感人而彌足珍貴。除了病人誌，延伸閱讀所推薦的書還包括針對某一心理疾病的診療而寫的專書，對於要深入了解個別心理疾病深具參考價值。

　　本書的前身是一本我和研究生合作撰寫的變態心理學補充教材，我要在這裡特別感謝當年提供期末報告的同學，他們分別是施惠眞、石樹慧、林巧芳、郭祖珮、王心怡、周怡敏、鄭蕙如、陳淑蓉、陳靜芬、洪雅琴、黃政昌、陳燕君、林怡伶、許斐粧、陳玉芳、江美玲、林家妃、林杏眞、徐偉玲、陳建泓、陳延鈴、曾雅雯、黃兆慧、周明蒨、李雅文、黃汝學、

柯愷瑄，以及邱雅沂等。本書各章在撰寫的過程中，或多或少參考了這些期末報告，本書的完成感謝你們所提供的參考資料。

　　寫作是一個辛苦的過程，上次寫完一本書，曾跟自己說，這是最後一本了，以後再也不要自討苦吃了。但是基於增進民眾對於心理疾病的認識，以及為了方便學生學習心理疾病與變態心理學的殷切需要，我還是把這個延宕多年的計畫完成，希望讀者會喜歡。本書寫作過程中，我雖然在資料的陳述上力求正確完整，如果還有不盡理想的地方，還要請讀者惠予指正。

林家興

2009 年 2 月於台北

第一章

心理疾病的分類與診斷

自古以來，心理疾病便是一個比較特殊而令人疑惑的疾病，由於民眾對於心理疾病的不了解，往往不知不覺用有色的眼光來看待心理疾病及其患者。本章主要內容在於說明心理疾病有哪些？如何分類？如何診斷？診斷的依據是什麼？並且對於心理疾病相關的專有名詞做一些澄清。

 ## 心理疾病的定義

一個人是否罹患心理疾病，的確很難判斷，心理疾病和生理疾病在本質上有兩點明顯的不同：第一，生理疾病的診斷主要是根據病因，心理疾病的診斷主要是根據症狀；第二，生理疾病是一種生理器官或身體的毛病，心理疾病基本上是一種器官正常，但是功能不正常的毛病。因此，心理疾病不只是症狀有無的問題，而是症狀多少與是否嚴重的問題。醫學領域探討心理疾病的學科是精神醫學，心理學領域探討心理疾病的學科是變態心理學、心理診斷學或病理心理學。

心理疾病和精神疾病的英文都是 mental disorders，但是在中文裡，精神疾病給人的感覺似乎比心理疾病要嚴重一點，本書則將心理疾病和精神疾病視為同義詞。以前罹患心理疾病的人，主要是尋求精神科醫師的協助，

現在，則多了心理師作為求助的對象。治療心理疾病的地點以前侷限於醫院和診所，現在民眾可以直接尋求心理諮商所和心理治療所的協助。

心理疾病或精神疾病是什麼病呢？根據《精神衛生法》第三條對於精神疾病的定義如下：「精神疾病：指思考、情緒、知覺、認知、行為等精神狀態表現異常，致其適應生活之功能發生障礙，需給予醫療及照顧之疾病；其範圍包括精神病、精神官能症、酒癮、藥癮及其他經中央主管機關認定之精神疾病，但不包括反社會人格違常者。」這個定義可以代表官方對於精神疾病的定義。

美國精神醫學會（American Psychiatric Association）所出版的《心理疾病診斷與統計手冊》（第五版）（DSM-5）（APA, 2013）對於心理疾病的定義是：「一種臨床上顯著的行為或心理症狀或模式，導致個人目前的痛苦、失能，或者增加個人痛苦、失能或死亡的風險，並且這種心理症狀或行為模式不是可以用個人文化加以解釋的。」這個是美國精神醫學會的定義，不過似乎還不是很容易了解。

本書將心理疾病作如下的定義：心理疾病是指一個人在認知、情緒或行為上出現問題或症狀，並且明顯影響到生活適應的狀態。心理疾病通常是指當事人有一組心理症狀，症狀持續超過一段時間（例如一個月或六個月不等），而且這些症狀已經影響到當事人的學業、工作或生活功能，並且這些症狀不是因為生理疾病或藥物所造成的。

心理疾病的粗略分類

心理疾病的粗略分類有幾種：第一種分類是分為精神病障礙和精神官能症障礙；第二種分類是分為功能性障礙和器質性障礙；第三種分類是分為認知障礙、情緒障礙、行為障礙和人格障礙。以下分別加以說明。

　　第一種分類的方式比較傳統，也比較常見。精神病障礙的心理疾病可以說是比較嚴重的一類，包括思覺失調症（精神分裂症）、妄想症、躁鬱症，以及嚴重憂鬱症等，患者通常比較沒有病識感，也就是自己生病了，可是卻不覺得。主要的症狀有幻聽、妄想或嚴重功能障礙等，以神經化學的失調為主要的病因。精神官能症障礙是比較常見的心理疾病，包括焦慮症、身心症、輕鬱症等，患者通常比較有病識感，自己主觀上覺得心裡很痛苦，比較知道有問題需要找人幫忙。精神官能症是一個籠統的診斷名稱，裡面還可以細分為很多心理疾病，主要的症狀包括焦慮或憂鬱等，以內心衝突或生活創傷為主要的病因。

　　第二種分類的方式比較少見，但是對於診斷與治療則很重要。功能性障礙的心理疾病主要是指患者的身體器官沒有病變，可是器官的功能卻有問題，例如大腦是正常的，但是患者在認知上、情緒上，或行為上卻是有問題的，例如人格障礙便是屬於這一類的心理疾病。器質性障礙的心理疾病是指有明顯的生理病因所造成的疾病，特別是由於腦傷或大腦病變所引起的心理疾病，例如老年失智症。一般而言，心理疾病如果可以查出具體的器質性病因，則可以針對病因進行治療，否則只能根據症狀進行治療。

　　第三種分類方式比較是心理學上的分類，心理疾病根據功能障礙的類型加以區分：認知障礙是指智力和認知功能上有損壞的心理疾病，例如智能不足；情緒障礙是指情緒上有損壞的心理疾病，例如憂鬱症、焦慮症等；行為障礙是指行為功能上有損壞的心理疾病，例如叛逆症、行為障礙症等；人格障礙是指人格功能上有損壞的心理疾病，例如邊緣型人格障礙、反社會人格障礙等。

心理疾病的診斷依據

　　各國心理衛生專業人員對於心理疾病的診斷，主要是依據兩套診斷系統：一是由美國精神醫學會主編的《心理疾病診斷與統計手冊》（*Diagnostic and statistical manual of mental disorders*, DSM）；另一是由聯合國世界衛生組織所主編的《國際疾病分類手冊》（*International classification of diseases*, ICD）。這兩套診斷系統都廣為被使用，而且也都會隨著時間與需要進行診斷標準的修訂。

　　聯合國世界衛生組織所出版的《國際疾病分類手冊》由於內容包括生理疾病和心理疾病，因此經常被保險公司和醫院作為診斷分類的依據，缺點是對於心理疾病的診斷標準比較籠統。相對的，《心理疾病診斷與統計手冊》是專門針對心理疾病的診斷而出版的，內容提供豐富的診斷準則與相關統計數據，在心理衛生和精神醫療界比較流行。本書在介紹各種心理疾病時，主要是以它為診斷依據。目前通行的《心理疾病診斷與統計手冊》為第五版，一般心理衛生專業人員常以 DSM-5 來稱呼它。

　　一般民眾如果罹患一種心理疾病，在不同國家、地區或機構，有可能會得到不同的診斷名稱，這是因為採用不同診斷系統的結果。讀者在閱讀心理疾病相關資訊時，有時候會在某一套診斷系統中找不到，例如神經衰弱只出現在 ICD 系統，卻不在 DSM 系統。由於心理疾病診斷都是英文的，因此對於學生與民眾想要了解心理疾病顯得很不方便，雖然國內對於心理疾病診斷名稱做了翻譯，但是每個專家學者的中文翻譯卻沒有統一，因此還是存在很多認識心理疾病的困難。筆者曾經撰文探討這個問題，並且針對多數心理疾病診斷提出比較好的中文譯名的建議，詳如附錄三。

心理疾病的診斷分類

根據 DSM-5 對於心理疾病的診斷分類，心理疾病可以分爲下列 19 大類（台灣精神醫學會，2014；Morrison, 2014）：

1. 神經發展障礙症：包括智能不足、溝通障礙症、自閉症、注意力不足過動症、學習障礙、動作障礙症等。

2. 思覺失調症及其他精神病症：包括思覺失調症、妄想症等。

3. 情緒障礙症：包括躁鬱症、重鬱症、輕鬱症等。

4. 焦慮症：包括分離焦慮症、選擇性不語症、特定恐懼症、社交焦慮症、恐慌、特定恐懼症，以及廣泛性焦慮症等。

5. 強迫症及相關障礙症：包括強迫症、身體臆形症、儲物症、拔毛症、摳皮症等。

6. 創傷和壓力相關障礙症：包括創傷後壓力症、急性壓力症、適應障礙症等。

7. 解離症：包括解離失憶症、解離認同障礙症等。

8. 身體症狀及相關障礙症：包括身心症、罹病焦慮症、轉化症等。

9. 餵食及飲食障礙症：包括厭食症、暴食症、嗜食症等。

10. 排泄障礙症：包括遺尿症、遺屎症等。

11. 睡醒障礙症：包括失眠症、嗜睡症、猝睡症，以及與呼吸相關的睡眠障礙、類睡症等。

12. 性功能障礙：包括遲洩、勃起障礙症、女性高潮障礙症、早洩等。

13. 性別不安。

14. 侵擾行爲、衝動控制及行爲障礙症：包括叛逆症、行爲障礙症、病態縱火症、病態偷竊症等。

15. 物質相關及成癮障礙症：包括酒精、咖啡因、大麻、迷幻藥、吸入劑、鴉片、興奮劑、菸草等相關障礙症，以及嗜賭症等。

16. 認知類障礙症：包括譫妄、阿茲海默症引起的認知障礙症、血管性認知障礙症、外傷性腦傷引起的認知障礙症等。

17. 人格障礙症。

18. 性偏好症。

19. 臨床關注焦點的其他狀況：包括關係的問題、虐待與疏於照顧、教育與職業問題、居住與經濟問題，以及其他與社會心理、個人及環境情況有關的問題。

心理社會與環境問題

在評估心理疾病的時候，治療師也會評估影響當事人心理疾病診斷、治療和預後的心理社會與環境問題。所謂心理社會與環境問題是指：負面的生活事件、環境的困難或限制、家庭或其他人際壓力、欠缺社會支持或人際資源。如果這些心理社會與環境問題本身嚴重到需要治療師的協助時，並且成為主要治療的焦點時，這些問題更需要另外給予診斷。心理社會與環境問題包括下列幾類：

1. 與家庭有關的問題：如親人過世、家人重病、離婚、父母再婚、家庭暴力、家人分居兩地等。

2. 與社會環境有關的問題：如朋友過世、獨居、社會適應不良、被歧視、退休、移民等。

3. 教育問題：如文盲、學業問題、與老師或同學相處困難、學校環境不佳等。

4. 職業問題：如失業、失業的威脅、工作壓力、工作環境不佳、對工作不滿意、換工作、與同事或上司相處困難等。

5. 居住問題：如無家可歸、住家環境不安全、與鄰居或房東相處困難等。

6. 經濟問題：如極度貧窮、經濟困難、社會福利補助不敷使用等。

7. 就醫問題：如缺乏醫療設施、缺乏就醫的交通工具、缺乏健康保險等。

8. 司法問題：如被逮捕、入獄服刑、被控告、犯罪受害人等。

9. 其他問題。

功能的整體評估

雖然 DSM-5 已經取消功能的整體評估，但是仍然有專家（Morrison, 2014）認為值得繼續使用。治療師呈現當事人整體功能的評估，此一整體評估可以作為擬定治療計畫以及預測治療效果的參考，也可以作為比較當事人在不同治療階段的功能狀況。所謂整體功能是指，當事人在心理、社會與職業上的功能而言，特別是指初診時和結案時的功能。整體功能的評估分數從 1 至 100，分數愈低則整體功能愈差，分數愈高則整體功能愈好。功能的整體評估的分數，是以一種過度簡化的方式，來呈現當事人心理症狀嚴重的程度，以及心理社會功能（如社交、職業或學校的功能）好壞的程度。分數的涵義呈現如表 1-1。

 ## 專有名詞的澄清

與心理疾病診斷和治療相關的專有名詞很多，一般民眾可能不十分了解。本節將分別澄清一些常見的專有名詞，一方面有助於閱讀本書，另一方面有助於與心理衛生專業人員溝通。

表 1-1　DSM-IV-TR 心理功能整體評量表

分數	症狀與功能呈現	範例
100～91	無症狀，各方面功能表現優良	多方面功能積極表現
90～81	無或有一些輕微症狀，多方面功能表現良好	考試前輕度焦慮、與家人偶爾爭執
80～71	有些輕微症狀，某方面的功能有暫時的輕微失調	與家人爭吵後無法專心，學業暫時落後
70～61	出現較多輕微症狀，在某些功能上出現困難	心情鬱悶、輕微失眠、偶爾逃學或偷拿家人的東西
60～51	出現中度症狀，功能出現中度困難	情緒消沉、偶發恐慌、很少朋友、易與同事衝突
50～41	出現嚴重症狀，功能出現嚴重的障礙	自殺意念、嚴重強迫症狀、經常在商店順手牽羊、沒有朋友、沒有辦法保住一個工作
40～31	有一些脫離現實或溝通的障礙，在多方面的功能出現嚴重的障礙	行為怪異、語言不合邏輯、無法工作
30～21	行為顯然受到妄想或幻覺的影響，有嚴重溝通和判斷的障礙	語無倫次、一心要尋死、沒有工作
20～11	有傷害自己或別人的危險行為	企圖自殺、經常出現狂躁的情緒、無法維持基本個人衛生
10～1	嚴重的、持續的傷害自己或別人，再三的暴力行為	嚴重的自殺、持續無法維持基本的個人衛生

資料來源：APA (2000)。

描述問題的名詞

　　當一個人出現了一些和心理狀況有關的問題時，我們會用不同的名詞去描述它，包括心理問題、心理症狀、心理疾病、心理障礙、心理失常、心理變態、心理異常等。在精神醫學界，我們會使用精神問題、精神症狀、精神疾病、精神障礙、精神失常、精神變態、精神異常等去描述心理問題。事實上，心理疾病和精神疾病的英文都是 mental disorders，只是翻譯不同

而已。在中文的感覺裡，精神疾病的涵義似乎比心理疾病要狹隘和嚴重。本書在描述心理問題時會交互使用上述的名詞，但是多數的時候仍然使用心理疾病和心理症狀。

描述診斷的名詞

在描述心理疾病的診斷時，民眾有時候會聽到典型診斷和非典型診斷、主要診斷和次要診斷，以及暫定診斷和確定診斷等名詞。所謂典型診斷，是指當事人的心理症狀幾乎完全符合或大部分符合《心理疾病診斷與統計手冊》上某一心理疾病的診斷準則。至於非典型診斷，則是指當事人的心理症狀同時有一部分符合，有一部分不符合某一個心理疾病的診斷準則，或者心理症狀同時符合兩個心理疾病的部分診斷準則。

治療師在進行心理疾病的診斷時，有時候由於症狀的表現比較不清楚，臨床資料來不及蒐集，無法馬上做明確的診斷，於是會先下一個臨時的或暫定的診斷，等到將來蒐集到更多的臨床資料後，再修正診斷。如果治療師對於當事人的心理症狀有了清楚的判斷，他就可以下一個明確的診斷，這個時候就是確定診斷。

如果當事人同時有兩個心理疾病的診斷時，治療師通常會將其中一個當作主要診斷，另一個當作次要診斷。通常比較嚴重的那一個診斷會被認定為主要診斷，或者那一個正在接受治療的診斷會被認定為主要診斷。

描述疾病的過程

疾病的過程也就是一個疾病從開始發病到治癒的過程，由於從正常到異常、從心理健康到心理疾病是一個連續的過程，有時候要做明確區別是否生病，並不是一件容易的事情，這個時候通常需要治療師的專業協助。疾病的過程通常可以區分為幾個階段：疾病醞釀階段、急性發作階段、症

狀控制階段、症狀復發階段、部分痊癒階段，以及疾病治癒階段等。

描述心理評估的名詞

　　有一組描述心理評估的專有名詞，包括心理評估、心理評量、心理測驗、心理衡鑑，以及心理診斷等。這些名詞的涵義其實是大同小異，只是因為使用的場所不同而使用不同的名詞。例如在醫療院所的場合，工作人員習慣使用心理衡鑑和心理診斷；在學校與社區機構的場合裡，工作人員慣用心理評量和心理測驗等。本書會交互使用上述名詞，但是多數的時候會使用心理衡鑑和心理診斷。

描述治療的名詞

　　有一組描述心理治療的專有名詞，包括心理輔導、心理諮商、心理治療、心理復健，以及心理處遇等，常常可以在坊間聽到。這些名詞的涵義也是大同小異，只是因為使用的場合不同而有不同的名稱。例如在醫療院所的工作人員慣於使用心理治療和心理復健；在學校和社區機構的工作人員則習慣使用心理輔導、心理諮商和心理處遇的名稱。本書會交互使用上述名詞，但是多數的時候會使用心理諮商和心理治療兩個名詞。

描述流行率的名詞

　　讀者在閱讀本書的時候，會看到某個心理疾病的流行率、盛行率或罹患率如何如何的資料；流行率、盛行率或罹患率是指，某一個心理疾病在某一群人口中在某一段時間（通常是一年或一輩子）發生的比率。流行率、盛行率和罹患率有時會交互使用，本書多數時候會使用流行率。它們可以分為「點流行率」（point prevalence）和「終生流行率」（lifetime prevalence）：點流行率是指在過去一年或六個月期間，人口中罹患某一心理疾

病的比率；終生流行率是指在人的一生中，罹患某一個心理疾病的機率，通常終生流行率會高於點流行率。

描述疾病的名詞

在描述疾病方面，讀者常常聽到的名詞，包括急性、亞急性、慢性等。它們的區別在哪裡呢？急性發作後的前六個月通常稱為急性；急性發作超過六個月但是不滿兩年，則成為亞急性；心理疾病如果超過兩年，則稱為慢性。此外，在同一個時間，如果當事人生了兩個或兩個以上疾病的時候，我們會用「共病」（co-morbid）來形容兩種或多種疾病共存的狀態。有共病的當事人，在治療上會顯得比較複雜，治療的變數也會比較多。

描述當事人的名詞

心理衛生專業人員對於當事人有不同的稱呼，比較常見的稱呼包括個案、當事人、病人、患者、案主，以及病友等。本書會交互使用上述名詞，但是多數的時候會使用當事人、病人和患者來稱呼求助於心理專業服務的人。

描述治療師的名詞

同樣的，心理衛生專業人員也有不同的名詞來稱呼自己，常見的稱呼包括臨床人員、醫師、心理師、治療師、諮商師、諮商老師、心理醫師、心理治療師等。本書會交互使用上述名詞，但是多數的時候使用醫師、治療師和心理師，並且以治療師通稱精神科醫師和心理師。讀者在閱讀心理疾病的文章時，有時候也會看到其他的名詞，例如社會工作師、諮商心理師、臨床心理師、精神科醫師等。關於這些專門執業的心理衛生專業人員的訓練背景和執業範圍，本書將在第三章加以說明。

心理診斷的方式

心理疾病的診斷通常透過臨床晤談、行為觀察，以及心理測驗等方式進行。民眾在第一次求診的時候，治療師會以問診的方式開始心理疾病的診斷，治療師會聽取當事人的主訴，也會詢問當事人生病的相關資料，包括症狀是什麼？以前是否生過類似的疾病？家屬是否有人也有類似的疾病？生病的可能原因是什麼？

在問診的時候，治療師也會觀察當事人的行為表現，如果有家屬陪同就醫，也會詢問家屬關於當事人的病情。如果需要的話，治療師會轉介當事人到心理師那裡做心理測驗（又稱心理衡鑑），以便進一步了解當事人的智力功能、人格特質、情緒障礙等，作為診斷的參考。如果治療師認為當事人的心理症狀可能是由於生理因素引起的話，治療師會安排當事人去做一些生理檢查，以確定心理症狀是否由生理疾病造成的。

讀者閱讀本書時，如果懷疑自己是否罹患其中某一種心理疾病時，最好不要輕易自行診斷，最好還是透過醫師或心理師的評估，以便確認自己是否罹患某種心理疾病。

常見的心理疾病

根據《心理疾病診斷與統計手冊》的分類，心理疾病大概有兩百種，在本書有限的篇幅中不可能加以一一介紹。因此本書特別選擇20種常見的心理疾病，加以深入淺出的介紹。本書選擇這20種心理疾病的原則，主要考慮的因素是：流行率比較高、民眾比較不了解，以及治療方法比較普及。根據這三個原則，本書所要介紹的心理疾病有下列幾種：學習障礙、自閉

症、注意力缺陷過動症、行為障礙症、強迫症、恐慌症、社交焦慮症與特定恐懼症、創傷後壓力症、廣泛焦慮症、輕鬱症、重鬱症、躁鬱症、思覺失調症、失眠症、厭食症、暴食症、身心症、老年失智症、酒癮症，以及適應障礙症等。

 ## 本書每章架構

本書前三章屬於總論性質，分別介紹心理疾病的分類與診斷、心理疾病的治療，以及心理衛生服務體系。接著本書將上述20種心理疾病依照疾病的屬性，分成兒童青少年心理疾病、焦慮障礙、情緒障礙與精神病，飲食、睡眠與身心障礙，以及其他心理疾病五大部分加以介紹。

第四章至第七章介紹學習障礙、自閉症、注意力缺陷過動症，以及行為障礙症，這些都是在兒童或青少年時期被診斷出來的心理疾病。

第八章至第十二章介紹強迫症、恐慌症、社交焦慮症與特定恐懼症、創傷後壓力症，以及廣泛焦慮症，這些都是屬於焦慮障礙的一種類型。

第十三章至第十五章介紹輕鬱症、重鬱症，以及躁鬱症，這三種疾病是屬於情緒障礙的三種類型；第十六章介紹思覺失調症（精神分裂症），這是精神病的主要類型。

第十七章至第二十章介紹失眠症、厭食症、暴食症，以及身心症，這些都是和身體化比較有關係的心理疾病。

第二十一章至第二十三章介紹老年失智症、酒癮症，以及適應障礙症等三種心理疾病。

從第四章起，每一章在介紹心理疾病的時候，大致上會依照相同的結構來說明每一個心理疾病，一方面方便閱讀和查閱，另一方面方便做不同診斷之間的比較。在閱讀某一個心理疾病的章節之後，如果有需要進一步

了解該疾病，讀者可以參考延伸閱讀或參考文獻中所提供的資料。每章的架構包括下列幾項：案例、基本認識、診斷、可能的病因、治療方法、心理衛生教育、社區資源，以及延伸閱讀等。

延伸閱讀

胡東霞（譯）（2002）：A. Frances & M. B. First 著。**精神疾病的判斷與預防 I——我需要看心理醫生了嗎？**台北市：新自然主義。

> 本書以及下面兩本書是美國精神醫學會《心理疾病診斷與統計手冊》的民眾普及版的中譯本，兩位作者是美國最權威的精神科醫師，以深入淺出的方式介紹各種心理疾病。本書主要討論的是成人常見的心理疾病，包括憂鬱症、躁症、焦慮病、創傷後壓力症候群、不明原因的病痛、強迫症、適應障礙及衝動失控等，作者針對這些疾病的症狀、診斷標準、治療方法等加以說明。

胡東霞（譯）（2002）：A. Frances & M. B. First 著。**精神疾病的判斷與預防 II——誰在決定命運？**台北市：新自然主義。

> 本書介紹成人常見的精神疾病，包括妄想症、精神分裂症、厭食症、暴食症、失眠、嗜睡、夢遊症、性功能障礙、性別認同障礙、藥物依賴、譫妄症、癡呆症、人格障礙等，針對這些疾病的症狀、診斷標準、治療方法等加以說明。

胡東霞（譯）（2002）：A. Frances & M. B. First 著。**精神疾病的判斷與預防 III——為什麼我的孩子和別人不一樣？**台北市：新自然主義。

> 本書內容介紹兒童及青少年的心理疾病，包括注意力缺陷過動症、行為障礙、智能不足、自閉症、學習障礙、抽搐症、遺尿症，以及分離焦慮症等，針對這些疾病的症狀、診斷標準、治療方法等加以說明，以幫助家長及早發現孩子的心理問題。

第二章

心理疾病的治療

> 本章主要內容在介紹治療心理疾病的兩類方法：心理治療和
> 藥物治療，分別說明心理與藥物治療的種類與方式，最後並介紹
> 有助於心理疾病治療的病人衛生教育，以及家屬訓練等。

心理治療的定義

　　心理治療的定義是指，一個受過心理專業訓練的治療師，透過和個案
建立一個特殊的關係，來幫助心理或情緒有困擾的人，增進自我了解，減
少心理與行為症狀，增強心理功能，進而達到心理健康的目標。就筆者所
知，對心理治療下了最好定義的人是 Lewis R. Wolberg（1988），他說：
「心理治療是一個受過專業訓練的人，透過和個案建立起一個特殊的關係，
以治療一個以情緒困擾為本質的問題。治療目標是在消除、修正或減緩因
問題而產生的行為症狀，調節不健康的行為模式，以及促進個案正向人格
的成長與發展。」

　　由上述的定義，我們可以知道心理治療基本上是一種面對面的談話治
療，是一種非藥物的治療方式。心理治療的方式主要是透過面對面的方式
實施，使用書信、電話或網際網路，僅能作為輔助的方式。提供心理治療
的人通常是受過心理專業的訓練，具有心理專業的執照，例如精神科醫師

或心理師執照。

　　心理諮商與心理治療是大同小異的兩個名詞：心理諮商通常是在學校和社區機構裡，針對一般沒有心理疾病的民眾實施；相對的，心理治療通常是在醫療機構針對有心理疾病的患者實施。不過自從醫院開辦心理諮商自費門診之後，心理諮商也和心理治療一樣在醫療機構被列為一個服務項目，提供給有需要的民眾。

心理治療的方式

　　實施心理治療的方式可以簡單的區分為個別方式和團體方式：所謂個別心理治療是指，一位治療師一次只治療一位患者；團體心理治療是指，一位治療師一次同時治療一組患者。有些人喜歡簡稱個別心理治療為「心療」，簡稱團體心理治療為「團療」，或者簡稱個別心理諮商為「個諮」，簡稱團體心理諮商為「團諮」。

　　個別心理治療時，當事人可以得到治療師全部的治療時間和注意力，可以和治療師建立特別的治療關係，享有比較多的隱私和保密。團體心理治療時，一組當事人（少則三、五人，多則一、二十人）共同分享治療師的治療時間和注意力，對於個人隱私的保密相對的比較有限。但是團療時，當事人可以認識許多朋友，可以彼此打氣鼓勵、互相幫助，團療也有團療獨特的優點。

　　心理治療的方式除了個別一對一和團體一對多之外，也可以一位治療師針對兩人實施，例如伴侶治療、婚姻治療，以及親子治療。團體心理治療和家庭治療，有時候會有兩位治療師一起出席，這是因為團體或家庭人數較多的關係。心理治療主要以個別方式實施，如果需要使用其他方式，當事人可以與治療師一起討論最適合的方式。

心理治療通常需要大量使用說話，但是針對兒童或不善於言詞的成人，治療師有時候會使用其他非語言的心理治療方式，例如遊戲治療、沙箱治療、職能治療或藝術治療等。心理治療的方式雖然很多，當事人通常不需要擔心，只要配合治療師的建議進行即可。

 ## 心理治療的派別

心理治療因為治療師運用的心理學理論的不同，大致可以區分為三大學派：心理動力學派、認知行為學派，以及人本學派，如果再加上折衷與其他學派則共計四個大學派。每一個大學派又可以細分為若干小的學派，這些學派如表 2-1 所示。由於本書篇幅的限制，我們只會選擇一些主要的學派加以說明。有興趣想了解每一個學派的讀者，可以參考修慧蘭等譯（2013）的《諮商與心理治療：理論與實務》（*Theory & Practice of Counseling and Psychotherapy*）一書。

表 2-1　心理治療的學派

心理動力學派	認知行為學派	人本學派	折衷與其他學派
佛洛伊德心理分析	行為治療	個人中心治療	溝通分析
阿德勒心理治療	認知治療	完形治療	心理劇
容格心理分析	生理回饋	意義治療	家族治療
心理分析治療	現實治療		折衷學派

每位治療師對於不同的心理治療理論各有不同的專長，有的專長某一、兩種理論學派，也有許多治療師綜合若干理論而成為折衷或整合學派的治療師。一般民眾並不需要特別去弄清楚自己的治療師是屬於哪一個學派，因為這些理論較為抽象而複雜，對於選擇治療師不一定有幫助。民眾

選擇治療師主要考慮的事情是：我可以信任他嗎？我可以和他無所不談嗎？他很容易了解我嗎？他會尊重我嗎？

心理分析與心理分析治療

心理分析（psychoanalysis）是由佛洛伊德（Freud, S.）所發展出來的一套人格理論，也是一套幫助當事人了解自己的方法。佛洛伊德認為心理症狀的產生，是因為早年的潛意識衝突與慾望被壓抑的結果。心理分析即是一種幫助人們對於潛意識衝突與慾望產生領悟的方法，進而覺察自己的人格模式與人際關係。心理分析是最早的一種心理治療的方法，應用在心理疾病的治療已有一百年的歷史。隨著時代的演進，心理分析也因應不同心理疾病治療的需要，而逐漸發展擴充。

目前，我們通稱佛洛伊德所使用的方法為古典心理分析，佛洛伊德的弟子以及以後的分析師所發展使用的方法，稱為當代心理分析。當代心理分析當中，比較著名的包括自我心理學（ego psychology）、客體關係（object relations），以及自體心理學（self psychology）等。人際歷程治療也是當代心理分析的一個支派。

心理分析是一種時間密集的治療方法，接受傳統心理分析的當事人，每週固定被分析師分析三至五次，每次約 50 分鐘。整個心理分析的療程少則一年半載，多則三、五年。與分析師談話時，當事人通常被鼓勵躺在躺椅上接受分析。

由於心理分析在時間上比較密集，費用高昂，不是一般人可以負擔得起。於是應用佛洛伊德心理分析理論於心理治療的心理分析治療法（psychoanalytic psychotherapy），便應運而生。當事人接受心理分析治療時，每週固定一次，每次約 50 分鐘。整個療程可以彈性調整，少則五次、十次，多則兩、三年。接受心理治療時，當事人通常選擇坐著的姿勢。

　　接受心理分析或心理分析治療時，當事人要負起說話的責任，也就是說，當事人需要逐漸學習在心理治療時，養成想到什麼就說什麼的習慣。分析師或治療師的工作則在於幫助當事人自我了解，幫助當事人進行自我探索，探索當事人平常沒有覺察的許多事情，包括潛意識和夢的內容和意義，自己所未覺察的人格特質、行為模式，和莫名的情緒等。

認知行為治療

　　行為治療理論不認為心理問題的產生，是由於潛意識衝突所造成的，它認為心理問題是由於環境的制約和錯誤的學習所造成的。行為治療基本上所依據的是三種學習理論，包括古典制約（classical conditioning）、操作制約（operant conditioning），以及社會學習（social learning）理論等。運用古典制約理論的治療方法，包括系統減敏感法（systematic desensitization）和暴露療法（exposure therapy）；運用操作制約理論的治療方法，包括獎勵、處罰和代幣制度（token economy）；運用社會學習理論的治療方法，包括示範與模仿。

　　認知治療認為，心理問題和心理疾病的產生，是由於當事人對於自己和事情的認知有誤所造成的。也就是說，事情本身並不是問題所在，人之所以會有煩惱，是因為人對於事情的看法錯誤或非理性解讀的緣故。例如憂鬱的人，他通常對自己抱持負面的看法，對現在和過去的經驗使用負面的解釋，並且對於未來抱持負面的觀點。認知治療的方法即是透過改變當事人錯誤和非理性的想法，而達到心理治療的目標。

　　認知行為治療即是運用行為治療和認知治療的方法，來幫助有心理困擾和心理疾病的人。認知行為治療的療程通常比心理動力學派的治療要短，一般大約 15 至 20 次，或三至六個月的治療時間。接受認知行為治療的時候，當事人通常依賴治療師的指導，進行行為症狀的觀察和記錄，當事人

會被鼓勵去做家庭作業或行為練習。

　　生理回饋（biofeedback）也是應用學習理論的一種治療方法，當事人可以透過各種測量生理反應的電子設備或電腦，來觀察自己的身心反應。當事人接受生理回饋訓練的時候，治療師會先解釋生理回饋的原理，並且教導當事人身心放鬆的技巧，然後再進行生理回饋訓練。生理回饋設備所要觀察的生理現象，包括膚電反應、肌肉反應、心跳反應、血壓、腦波等。

人本學派的心理治療

　　人本學派的理論認為，人的心理問題，既不是由於潛意識的衝突所造成的，也不是環境的制約所造成的。人本學派理論認為，人之所有問題是因為人缺乏對自我與對他人的尊重和接納，以致於扭曲了自我概念，因而表現出心理與行為問題。

　　人本學派的心理治療以羅吉斯（Rogers, C. R.）的個人中心治療和波爾斯（Perls, F.）的完形治療為代表。當事人接受人本學派治療師的心理治療時，通常會感受到比較多的溫暖、接納和尊重。人本學派的治療師認為，人在本質上是值得信賴的，人具有了解自己、解決自己問題的潛力。治療師的工作在於提供一種良好的人際關係，使當事人體驗到足夠的自由，去探索其問題和扭曲的自我，幫助當事人更願意去接納和統整一些與自我有關的衝突和混亂的情感。

心理治療的時間和療程

　　需要個別心理治療的當事人，通常要先和治療師預約治療時間，當事人可以使用電話或當面預約。每次心理治療的時間，除非另有說明，通常是 50 分鐘。由於心理治療通常每週進行一次，為了避免時間約不到的困

擾，治療師會鼓勵當事人預約較長的時間，例如約 10 次或 20 次心理治療，每次治療的時間固定在每週的同一個時間，例如星期二的上午 10 點 10 分。

　　個別心理治療的療程因人因問題而異，一般心理治療以 10 次為一個療程，有的人需要一個療程即可，有的人則需要三、五個療程。對於想要進行深度的心理治療，想要對自己的人格特質和潛意識做深度的探索，那麼心理治療所需要的時間則相對增加，少則一、兩年，多則三、五年不等。

　　就單次治療時間而言，團體心理治療的時間每次約 90 分鐘。就療程而言，團體治療可以分為兩類：一種是封閉式團體（closed groups）；一種是開放式團體（open groups）。封閉式團體是指一組病人同時參加一個團體，從第一次聚會一起參加，持續大約八或十週之後一起結束；每個人參加團體治療的次數是同樣的。開放式團體是指一個治療性團體固定存在，病人可以隨時參加，參加到一定的時數之後，可以隨時離開團體；因此，參加開放式團體的病人，每個人接受治療的時間不同。同樣的，病人參加團體心理治療的時數，通常由病人和治療師一起討論，少則十小時，多則數十小時不等。

心理治療的效果

　　心理治療之所以有效，是因為它可以幫助當事人改變看自己、看別人和看事物的觀點；它可以幫助當事人對自己的問題與性格模式產生領悟；它可以幫助當事人經歷健康的人際經驗和修正的情緒經驗，以及協助當事人重新肯定自我的價值（林家興、王麗文，2000）。

　　心理治療是一種非常特殊的治療經驗，治療師提供一種值得當事人信任的醫病關係，真心誠意的關心和尊重當事人的想法和感覺，陪伴當事人一步步地走過辛苦的心路歷程，協助當事人探索內心世界的困惑和衝突，

並且經常給予有幫助的回饋。

在這樣的醫病關係中，當事人不需要擔心治療師會批評他、責備他、討厭他，或遺棄他。在治療師面前，當事人可以嘗試做自己，可以真實的表現自己，可以學習發揮自己的潛能。當事人在這種安全而保密的環境中，可以做各種心理深層的探索，可以嘗試使用不同的角度去看自己、看別人，以及看事情。

當然，要達到上述的治療效果，心理治療的時數不能太短，有效的心理治療通常需要和治療師談話持續一段時間，短則兩、三個月，長則一年半載。有關心理治療效果的研究，在 1995 年得到進一步的證實。美國《消費者報導》（*Consumer Reports*）以問卷調查方式，詢問四千名曾接受心理治療的當事人，結果發現：心理治療的確對當事人有很顯著的效果，並且長期心理治療的效果又顯著大於短期心理治療（Seligman, 1995）。

藥物治療的定義

藥物治療（drug therapy）是指，治療師使用藥物來減少心理疾病的嚴重程度和縮短生病的時間。這些改變心理症狀的藥物通稱為精神藥物（psychotropic medications）。有些心理疾病，例如思覺失調症（精神分裂症）、憂鬱症、躁鬱症、焦慮症對於精神藥物有良好的反應，因此治療師會優先考慮藥物治療。精神藥物有時單獨使用，有時合併心理治療使用，主要視當事人的需要而定。本章以下各節的內容主要參考 Kaplan 與 Sadock（2005）、Preston 與 Johnson（2003），以及蔡尚穎（2001）等文獻撰寫而成。

精神藥物的分類

　　傳統上我們把精神藥物分為五大類：抗精神病劑、抗憂鬱劑、情緒穩定劑、抗焦慮劑，以及安眠劑。事實上，某一類的精神藥物有時也會有其他類的臨床效果，甚至精神藥物也會有治療其他生理疾病的效果。同一種藥物，當劑量不同的時候，也會有不同的臨床效果。有些藥廠也會生產合併兩種不同類別的藥物合併劑。

　　一般藥物可以分為成藥和處方藥兩種：成藥是指民眾可以不需要醫師處方，即可以在一般藥房買來服用的藥物；處方藥是指那些需要透過醫師開處方，憑處方箋才可以到藥局領到的藥物。精神藥物多數屬於處方藥。

　　使用藥物來治療心理疾病已有半世紀的歷史，這些治療心理疾病的藥物通常稱為精神藥物。臨床上發現有幾類心理疾病對於藥物治療有良好的反應，整理如表 2-2。

表 2-2　精神藥物的種類

類別	適用疾病	藥品舉例
抗精神病劑（如 perphenazine、thiothixene）	思覺失調症（精神分裂症）	Thorazine、Mellaril、Stelazine、Prolixin、Navane、Haldol Clozaril、Risperdal
抗躁鬱劑（如 lithium，又稱情緒穩定劑）	躁鬱症	Lithium、Tegretol、Depakote
抗憂鬱劑（如 tricyclics、MAO inhibitors、SSRIs）	憂鬱症	Tofranil、Desyrel、Elavil、Prozac、Zoloft、Paxil、Sinequan、Wellbutrin
抗焦慮劑（如 benzodiazepines）	焦慮症、失眠症	Valium、Librium、Ativan、Klonopin、Xanax、BuSpar
中樞神經興奮劑	過動症	Ritalin、Dexedrine、Cylert

一般處方精神藥物的原則

一般醫師在開藥給病人的時候，通常會根據下列五個 D 的原則來開處方（Kaplan & Sadock, 2005）：

1. **診斷（diagnosis）**：開處方的首要原則是下正確的診斷，如果診斷有誤，再好的藥物也是沒有幫助的，甚至反而會惡化或延誤病情。

2. **藥物選擇（drug selection）**：影響醫師選擇藥物的因素，包括診斷、病人過去對於藥物的反應，以及病人的身體狀況等。實務上，病人對於藥物是否產生副作用，經常影響醫師對於藥物的選擇。很多時候，不同的精神藥物具備大同小異的療效，但是不同藥物對於病人的副作用卻差別很大。因此，服用精神藥物的病人，如果對於某一種精神藥物的副作用覺得很不舒服的時候，較好的策略是請醫師改開不同的藥物，而不是改看另一個醫師。

3. **劑量（dose）**：病人藥物治療效果不好的原因主要有兩個：「劑量不足」與「服用時間不足」。所謂「劑量不足」是指醫師選對藥物，但是劑量不足，或者是醫師既選對藥物，也開足劑量，但是病人卻自行減量服用，以致於劑量不足。所謂「服用時間不足」是指醫師選對藥物，也開足劑量，但是醫師提前改藥，沒有要求病人服用足夠的時間，或者醫師有開給病人足夠時間的藥，但是病人並沒有服用足夠的時間，例如病人提早停藥。由於藥物的劑量與副作用成正比，病人服用高劑量的藥物時，相對的藥物的副作用也會容易產生。每當副作用愈多的時候，病人也就愈不願意配合醫囑服藥，基於此一原因，醫師比較不會開高劑量的藥物給病人服用。

4. **服用時間（duration）**：對於大多數的精神藥物而言，要決定一種

藥物是否有效的試用時間至少是三週。也就是說，醫師開給病人的精神藥物，病人最好至少服用三週，再來判斷這種藥物是否對該病人有治療效果。事實上，每個人的體質對於同一種藥物的反應不同，有的人也許不需要三週就可以看出效果，有的人也許需要更長的時間才可以看出效果。

5. **與病人對話**（dialogue）：醫師在實施藥物治療的時候，和病人的對話非常重要，良好的對話有助於提高病人對於醫囑的配合。與病人的對話通常包括，說明藥物的效果、服藥須知、藥物治療可能的副作用，以及如何處理或看待副作用等。

 ## 抗焦慮劑

治療焦慮症的主要藥物是抗焦慮劑（antianxiety drugs），大致上可以分爲三大類：苯二氮平（benzodiazepines）、非典型苯二氮平（atypical benzodiazepines），以及其他抗焦慮劑。常見的苯二氮平抗焦慮劑如：Ativan、Klonopin、Librium、Valium 和 Xanax 等；非典型苯二氮平抗焦慮劑如：Prosom、Doral 和 Ambien 等；其他抗焦慮劑如 Buspar、Atarax、Benadryl、Inderal 等。

這些抗焦慮劑當中，有的具有安眠的效果，有時也使用來當作助眠劑使用。由於導致焦慮的原因不同，焦慮症分爲很多種，不同的抗焦慮劑適合不同的焦慮症，因此正確的診斷變得非常重要。根據 Preston 與 Johnson（2003）的建議，廣泛焦慮症的患者適合服用 Buspirone；壓力造成焦慮症的患者適合各種苯二氮平的藥物；恐慌症患者適合服用 Xanax 或 Klonopin；社交焦慮症的患者適合服用 Inderal；壓力造成失眠症的患者適合服用 Dalmane、Restoril、Halcion、Doral、Ambien 和 Prosom 等藥物。

　　抗焦慮劑的可能副作用，包括過度鎮靜、肌肉無力、運動失調、破壞
認知、近期記憶喪失等。因此，服用抗焦慮劑的患者應避免開車或操作機
器，以免產生危險。

 ## 抗精神病劑

　　抗精神病劑是治療嚴重精神病的主要藥物，包括治療思覺失調症（精
神分裂症）急性發作，以及預防思覺失調症的復發。抗精神病劑有時也用
來治療其他精神病，例如躁症、器質性精神病和妥瑞氏症（Tourette's dis-
order）等。

　　抗精神病劑的主要治療效果是在於減少或控制思覺失調症的積極症狀
（positive symptoms），例如幻聽、妄想、語無倫次、思考混亂等。對於消
極症狀（negative symptoms），例如面無表情、缺乏動機、社會退縮等，
則沒有治療效果。一般而言，消極症狀比積極症狀難治療，因此消極症狀
通常在積極症狀控制之後，還會繼續存在很久的時間。

　　不同的抗精神病劑在化學結構上雖然不同，但是在治療效果上卻彼此
相當。沒有哪一種抗精神病劑的治療效果比另一種好，不同抗精神病劑的
差異主要在於效能（potency）和副作用，不同的患者適合不同的抗精神病
劑，因此患者接受藥物治療時，需要有耐心與醫師合作，讓醫師有機會為
您找到一種適合您體質與症狀的抗精神病劑。所謂最適合的藥，是指劑量
最低、藥效最佳，以及副作用最小的調劑狀況。

　　抗精神病劑根據藥效的強弱可以區分為強、中、弱三種，不同的效能
會產生不同的副作用。例如弱效的抗精神病劑通常會有昏睡愛睏、反應遲
鈍、口乾、便秘、頭暈、視線模糊和小便不順等副作用；強效的抗精神病
劑雖然比較沒有上述的副作用，但是可能會有其他更嚴重的副作用，例如
類巴金森症狀、肌肉僵硬等。

　　由於抗精神病劑多少有一些副作用，醫師在開抗精神病劑的處方給病人之前，通常會先做一些生理檢驗，例如血液、肝臟、心電圖等檢查。劑量通常從低劑量開始，逐步調高劑量到最佳效果、最少副作用的程度。同時服用兩種抗精神病劑不僅不會增加治療效果，反而會提高副作用的風險。

　　抗精神病劑的治療效果通常要等數天到數週才會逐漸產生，除非病人難以忍受副作用，否則醫師會鼓勵病人先試用一種抗精神病劑六至八週，無效之後再改用另一種抗精神病劑。服用抗精神病劑的患者，如果有副作用的抱怨時，通常會建議患者直接告訴醫師，醫師會視需要開一些抗副作用的藥，來幫助患者緩解副作用的不舒服。

　　患者過去精神疾病發作時，服用有效的藥，很可能就是最適合治療現在發作的心理疾病。患者家屬曾經使用有效的抗精神病劑，很可能也是最適合患者的心理疾病，患者和家屬在就醫時，可以充分提供過去的服藥經驗，這對於醫師在治療患者的時候是非常有用的資訊。

　　心理疾病急性發作和住院治療的時候，醫師會使用高劑量的藥，來幫助患者快速控制症狀和病情，這階段的藥物治療劑量較高，通稱為治療劑量。等到病情穩定或出院之後，醫師會調低劑量，以便繼續維持治療效果，這個階段的藥物治療劑量較低，通稱為維持劑量。

　　有些抗精神病劑除了口服的錠劑或膠囊，同時有長效和短效針劑的形式提供治療方式的選擇。對於不喜歡或抗拒天天服用口服藥的患者，患者或家屬可以詢問醫師，是否有適當的長效針劑可以使用。患者只要兩週或一段時間打一針即可維持同樣的治療效果。

　　服用抗精神病劑的患者，如果想要停藥的話，一定要和自己的主治醫師商量，任意或突然停藥，通常會出現明顯的戒斷症狀，讓患者感覺到非常不舒服。在醫師的指示之下以漸進式的方式停藥，則可以避免戒斷症狀的發生。

抗憂鬱劑

治療憂鬱症的抗憂鬱劑種類很多，至少六到七成的憂鬱症患者服用抗憂鬱劑可以獲得明顯的療效，相對的服用安慰劑的憂鬱症患者只有三成獲得改善（Kaplan & Sadock, 2005）。抗憂鬱劑的種類很多，它們的化學結構與成分雖然不同，但是治療效果約略相當，主要的差別在於副作用的不同，因此副作用的差異便成為醫師選擇藥物時的主要參考因素之一。什麼樣的患者適合什麼樣的抗憂鬱劑，並沒有一個可靠的規則可循，服藥之前也很難預測患者會出現哪些副作用。因此，我們建議患者需要有耐心與醫師合作，讓醫師有足夠的時間和了解，才能夠幫助患者找到最適合其病情與體質的抗憂鬱劑。抗憂鬱劑的種類和常見藥名請參考表 2-3。

表 2-3　抗憂鬱劑的種類和藥品舉例

種類	藥品舉例
三環抗憂鬱劑（Tricyclics, TCAs）	Elavil、Anafranil、Sinequan、Tofranil
四環抗憂鬱劑（Teracyclics）	Asendin、Ludiomil
單胺氧化酶抑制劑（Monoamine oxidase inhibitors, MAOIs）	Nardil、Parnate
選擇性血清素回收抑制劑（Selective serotonin reuptake inhibitors, SSRIs）	Prozac、Luvox、Paxil、Zoloft
血清素正腎上腺回收抑制劑（Serotonin-norepinephrine reuptake inhibitors, SNRIs）	Effexor
多巴胺正腎上腺回收抑制劑（Dopamine-norepinephrine reuptake inhibitors）	Wellbutrin

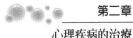
　　使用抗憂鬱劑有效治療憂鬱症，主要的關鍵在於正確的診斷，因爲有時憂鬱症會被誤診爲焦慮症或其他心理疾病。憂鬱症的區別診斷也很重要，不同類型的憂鬱症適合不同的抗憂鬱劑，例如非典型憂鬱症與典型的憂鬱症所需要的抗憂鬱劑便不同。藥物的選擇還要考慮對於患者可能的副作用，幫助患者選擇一種藥效最好、副作用最小的抗憂鬱劑，便成爲醫師開藥時的主要考量之一。藥物選定之後，最後決定藥物是否有效的因素是劑量與服用時間是否足夠。

　　由於抗憂鬱劑需要二到三週的時間，才會慢慢發揮治療效果，而且在藥效還沒有出現之前，患者可能要忍受一些副作用的不舒服。因此，醫師需要花時間向患者和家屬說明，服用抗憂鬱劑的方式及可能的副作用，幫助患者與家屬建立適當而合理的期待，否則患者很容易因爲誤會抗憂鬱劑的效果而中斷服用。有些排斥藥物治療的憂鬱症患者，醫師更需要花時間，頻繁的和患者與家屬做溝通，以便增進患者配合醫囑規則服藥的意願。

　　究竟抗憂鬱劑要服用多久才會有效？憂鬱症狀緩解之後，究竟還要不要繼續服用抗憂鬱劑？這些都是患者常常提出來的問題。一般而言，多數患者會在第三週開始明顯感覺到抗憂鬱劑的治療效果，少數人會需要更久的時間。有些憂鬱症患者因爲不了解或不耐等候，草草中斷藥物治療，以致於治療失敗。如果患者對於抗憂鬱劑有良好的治療效果，憂鬱症狀也逐漸緩解，接下來患者還要繼續服藥多久呢？一般的建議是憂鬱症狀緩解之後，最好繼續服藥四至六個月，這是爲了鞏固治療效果，預防憂鬱症復發。多數專家建議憂鬱症的整個療程是六至九個月，在維持階段的時候，藥物的劑量通常可以減少四分之一。長期使用抗憂鬱劑來預防憂鬱症復發仍有爭議，因爲服用抗憂鬱劑治療成功的患者，停藥後在一年內約有三成的人復發，在兩年內約有五成的人復發，在三年內約有七成的人復發（Kaplan & Sadock, 2005）。

情緒穩定劑

治療躁症（mania）的主要藥物是鋰鹽（lithium），但是鋰鹽要達到治療效果的時間需要 10 至 14 天，因此在治療初期，通常會先使用抗精神病劑來控制急性躁症症狀，等到鋰鹽的藥效開始發揮後，再慢慢的撤除抗精神病劑。當鋰鹽治療效果不佳的時候，抗痙攣劑（anticonvulsants）可以作為替代的選擇。

由於鋰鹽會影響腎臟和甲狀腺功能，因此服用鋰鹽之前和之後，都需要進行生理檢驗，以確定患者是否適合服用鋰鹽，以及鋰鹽影響腎臟和甲狀腺的狀況。由於鋰鹽的有效劑量和有毒劑量很接近，為了避免患者因為鋰鹽濃度超過安全值，而造成鋰鹽中毒，患者需要定期驗血，以確定鋰鹽在血液中的濃度是介於有療效的濃度值之間。在躁症急性治療期間，鋰鹽在血液中的有效濃度是 $1.0 \sim 1.5$ mEq/L；當躁症症狀在控制之後的維持階段，鋰鹽在血液中的有效濃度是 $0.6 \sim 1.2$ mEq/L；當鋰鹽在血液中的濃度超過 1.5 mEq/L 的時候，則有鋰鹽中毒的風險；如果濃度低於 0.4 mEq/L，則不再具有治療效果（Kaplan & Sadock, 2005）。

當躁症患者使用鋰鹽之後，如果效果不佳，醫師會考慮使用抗痙攣劑作為替代的藥物。三種常見的抗痙攣劑是：Carbamazepine（Tegretol，癲通）、Valproic Acid（Depakine，帝拔癲），以及 Clonazepam（Klonopin）。蔡尚穎（2001）指出，服用鋰鹽時，可能的副作用包括：顫抖、多尿、注意力和記憶力變差、白血球數目增加、甲狀腺低下、體重增加、腹瀉、EKG（心電圖）改變等。服用 Carbamazepine 時，可能的副作用包括：鎮靜、胃腸不適、再生不良性貧血。服用 Valproic acid 時，可能的副作用包括：鎮靜、胃腸不適、顫抖、體重增加等。

病人衛生教育與家屬訓練

　　心理疾病患者和一般民眾普遍對於心理疾病的診斷及其治療相當陌生，因此，完整的治療應該包括病人的衛生教育和家屬的訓練。由於全民健保給付項目的限制，治療師提供病人衛生教育，或者針對家屬提供家屬訓練，治療師通常無法獲得健保給付。我們不能因為健保不給付，就不重視病人衛生教育和家屬訓練。

　　治療師應透過各種時機和方式，教導病人正確的保健醫療常識。治療師可以利用個別治療時間，教導病人心理疾病的資訊，也可以製作衛教小單張或宣導手冊，發給病人閱讀。平常也要鼓勵病人問問題，並且給予詳實的回答。治療師也可以透過團體治療方式，幫助團體成員認識自己所罹患的心理疾病及其治療，並且鼓勵病友相互分享生病及康復的心路歷程，增加病人正確學習自我照顧的有效方法。

　　治療師除了對病人實施衛生教育，也應該針對病人的家屬提供相關的協助。基於家屬和病人天天生活在一起，對於病人經常負起照顧和督導的責任，同時也是幫助治療師執行醫囑的最佳人選。但是家屬在長期照顧患者的同時，容易因為照顧負荷和生活壓力的累積導致身心問題，需要治療師的關心和協助，並提供必要的衛教諮詢、心理諮商與社會支持。

　　治療師提供給家屬的訓練，主要是有關正確照顧病人的資訊和方法。必要時，治療師可以單獨與家屬會談，或者透過家屬支持團體聚會的時候，教導家屬認識病人的心理疾病及其治療，以及照顧病人的有效方式等。治療師也可以安排其他相關人員，如社工師、護士，或志工來協助訓練家屬。

　　心理疾病患者的治療，主要由醫師與心理師根據診斷類型與嚴重程度訂定治療計畫，愈嚴重的心理疾病，愈需要包括藥物治療、心理治療、衛

生教育，以及家屬訓練。一般而言，使用藥物治療的心理疾病患者，最好同時接受心理治療與衛生教育。比較輕微的心理疾病可以優先使用心理治療，如果單獨使用心理治療一段時間之後，效果仍然不顯著時，可以與治療師討論增加藥物治療的必要性。

延伸閱讀

楊延光（1999）：**杜鵑窩的春天——精神疾病照顧手冊**。台北市：張老師
　　文化。

> 　　本書作者為精神科醫師，作者先設想精神病患較關心的議題，撰
> 寫本書時盡量以案例方式說明。這是一本教導認識精神疾病及其照顧
> 的實用書籍，試圖打破精神疾病的迷思，協助患者與家屬自我成長與
> 精神復健。

王麗文（1997）：**澗邊幽草——心理治療的藝術**。台北市：心理。

> 　　本書作者是資深諮商心理師，根據臨床經驗將精神問題、情緒問
> 題、人格發展問題等的現象，透過專業心理治療的過程，做一個人性
> 化的介紹。內容包括心理疾病患者的生活、感情和衝突，以及與家人
> 的關係。

陳長安、周勵志（2010）：**精神疾病治療與用藥手冊**。台北市：全國藥
　　品。

> 　　本書收錄全國精神疾病治療與藥品的資料，包括精神疾病個案診
> 斷與治療以及藥價，可提供專業人士診斷處方配藥的參考，也可供一
> 般關心精神疾病治療與預防和用藥安全的人使用（取材自本書內容簡
> 介）。

第三章

心理衛生服務體系

　　本章將分別說明與心理疾病患者權益和心理衛生資源相關的資訊，包括協助心理疾病患者的專業人員是哪些？提供心理疾病的診斷、治療與復健的機構是哪些？以及誰是心理衛生專業人員與心理衛生服務機構的主管機關？

 ## 心理衛生專業人員

　　提供心理衛生服務的專業人員主要有：精神科醫師、臨床心理師、諮商心理師、社會工作師、精神科護理師，以及職能治療師等。以下將分別說明他們的專業訓練與執業範圍，幫助讀者了解他們彼此之間的區別，以便在需要的時候，可以找到適當的專業人員，得到所需要的協助。

精神科醫師

　　精神科醫師在完成大學七年醫科教育之後，取得醫學士學位，通過醫師執照考試取得醫師資格。因為精神科屬於專科訓練，因此精神科醫師需要在合格的精神科教學醫院接受三年的精神科住院醫師訓練。訓練內容包括精神疾病的診斷、藥物治療、心理治療等。在住院醫師訓練之後，如果通過精神科專科醫師考試，就可以成為一名精神科專科醫師。

　　一般精神科醫師的主要專長是精神疾病的診斷與藥物治療，少數精神科醫師受過心理分析或心理治療訓練，則兼具心理分析或心理治療的專長；少數精神科醫師受過完整的兒童青少年精神醫學訓練，兼具兒童青少年精神醫學的專長。也有少數精神科醫師具有其他精神醫學專長，例如司法精神醫學、藥癮防治等。

　　需要精神疾病的診斷與藥物治療的患者，最適合求助的心理衛生專業人員是精神科醫師，有關精神疾病的診斷與藥物治療的問題，最好諮詢精神科醫師。如果有兒童或青少年需要做精神疾病的診斷或治療，家長最好優先求助專長兒童青少年精神醫學的精神科醫師，兒童青少年精神科的就診環境和就診時間比較適合兒童和青少年。

心理師

　　在台灣，心理師分為臨床心理師和諮商心理師，兩者皆須完成四年的大學教育和三年的研究所教育，主修臨床心理學或諮商心理學，在取得碩士學位之前，必須從事一整年的全職實習。通過考試院臨床心理師執照考試者成為臨床心理師，通過考試院諮商心理師執照考試者成為諮商心理師。心理師在取得執照之後，經過兩年的實務訓練或執業，即可以自行開業服務民眾。

　　臨床心理師與諮商心理師的訓練背景與執業範圍大同小異，兩者的主要差別為：1.臨床心理師通常就讀於心理學研究所的臨床心理學組；諮商心理師通常就讀於心理輔導研究所的諮商心理學組；2.臨床心理師的專長偏重於心理疾病患者的心理衡鑑與心理治療；諮商心理師的專長偏重於一般人（從正常到生病）的心理測驗、心理諮商和心理治療；3.臨床心理師通常任職於醫療院所，或自行開設心理治療所；諮商心理師通常任職於學校或社區機構，或自行開設心理諮商所。

　　一般民眾如果生活上遭遇到困難，不論心理問題是否達到心理疾病的程度，都可以求助於心理師，對於不適合藥物治療的心理問題，或者比較排斥藥物治療的民眾，可以優先考慮心理師。心理師看診的時間比醫師要來得多，一般每次看心理師的時間，可以長達 50 分鐘，這對於心理有許多困惑和問題的民眾，是十分適合的。在求助心理師之後，如果當事人有藥物治療的需要，心理師也會協助轉介去看適合的醫師（包括精神科醫師）。

　　對於想要了解自己心理狀況的民眾，例如智力、性向、人格特質、自我概念、職業興趣等，心理師是唯一的選擇，因為在所有的心理衛生專業人員當中，只有心理師具備心理測驗與心理衡鑑的專長。

　　正在學校求學的學生，如果有心理困擾，可以優先尋求學生輔導中心或諮商中心裡的諮商心理師，主要的好處是因為就診方便而且免收諮商費用。一般社區民眾如果想要約診心理師，可以透過心理師公會網頁或衛生福利部「醫事機構及醫事人員查詢」網頁（https://ma.mohw.gov.tw/ma-search/），查詢各縣市執業的心理師名錄。有些醫院也會開設心理諮商自費門診，聘請心理師提供民眾所需要的心理健康諮詢、心理諮商和心理治療。

社會工作師

　　社會工作師在接受大學四年的社會工作教育之後，取得學士學位。經過考試院社會工作師執照考試之後，成為社會工作師。社會工作師的專長在於處理人在社會環境中的問題，多數服務於公私立的社會福利或社會服務機構。服務於醫療院所的社工師通稱為醫務社工師，服務於精神科的社工師則通稱為精神科社工師。除了任職於相關機構之外，社工師也可以自行開設社會工作事務所。

　　精神科社工師通常是精神醫療團隊的一份子，主要負責處理患者家庭

的問題，以及出院後的安置問題。部分社工師因爲受過心理治療的訓練，也可以從事個人、家庭，或團體的心理治療。

精神科護理師

精神科護理師在接受過專科或大學的護理教育之後，通過考試院護理師執照考試，成爲護理師。服務於精神醫療院所的護理師通稱爲精神科護理師，在病房主任或主治醫師的督導之下，負責精神科病房的日常工作，包括病人的護理、環境治療、團體治療等。精神科護理師是精神科病房的主要幹部，也是照顧病人的主要醫療人員。

職能治療師

職能治療師在接受四年大學的職能治療教育之後，取得學士學位。在通過考試院職能治療師執照考試之後，成爲職能治療師。職能治療師通常服務於精神科住院部（含日間留院），主要專長在於協助精神科病人從事職能復健，包括職能評估、社會技巧訓練，以及工作技能訓練等。

 ## 心理衛生服務機構

根據《精神衛生法》第十六條，我國精神照護機構包括五種：1.精神醫療機構：包括精神專科醫院、綜合醫院精神科，以及精神科診所，提供精神疾病急性及慢性醫療服務；2.精神護理機構：提供慢性病人收容照護服務；3.心理治療所：提供病人臨床心理服務；4.心理諮商所：提供病人諮商心理服務；5.精神復健機構：包括社區復健中心與康復之家，提供社區精神復健相關服務。各類機構數量統計如表 3-1。

表 3-1 2013 年精神照護機構統計表

機構類型	機構數量
精神專科醫院	43
綜合醫院精神科／精神科診所	412
社區復健中心	72
康復之家	116
精神護理之家	32
心理諮商所	45
心理治療所	28
職能治療所	9
社區心理衛生中心	28

資料來源：衛生福利部（2015）。

　　提供心理衛生服務的機構除了上述五類之外，還有社區心理衛生中心、社區諮商中心，以及學生輔導中心等。以下將分別說明這些機構的性質、服務方式與服務內容。

精神專科醫院

　　以治療和收容精神疾病患者為主的專科醫院，通稱為精神專科醫院。在台灣比較知名的精神專科醫院有：台北市立聯合醫院松德院區、高雄市立凱旋醫院、衛生福利部八里療養院、桃園療養院、草屯療養院、嘉南療養院，以及玉里醫院等。

　　精神專科醫院通常是一個大型的醫院，裡面包括許多部門，例如精神科急診室、精神科急性病房、精神科慢性病房、精神科日間留院、精神科門診部等。精神科病房一般分為兩類：一種是封閉式病房；一種是開放式病房。封閉式病房的大門是上鎖的，沒有醫師的同意，病人不可以隨便出入；開放式病房的大門則沒有上鎖，病人可以自由出入。有些精神專科醫院甚至會配置內科和牙科，以方便精神疾病患者的就診。

綜合醫院精神科

在台灣所有的區域醫院,都會設置精神科,裡面通常包括精神科門診和精神科日間留院。對於需要住院的精神科病人,有時會安置在一般內科病房,有時會轉診到精神專科醫院住院部。

對多數民眾而言,到綜合醫院就診會比較方便,一方面距離住家比較近,另一方面平常生病的時候,有許多內外科可以選擇。病人在同一個醫院看不同科的時候,醫師可以比較容易了解病人的身心狀況。

精神科診所

多數精神科醫師任職於精神專科醫院和綜合醫院,部分精神科醫師則從事私人開業,在精神科診所提供門診服務。精神疾病患者通常可以就近求助於住家附近的精神科診所,一方面就醫方便,另一方面私人開業的醫師看診的時間比較多,給病人的看診時間也會比較多一些。

社區心理衛生中心

在台灣,各縣市衛生局都設有社區心理衛生中心,但是由於下列的原因,使得它們服務民眾的功能大為降低:

1. 多數被定位為一個心理衛生預防推廣的機構,而非直接服務民眾的機構。社區心理衛生中心的工作被限制在心理衛生資訊的提供、心理衛生需求的調查、心理衛生政策的宣導、心理衛生專題演講的辦理,以及心理衛生資源的轉介等。這些間接服務項目,基本上與民眾需要直接服務的願望背道而馳。

2. 多數社區心理衛生中心的人力編制不足,有的中心只有專任工作人員一或兩人。在缺乏足夠專任人員的情況之下,社區心理衛生中心

難以提供民眾直接服務。有的中心過度依賴義工，因此在心理衛生服務的品質上，有其一定的限制。

3. 多數社區心理衛生中心缺乏充裕而固定的經費。由於台灣過度重視生理疾病的治療以及精神疾病的服務過度醫療化的結果，對於初級與次級心理衛生服務的預算編列非常不足。

4. 多數社區心理衛生中心在沒人也沒錢的情況下，對於民眾心理疾病的照顧自然十分有限。多數社區心理衛生中心附屬於衛生局或醫療院所，成為衛生局或醫療院所的弱勢部門，往往缺乏專業自主性。

雖然社區心理衛生中心只有部分服務民眾的功能，但是筆者認為社區心理衛生中心的潛力很大，有心理困擾的民眾可以就近諮詢社區心理衛生中心，並且詢問該中心是否提供下列服務：心理諮詢、心理測驗、心理診斷、心理諮商、心理治療、親職教育、藥物治療、團體心理治療等。多數社區心理衛生中心是屬於政府機構，民眾接受社區心理衛生中心的服務，通常是免費或低收費，這對於一般低收入民眾是一個很重要的心理衛生資源。

社區諮商中心

在台灣提供心理諮商服務的機構，主要是社區諮商機構和學校機構。社區諮商機構有的單獨設置，有的附屬於社會服務機構或宗教機構。在台灣比較知名的社區諮商機構有：張老師心理諮商中心、彰化師範大學附設社區心理諮商及潛能發展中心、高雄市兒童青少年與家庭諮商中心等。社區諮商中心通常是非營利機構，因此在收費方面比較低廉。

學生輔導中心

在台灣，各級學校均設有學生輔導中心或輔導處室，裡面有許多資深

的輔導老師提供心理測驗和心理諮商的服務。仍然在學的大學生和中小學學生，如果心理上或生活上遇到困難，可以優先考慮求助於學生輔導中心的輔導老師，所有的諮商服務都是免費的。

　　為協助罹患精神疾病的高中學生，消除學生心理障礙，增進學生身心健全發展，教育部中部辦公室在全國指定21所高中設置「心理衛生諮詢服務中心」，聘請精神科醫師協助輔導教師及導師增進心理衛生專業知能，並能對精神疾病的個案提供心理衛生諮詢服務。一般民眾如果懷疑自己的子女有心理疾病，可以請子女就讀的學校輔導老師，幫忙轉介到各縣市心理衛生諮詢服務中心，接受精神科醫師的免費諮詢。

心理諮商所與心理治療所

　　《心理師法》於2001年11月21日公布實施之前，心理師通常以個人心理工作室的名義開業；《心理師法》通過之後，臨床心理師可以開設心理治療所，諮商心理師可以開設心理諮商所，提供民眾有關心理測驗、心理衡鑑、心理諮商和心理治療的服務。對於精神科或藥物治療比較排斥的民眾，不妨可以優先諮詢心理師，在充分了解自己心理問題的性質與嚴重程度之後，再尋求最適當的治療機構與治療方式。

 ## 心理衛生行政與政策

　　行政院組織改造之後，將衛生署和內政部社會司合併為衛生福利部，衛生福利部的心理及口腔健康司是台灣最高的心理衛生行政組織。心理及口腔健康司掌理事項如下：

　　1. 心理健康促進與自傷行為防治政策之規劃、推動及相關法規之研訂。

2. 精神疾病防治與病人權益保障政策之規劃、推動及相關法規之研
   訂。

3. 精神醫療、精神復健機構及其業務之管理。

4. 毒品及其他物質成癮防治政策之規劃、推動及相關法規之研訂。

5. 家庭暴力、性侵害、性騷擾與老人、身心障礙者、兒童、少年保護
   事件之加害人處遇及預防服務方案之規劃、推動及督導。

6. 口腔健康政策之規劃、推動及相關法規之研訂。

7. 口腔醫療服務體系、專業人力及醫療科技之規劃、發展與管理。

8. 口腔醫療品質與病人安全之督導與管理。

9. 其他有關心理健康、精神醫療及口腔健康事項。

由於心理衛生工作是附屬於一般衛生工作，因此心理衛生工作明顯的
過度醫療化，心理疾病的治療偏重藥物治療，心理疾病的治療場域以醫療
院所為主。心理衛生服務過度醫療化的結果，自然導致心理疾病的服務傾
向於「急性治療、慢性收容」的結果。

心理衛生先進國家莫不強調社區取向的心理衛生政策，民眾可以就近
獲得所需要的專業服務，例如心理診斷、急診治療、個別心理治療、團體
心理治療、藥物治療、個案管理等。心理衛生服務不宜過度集中於大都會
的大醫院，如何使心理衛生服務社區化、普及化，是未來應該努力的方向。

全民健康保險與心理疾病

台灣的全民健康保險是好還是不好，要看是從什麼角度來衡量。就生
理疾病的照顧而言，全民健康保險還算是一個不錯的保險制度；但是如果
從心理疾病的照顧來說，全民健保其實有一些缺點值得改進。從民眾的角
度而言，全民健保的缺點如下：1.對於心理衡鑑與心理治療的給付過低，
導致醫療院所不願意提供；2.心理衡鑑與心理治療的給付限於精神科醫師，

尚未開放給付給心理師，以致於民眾選擇看心理師時，無法使用全民健保來給付心理衡鑑與心理治療的費用；3.全民健保給付心理疾病的種類過少，有些心理疾病並未納入保險給付，例如藥物濫用等。

心理諮商自費門診

大約從 2005 年開始，台灣有少數的醫院開始推出心理諮商自費門診，由於全民健保不給付心理諮商，為滿足民眾心理諮商服務的需要，以及增加醫院的財源，陸續有醫院開辦心理諮商自費門診或心理健康諮詢門診，民眾可以就近詢問住家附近的醫院是否開辦心理諮商門診。

目前有開辦心理諮商自費門診的醫院，有台大醫院、台北市立聯合醫院、台北醫學大學附設醫院、台大醫院新竹分院、台南成大醫院、高雄慈惠醫院等。讀者如果想要去掛號，最好先了解心理諮商的收費標準，以台大醫院為例，每二十分鐘收費是 550 元。提供心理諮商自費門診的治療師通常是心理師。

延伸閱讀

台北市立聯合醫院松德院區社會工作室（主編）（2014）：**走出迷惘——精神病知多少**。台北市：編者。

> 　　本書除了介紹常見的精神疾病，並且提供許多照顧精神病患者的建議，內容包括國內與心理疾病相關的社會與醫療資源，是一本相當實用的資源手冊，有需要的讀者可以在松德院區的網頁免費下載。

南　琦（2003）：**找自己的心理醫生——精神科求診指南**。台北市：遠流。

> 　　本書作者是執業心理師，根據她在精神科服務的經驗，向讀者介紹精神科的醫療資源與服務方式，內容包括為什麼需要精神科、心理師在做什麼，以及什麼是精神疾病等。

王釋逸、陳怡靜、林德眞、黃毓萍、吳祖揚（2014）：**諮商和你想的不一樣：心理諮商完全攻略**。台北市：五南。

> 　　本書作者服務於大學諮商中心，透過一篇篇的小故事，開啟心理諮商的神秘之門，閱讀本書有助於了解大學諮商中心和心理諮商是什麼。

第四章

學習障礙

學習障礙（learning disorders）是兒童常見的心理疾病，罹患學習障礙的兒童也是特殊教育服務的對象。閱讀本章有助於了解學習障礙的診斷標準、鑑定程序、特殊教育，以及其他有效的幫助方式。

 案例

　　小利就讀國小四年級，九歲，由於國語科成就低落、認字能力差，加上上課不專心、注意力無法集中、無法理解文章的大意及重點，引起級任老師的關心，於是轉介學習障礙的鑑定。小利的智力測驗結果是中等，國語文成就測驗結果屬劣等程度。在健康方面，小利從出生至今未有不尋常的疾病或意外發生，身體健康檢查結果均與同年齡者相當。小利家中有父母及兄妹各一名，父母教育程度均為高中畢業，父親持放任式的管教態度，母親則較嚴格，家境小康，兄妹功課均屬中上，家人相處融洽。小利在學校喜歡上體育課，不喜歡國語課，其國語能力相當於小二的程度，數學的簡單運算能力尚可，學校教師曾利用課後輔導進行補救教學卻無顯著成效。

基本認識

類型

根據 DSM-5（APA, 2013）以及孟瑛如與簡吟文（2014），特定學習障礙（specific learning disorder）可以分為三個亞型：閱讀障礙、數學障礙，以及書寫障礙。說明如下：

1. 在閱讀能力具有障礙：閱讀障礙表現在(1)文字閱讀的正確度；(2)閱讀速度或流暢度；(3)閱讀理解。

2. 在書寫表達具有障礙：書寫障礙表現在(1)拼字正確度；(2)文法和標點正確度；(3)書寫表達組織性或是精確性。

3. 在數學具有障礙：數學障礙表現在(1)數字感；(2)數學公式記憶；(3)數學計算正確性與流暢性；(4)數學推理正確性。

特定學習障礙的症狀主要表現在閱讀成就、數學成就、作文成就，或者其他學習成就的問題。兒童在閱讀測驗、數學測驗、作文測驗，或其他學習成就測驗的結果，如果顯著的低於他的年齡、智力或年級所應該具備的期望，那麼即有可能符合某一種學習障礙的診斷。治療師在進行特定學習障礙的診斷時，會根據當事人症狀的嚴重程度，區分為輕度學習障礙、中度學習障礙，以及重度學習障礙。

流行率

根據 DSM-5（APA, 2013）的估計，兒童人口中罹患特定學習障礙（包括閱讀障礙、數學障礙，以及書寫障礙）的比率，大約是介於 5%至 15% 之間，在成人罹患特定學習障礙的流行率估計為 4%。

在國內部分，根據孟瑛如與簡吟文（2014）的推估，國內學齡兒童罹

患學習障礙的流行率大約是 1%至 3%。

 ## 診斷

診斷標準

關於學習障礙的診斷目前有兩套並行的診斷或鑑定標準：一套是精神醫學與心理學界根據DSM-5 診斷標準所實施的診斷；另一套是特殊教育界根據《特殊教育法》的鑑定標準所實施的鑑定。

根據 DSM-5（APA, 2013）的診斷分類，學習障礙包括閱讀障礙、數學障礙，以及書寫障礙。當一個人的學習成就，如閱讀、數學或作文，顯著的低於同年齡、同年級或相同智力的人應有的程度時，並且這樣的學習問題顯著的干擾了當事人日常生活所需要的閱讀、數學和書寫功能。

在實際操作上，我們要診斷當事人是否有學習障礙時，會先實施標準化的閱讀測驗、數學測驗、寫作測驗，以及個別實施的智力測驗，如果當事人的學業成就分數顯著的低於智力測驗的分數兩個標準差，並且當事人的學習問題顯著的干擾日常生活的閱讀、算術或寫作時，我們即可診斷當事人符合學習障礙中的閱讀障礙、數學障礙，或書寫障礙。

為因應特殊兒童鑑定與教育的需要，教育部於 2013 年修訂《身心障礙及資賦優異學生鑑定辦法》。該鑑定辦法第十條對於學習障礙的鑑定基準規範如下：「……學習障礙，統稱神經心理功能異常而顯現出注意、記憶、理解、知覺、知覺動作、推理等能力有問題，以致在聽、說、讀、寫或算等學習上有顯著困難者；其障礙並非因感官、智能、情緒等障礙因素或文化刺激不足、教學不當等環境因素所直接造成之結果。其鑑定基準如下：1.智力正常或在正常程度以上者；2.個人內在能力有顯著差異者；3.聽

覺理解、口語表達、識字、閱讀理解、書寫、數學運算等學習表現有顯著困難，且經確定一般教育所提供之介入，仍難有效改善。」

　　精神醫學領域與特殊教育領域的鑑定原則與方式，基本上差異不大，都認為學習障礙者的智力是接近正常或正常程度以上，也認為學習障礙者的學習能力與智力之間有嚴重的落差，這個落差不是由視覺、聽覺、動作障礙、智能不足、情緒障礙、文化環境不利等因素所產生。由於學習障礙係多種不同學習能力缺陷的總稱，因此，在鑑定學習障礙時，應在口語表達、聽覺理解、書寫理解、基本閱讀技巧、閱讀理解、數學應用等領域加以評量。學習障礙之鑑定，除了使用智力測驗、標準化學科成就測驗、醫學檢查外，還可以根據教師的觀察結果，選擇適當的評量工具來鑑定。學習障礙的鑑定，有賴教師和家長從兒童處理任何事務的觀察和結果做判斷，這會比測驗有效（周台傑，2000）。

　　事實上，特殊教育領域所鑑定的學習障礙還包括聽覺理解和口語表達，這兩類的學習障礙在DSM-5的診斷系統中，被歸類在溝通障礙（communication disorders）。

區別診斷

　　DSM-5和《特殊教育法》對於學習障礙的診斷標準，均明確排除那些因為缺乏教育機會、教學無方，或文化因素所造成學習困難或低成就的學習問題。至於學習障礙和其他相關的身心疾病的區別診斷，說明如下：

　　學習障礙與學習低成就：學習低成就在英文的意義有兩種：一為成就低落（low achievement），例如成就為全部學生最低的10%或20%；另一種低成就（underachievement），表示個人成就表現未達能力或潛力預期的標準。

　　學習障礙與學習困難：周台傑（2000）指出，學習困難不等於學習障

礙，凡是因為短期或環境、家庭不利因素造成成績低落者，稱為學習困難。兒童如因長期失學或父母婚姻問題等造成情緒不穩，或原住民兒童、新住民子女因為母語問題，以致成績低落，只能說是學習困難，不屬於學習障礙。

學習障礙與智能不足：學習障礙者的智力通常接近正常或正常以上，在學科上表現選擇性的低落，學習困難並非因為智能上的缺陷而形成。相對的，智能不足者其智力顯著低於平均智力水準，在學科上則出現普遍性的低落，學習上的困難主要是因為智能上的缺陷而形成。學習障礙與智能障礙在智商分數上有明顯的區分，一般學習障礙兒童的智商在 80 以上，智能障礙兒童的智商在 70 以下。

學習障礙與嚴重情緒障礙：嚴重情緒障礙是指，長期情緒或行為反應顯著異常，嚴重影響生活適應者；其障礙並非因智能、感官或健康等因素直接造成之結果。情緒障礙包括許多心理疾病的診斷類別，如思覺失調症（精神分裂症）、躁鬱症、重鬱症、恐懼症、焦慮症、注意力缺陷過動症，或有其他持續性之情緒或行為問題者。

學習障礙與視聽覺障礙：一個有視力或聽力困難的人，其視力和聽力自然會影響學習的效果。一般而言，學習障礙是指當事人並沒有視力或聽力的問題，如果有視力或聽力的問題，也不是造成學習障礙的主要原因。

 # 可能的病因

目前文獻上對學習障礙的成因，大致有三種說法：

1. **中樞神經系統**（central nervous system, CNS）：包括腦和脊椎，像是人體的訊息處理系統，如電腦的 CPU，主要負責處理外界進入的神經衝動和表現出去的反應，以及各神經間的聯繫工作。其可能

因為下列三種原因而導致受傷、功能失調或結構異常：基因遺傳、生產前後所造成的變異、大腦皮質的功能失調。

2. 生化系統不平衡（biochemical imbalance）：是指因為體內缺乏某種酵素，導致無法轉化體內的胺基酸而累積成為毒素，以致傷害腦部的發展。其對人體大腦的影響，就像苯酮尿酸症（phenylketo-nuria, PKU）。

3. 環境因素：包括早期發展時經驗的剝奪、行為問題、營養不良、文化、語言上的差異，以及教育機會的缺乏。

 ## 鑑定流程

在台灣特殊教育領域裡，學習障礙鑑定的流程大致如下：

1. 篩選：由學校輔導教師或特殊教育教師，以標準化團體智力測驗與成就測驗作為篩檢工具，找出疑似學習障礙的兒童。

2. 轉介：班級導師、家長、醫護人員、社工人員、學校行政人員，或其他與個案相關的人員，如果懷疑兒童有學習問題時，可以轉介兒童接受學習障礙的鑑定。

3. 醫學檢查：通常由家長在特殊教育教師的建議之下，請醫師針對兒童的視力、聽力、肢體動作，以及其他生理項目進行醫學檢查，以排除兒童的學習問題是否因為生理缺陷所引起。

4. 初審：由輔導人員、特殊教育教師或學習障礙專家檢視兒童的學習問題，是否受到文化環境刺激不足、教學不當環境因素，或情緒行為問題的影響。

5. 智力測驗：由心理師或心評小組人員對兒童個別進行智力測驗，以判斷兒童的學習問題是否受智能因素的影響。

6. **學習障礙的判定**：由心理輔導人員、特殊教育教師、心評小組人員或學習障礙學者專家，根據所蒐集有關兒童社會、心理、教育、醫學等相關資料，確認是否爲學習障礙。

7. **教育安置**：由學校依據兒童學習障礙的情況，判斷最適合安置兒童的學習場所，根據最少限制環境的原則，在下列場所中擇一安置：普通班、資源班、特教班，或其他適當教育場所。

8. **個別化教育計畫**：由兒童輔導與教育相關人員，共同討論研擬一份該兒童的個別化教育計畫，以適應個別需要，提供最適合的教育措施與服務，使學習障礙的兒童之各項能力可以獲得最大的發展。

9. **進行教學與評鑑**：由相關人員進行教學與輔導，並且定期評估與檢討。

 ## 教育與治療方法

個別化教育計畫

　　學習障礙者多是在學校被發現，隸屬特殊教育的範圍，因此少見以藥物治療來改善症狀，多以個別化教育計畫（Individualized Education Plan, IEP）、教育安置和補救教學（包括心理治療）來協助學習障礙學生適應及改善症狀。

　　個別化教育計畫是美國學習障礙領域占主導地位的教育模式。IEP 是針對某一特定學生的學習需求、安置和教學目標提出的計畫，也是評價與協助管理教學流程的工具，同時也爲了保障學生受到適當教育的權利（吳增強、周衛，1998）。

學習障礙兒童的教育安置有多種形式。美國聯邦教育部 1991 年的報告指出，學習障礙兒童安置在資源教室最多，約占 57.9%，隔離式的特殊班為 20.9%，普通班為 19.6%，隔離式特殊學校僅為 1.3%。由於隔離式教育安置形式不能滿足學習障礙兒童一起學習交往的需要，也影響他們個性、社會技能的發展，於是，回歸主流、融合教育等主張日益受到重視（吳增強、周衛，1998）。

治療與復健

由於學習障礙的當事人多屬於就學兒童，因此主要的協助是特殊教育的教師，根據個別化教育計畫來實施。如果學習障礙的兒童同時出現情緒或行為上的問題，這個時候教師或家長可以轉介心理衛生專業人員，如精神科醫師或心理師，給予適當的藥物或心理治療。對於有語言障礙的兒童，可以轉介給語言治療師來協助語言矯治。

如果兒童需要補救教學或學習輔導，通常可以由學校的特殊教育教師來實施，這些受過特殊教育專業訓練的教師，會針對個別兒童的學業困難進行補救教學和輔導。

 社區資源

「有愛無礙」網站（http://www.dale.nhcue.edu.tw）：這個網站是由教育部特教小組委託明新科技大學資管系與新竹教育大學特教系合作建置的，針對一般民眾及教師提供豐富的學習障礙與特殊教育相關資訊，網站的設計致力於符合無障礙的標準，以幫助障礙人士使用。該網站曾經獲得經濟部技術處網際金像獎最佳教育類（1999 年）及最佳社會服務類（2000 年）網站。

中華民國學習障礙協會（http://ald.daleweb.org）：這個協會是一群關心學習障礙者福祉的人士，在 1998 年 12 月 26 日成立。成立的宗旨是結合家長、學者專家及社會大眾的力量，以爭取學習障礙者應有之權益。為協助民眾認識學習障礙，出版《學習障礙資訊站》雙月刊，以及相關書籍和錄影帶。

▮▮▮▮ 延伸閱讀

王麗卿（2006）：迷宮裡的孩子。台北市：人本自然。

> 　　本書作者原在大學教授英文，面對身在迷宮之中的孩子，她戮力要為他們多做些什麼。本書作者想要告訴讀者，學習障礙的孩子和其他的孩子一樣聰明（取材自該書內容簡介）。

王瓊珠（2003）：**學習障礙——家長與教師手冊**。台北市：心理。

> 　　本書從學習障礙定義與成因說起，談到早期發現學習障礙高危險群和治療之道、鑑定與診斷學習障礙的過程、家庭和學校如何協助學習障礙學生、法律賦予學習障礙學生及其家長的保障，並整理學習障礙的相關資訊，最後則是對學習障礙所引發的挑戰再做反思。全書從實用觀點出發，提供家長和老師認識與協助學習障礙孩子的具體方法，同時也試圖從更寬廣的角度省思學習障礙的問題和未來的發展（取材自該書內容簡介）。

上野一彥著，蕭照芳（譯）（2009）：**圖解學習障礙——有效提升孩子學習力**。台北市：新手父母。

> 　　這是一本寫給家長、老師及孩子有關學習障礙的入門書，作者認為孩子不是不用功、不專心念，而是有學習障礙，導致他在閱讀、寫字、算術等方面，學不會或跟不上，本書帶領親師共同了解孩子學習困難的原因，給予必要的幫助和支援，提升孩子的學習力（取材自該書內容簡介）。

第五章

自閉症

自閉症（autism）是兒童心理疾病當中最嚴重的一種，因為它的本質是一種廣泛性發展的疾病，不僅疾病會影響兒童心理功能的各個層面，而且對兒童的成長有長期的影響，可以說是一輩子的疾病。本章將分別說明自閉症的特徵與症狀、診斷、治療，以及社會資源等。

 案例

案例一

陳小弟在三歲半時，被診斷患有「自閉症傾向」。他一直非常好動不安，口中喃喃自語不停，不會叫媽媽，只會講許多廣告詞，不看別人，也不會跟別人玩。四歲起，接受自閉症的行為改變治療，到五歲還不大會玩玩具。進小學一年級時，眼睛還是不看別人，不會拿筆，也不會寫字，跟同學也處得不好。那時跟他對話時，他只能回答一句或兩句而已，接著又是自說自話的廣告詞。

案例二

小明三歲，至今不會說話，可是很會唱廣告歌曲，腔調極像，從小就不怕生，只要告訴他：「去散步」，他可以跟任何人走，但一定要帶著他的小米老鼠，他稱它為「ㄍ一ㄍ一」。因為小明隨時要把它拿出來聞一聞，如果找不到ㄍ一ㄍ一，他會很生氣，會去撞牆。小明還喜歡看會轉動的圓形物品，像電風扇、車輪，一看可以看兩小時。手上拿得到的玩具，他都會拿來轉動，轉圈圈，速度快到媽媽跟不上，難怪媽媽說小明的手巧。但是，家人說的話他似乎都聽不懂，也常常莫名其妙的大哭大鬧。家人只希望他是「大隻雞晚啼」（台語）（黃淑玲，1998）。

 基本認識

疾病名稱

DSM-5 中文版（台灣精神醫學會，2014）將 Autism Spectrum Disorder 翻譯為自閉類群障礙，有的學者（朱春林，2014）翻譯為自閉光譜障礙，由於本書主要在介紹典型的自閉症，因此本書繼續使用自閉症一詞。

發展特徵

自閉症患者的特徵會隨著年齡、智力和自閉的嚴重程度而不同，一般認為自閉症是一種終生障礙，多數患者都伴隨有智能不足的診斷。其發展特徵整理如下（張正芬、吳淑敏，1998）：

1. **語言理解與語言表達**：一般兒童五、六個月會出現喃語，一歲左右出現單字，兩歲左右陸續出現二語句、三語句並有大量的仿說，二

至五歲間，字彙增加，能主動運用語言於日常生活溝通。大多數自閉症兒童都有明顯的語言發展遲緩現象，約有三分之一到一半左右到成人時，仍無法具備有效的口語溝通能力。

2. **社會互動障礙**：一般嬰兒會用哭、笑、注視以引人注意，很快的就能與周邊的人建立親密關係、學會互動方式、了解表情的意義；自閉症兒童則很少用哭、笑方式叫喚人，少有視線接觸，和主要照顧者難以建立親密關係，表情貧乏缺乏變化，對人情緒與表情的理解也相當困難，故普遍與他人互動不良。

3. **遊戲發展**：嬰兒於一歲前會玩刻板遊戲（重複無變化的，如敲打），一歲左右會玩關聯性遊戲（拿屬性相關的東西玩），一歲半會玩功能性遊戲（依物品習慣性用法操作，如拿小杯子喝水），兩歲左右會玩象徵性遊戲（以某物代表某物，如拿筆當口紅塗）；自閉症兒童的遊戲是依自己喜歡的方式玩，玩法固定、刻板沒有變化，遊戲多半停留在一、二階段，較少進入三、四階段。

4. **模仿能力**：嬰幼兒在很小的時候就開始模仿，如模仿他人表情、發聲、動作，由此學習並產生人際互動；自閉症兒童主動模仿他人的頻率較少、範圍也較窄。

當嬰兒還小的時候，要怎麼知道嬰兒是否罹患自閉症呢？表 5-1 彙整自閉症與正常嬰兒的行為特徵，可以作為觀察的參考。

流行率

典型的自閉症每一萬人約有二至五人，男女比例為 5：1，女性患者較多有更嚴重的智能不足，大多出生於經濟中等以上之家庭，父母的教育程度中上或具有專門技能之家庭（APA, 2000）。廣義自閉症（包括典型自閉症、非典型自閉症、亞斯伯格症等）的盛行率已提高至每一千人中約有六

表 5-1　自閉症與正常嬰兒行為表現的差異

自閉症嬰兒	正常嬰兒
溝通方式	
迴避眼睛接觸	會注視母親的臉
近乎耳聾	聽到聲音有反應
不會說話	說話詞彙逐漸增加
社會關係	
對周遭來去的人視若無睹	母親離開房間或陌生人接近會哭泣
無故攻擊或傷害他人	肚子餓或挫折時會生氣
似乎在自己的世界裡	認識熟悉的臉和微笑
環境探索	
對單一物品或活動固著	從一件引人注意的物品或活動轉移
出現怪異行為，如身體搖晃、手掌拍打、　用鼻子聞或用舌頭舔玩具	到另一件
	會移動身體去拿東西
對身體受到燙傷或青紫不敏感，或做出　自我傷害的動作	會探索和玩玩具
	會追尋快樂，避免痛苦

資料來源：Neuwirth (1997: 7)。

人左右（台北市自閉症家長協會，2009）。但是根據 DSM-5（APA, 2013），在美國和其他國家，自閉類群障礙症的流行率將近總人口的 1%，兒童和成人的流行率大約相同。

病程

　　自閉症初次發病的年齡通常在三歲以前，如果兒童在兩歲之前發病，症狀的表現比較難以辨識。自閉症的病程有連續性，在學齡兒童及青少年時期，尚可見到某些領域的發展有進步。到青春期有些患者的行為會惡化，有些反而會改善。語言技能與智能水準是兩個和預後關係最大的因素。現在的追蹤研究顯示：只有極少部分的患者成年後可獨立生活及工作；約三分之一個案可能有部分獨立能力；典型成人患者在最佳功能狀態下，仍繼續顯露社會互動及溝通問題，並在興趣及活動方面明顯受限（APA, 2000）。

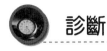 診斷

臨床症狀

要符合自閉症的診斷，兒童通常會出現下列的臨床症狀，如果家長感覺到子女有這些症狀，即要提高警覺，並且尋求精神科或心理科的協助，以便確認是否罹患自閉症，並接受兒童所需要的早期療育與特殊教育。

1. **人際關係的障礙**：自閉症兒童缺乏學習認識自己與他人關係以及基本社交應對的能力，因此從幼兒期起，便可能出現不理人、不看人、面無表情、不與人握手、對人缺少反應、不怕陌生人、不易與人建立親密關係、缺少模仿學習、無法與小朋友一起玩耍、沒有交友能力、難以體會別人的情緒感受、不能與他人共享快樂、興趣或成就、無法以適切的方式表達情感等。

2. **語言與溝通障礙**：約50%的自閉症兒童沒有溝通性的語言，有語言的自閉症兒童也常出現鸚鵡式的仿說、重複別人的話、代名詞反轉、答非所問、聲調缺乏變化等不正常特徵。

3. **固定的興趣與侷限重複的行為**：自閉症兒童常有一些和一般兒童不同的固定習慣或玩法，如出門走一定路線、玩法單調反覆缺乏變化等，如稍加改變，就不能接受而抗拒、哭鬧。

4. **認知缺陷**：多數自閉症兒童會有智能低下、注意力窄化、過度選擇、對於學習的內容欠缺分析、綜合、類化的能力、偏窄視覺、零碎天賦等。

5. **生理異常現象**：有些自閉症兒童會有生理上的異常症狀，如癲癇、染色體脆弱、新陳代謝失常、先天性風疹等。

自閉症的鑑定

在幼兒階段，家長如果懷疑子女罹患自閉症，可以尋求各縣市早期療育機構的鑑定。有早期療育需求的民眾可以上網查詢或諮詢社會局，社工人員會轉介個案前往衛生局指定的醫療機構進行發展評估，以確認是否罹患自閉症或其他發展性障礙。罹患自閉症的兒童除了接受醫療機構的協助之外，也會被轉介到特殊教育體系接受適當的教育。

在學齡階段，如果罹患自閉症而需要鑑定時，可以向兒童就讀學校的特殊教育教師提出申請，特殊教育教師會協助進行鑑定的轉介工作。特殊教育學生的鑑定通常由各直轄市、縣市政府「特殊教育學生鑑定及就學輔導委員會」負責。該委員會會根據《身心障礙及資賦優異學生鑑定辦法》，進行鑑定、安置與輔導的協助。根據該鑑定辦法第十二條的規定，自閉症兒童的定義是：「指因神經心理功能異常而顯現出溝通、社會互動、行為及興趣表現上有嚴重問題，致在學習及生活適應上有顯著困難者。其鑑定基準如下：1.顯著社會互動及溝通困難者；2.表現出固定而有限之行為模式及興趣者。」

診斷標準

根據 DSM-5（APA, 2013；台灣精神醫學會，2014）的診斷標準，兒童如果在兒童早期發病，在跨情境的場合有社會互動及社交溝通的缺陷，並且出現至少兩種侷限、重複的行為、興趣或活動模式，以及此障礙無法由其他心理疾病更佳解釋時，即符合診斷標準。

1. 在多重情境中持續有社交溝通及社交互動的缺陷，於現在或過去曾有下列症狀：

(1)社會－情緒互動的缺陷。從異常的社交接觸及無法正常一來一往

的會話交流，到興趣、情緒或情感分享的不足，到無法開啓或回應社交互動。

(2)用於社交互動的非語言溝通行爲有缺陷。從語言及非語言溝通整合不良，到眼神接觸及肢體語言異常或理解及運用手勢有缺損，到完全缺乏臉部表情及非語言溝通。

(3)發展、維繫及了解關係有缺陷。從調整行爲以符合不同社會情境的困難到分享想像遊戲或交友的困難，到對同儕沒興趣。

2. 侷限、重複的行爲、興趣及活動的模式，於現在或過去至少有下列兩種症狀：

(1)刻板的或重複的動作、使用物件或語言（例如簡單的刻板動作、排列玩具或翻彈東西、仿說、奇異語詞）。

(2)堅持同一性、固著依循常規或語言及非語言行爲的儀式化模式（例如對微小的變化感覺極端困擾、在面臨情境轉換的調節上有困難、僵化的思考模式、問候或打招呼的儀式化行爲、每天固定路徑或吃相同食物）。

(3)對某些物品表現不尋常強度的高度侷限、固著的興趣（例如強烈依戀某些物品、過度侷限的或堅持的興趣）。

(4)對感官輸入訊息反應過強或過低，或是對環境的感官刺激有不尋常的興趣（例如明顯對疼痛或溫度的反應淡漠、對特定的聲音或材質有不良反應、過度聞或觸摸物件、對光或動作的視覺刺激著迷）。

區別診斷

DSM-5 已經排除亞斯伯格症的診斷，原先被診斷爲亞斯伯格症的患者如果符合上述診斷標準，將被重新診斷爲自閉症類群障礙。如果不符合上

述診斷標準，但是符合社交溝通障礙症的診斷標準時，將被重新診斷為社交溝通障礙症。

 ## 可能的病因

一般都認為自閉症的病因並非家庭管教不當，而是個體不確定的腦部精神功能異常。器質性理論的學者專家對自閉症的病因提出四種神經學的可能性解釋：1.網狀系統的過度覺醒；2.腦幹功能失常的知覺不恆定；3.邊緣系統的功能失常；4.大腦左半球功能失常。具體而言，自閉症的可能病因包括以下因素（楊坤堂，2000；蔡文哲譯，1993）：

1. **基因遺傳**：苯酮尿症、X 染色體脆弱症亦是自閉症的一種遺傳形式。

2. **病毒**：諸如德國麻疹感染疾病、巨大性細胞（cytolomegalo）病毒、代謝性疾病、癲癇患者、先天性梅毒。

3. **有毒物質與污染**：病毒感染有毒物質與污染可能造成免疫系統失常。

4. **大腦神經結構與（或）功能失常**：含異常腦波、軟性神經徵候、小腦發育不足、晶狀體後纖維增生及結節性硬化。

5. **大腦生化作用失常**：神經脂肪代謝障礙、血小板值不正常。

6. **感覺系統損傷**。

7. **認知功能障礙**。

8. **注意力缺陷**。

治療方法

藥物治療

到目前為止，自閉症並沒有根治的治療方式，但是有些藥物可以用來減輕自閉症狀及其附帶的異常行為。用來控制自閉症狀與異常行為的精神藥物，包括抗癲癇劑、抗精神病劑、抗憂鬱劑、抗焦慮症劑、Naltrexone（治療自傷行為）、鋰鹽（治療情緒不穩定）、Clonidine（治療抽搐）等。

行為治療

行為治療是自閉症矯治最重要的治療方法，因為自閉症尚無任何有效的根治方法，所以只能勤以補拙，應用學習原理和發展心理學的原理，盡量協助他們把能力發揮出來，並減少行為問題。常用的行為治療原則有：增強、環境安排、溝通訓練、替代行為訓練等。主要是採漸進法以形成適應行為，運用懲罰技術以消弱或去除自傷、固定而重複的行為（曹純瓊，1995）。

自閉症行為從教育角度看可分為缺陷行為、過分行為和固定僵化行為三大類，教育矯治也就針對這三大類行為擬訂矯治目標。簡言之，自閉症教育矯治目標有三：1.促進正常行為發展；2.消弱過分行為；3.避免與消除固定僵化行為（宋維村編著，2000）。

心理衛生教育

家長的角色

由於自閉症兒童的社會溝通能力和生活自理能力比較差，因此家長通常擔負起大多數的養育和管教的責任。要照顧自閉症兒童，專家給予家長的建議如下：

1. **父母應有正向且積極接受自閉症小孩的態度**：Dyer（1991; 引自張淑芳，2000）分享照顧自閉症兒童的經驗中提出，父母應秉持「認同差異並探索小孩」的態度，同時採用學者所建議的「停、看、聽」策略：即「停止」用承襲的慣常方式探索小孩的學習、遊戲、工作、溝通及其他社會互動；以分析的方法「看」小孩的行為；「聽」小孩說的每一句話或不說話。

2. **促使家庭成員共同分擔照顧的責任**：照顧自閉症小孩是一項長期的工作，需要家人的共同照顧。自閉症兒童所需要的心理復健與特殊教育活動，需有家人分工合作去安排，並且作為兒童與教師、醫師，或其他專業人員的橋樑。

3. **盡早財務規劃**：自閉症患者需要更多額外的開銷，例如職能治療、語言治療、行為治療等。如果這些治療費用需要自行負擔的話，一定會增加家庭的經濟負擔，因此，家庭的財務計畫應盡早開始規劃（Norton & Drew, 1994; 引自張淑芳，2000）。

4. **適當的扮演家長角色**：從早期療育的觀點而言，父母的參與能有效的改善孩子的表現，尤其在早期療育的階段與整個家庭的一起介入孩子的學習是最基本的，父母提供有價值的訊息讓自閉症兒童的教

育更具成效，適當的家長角色可以歸納如下（Bennett, 1996）：(1)
了解孩子獨特的長處、能力和特別需求的重要性；(2)積極參與個別
化教育計畫（IEP）會議；(3)良好親師關係的營造；(4)積極參與各
種特殊教育團體。

5. **參與家長支持團體**：由於照顧自閉症子女，家長長期承受很大的教
養壓力，因此筆者建議家長參加各基金會或協會舉辦的家長支持團
體，透過團體的參與可以認識更多的朋友，吸收更多照顧患者的資
訊，以及在壓力很大的時候，可以有人陪伴和支持。除了家人需要
分工合作來照顧自閉症子女，家長也可以請家教或義工協助照顧子
女，以便自己可以有喘息的機會。

教師的角色

教師是普通班的關鍵角色，教師必須先重視自閉症兒童的受教權，使
其真正成為班上的一份子，和其他的學生一樣享有同樣的權利和尊重。而
教師應做到：

1. **正向的態度**：當自閉症兒童出現引人注意的行為或情緒問題時，要
以正向的態度處理。

2. **培養專業能力**：教師可以透過在職進修或自修自閉症相關課程和研
習，進一步學習有關自閉症的評估、教學與輔導的要領。

3. **適應個別需求**：最好能有特教背景且要顧及學生的特殊需求，以擬
訂適合的個別化教育計畫。

4. **教學方面**：教學要能做有效的修正及調整，班級經營也要適當安排
結構化環境、座位的調整及行為管理。

5. **輔導自閉症行為效能**：對於自閉症兒童的有效行為處理策略要做研
究，以改善其社交、語言及行為上的問題。

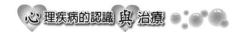

6. 提供家長支持：增進親師溝通，並適時提供相關資訊、情感、態度上的支持。

社區資源

家長在教養自閉症兒童的過程中，除了可以請教醫師和自修之外，社會上有許多的社區與醫療資源也可以多加使用，透過他人和專家的經驗可以減輕自己的挫折，更可以增加幫助子女的效果。社區資源可以大致上區分為非正式和正式的兩大類，說明如下。

非正式的社區資源包括親戚、朋友、鄰居、家長團體、宗教團體等。在家族親友的支持中，祖父母是影響家庭調適、持續提供情感、實質照顧及經濟支持的重要來源；在家長團體中，父母更可以獲取所需的療育經驗、資訊、支援協助，且共同為爭取兒童的福利而努力（張淑芳，2000）。

在非正式的社區資源當中，比較知名的自閉症組織是財團法人中華民國自閉症基金會和財團法人台灣肯納自閉症基金會。財團法人中華民國自閉症基金會成立於 1988 年，成立宗旨包括：1.結合學術和醫療，共同推行自閉症患者的早期發現、早期診治，並及早協助其培養獨立生活之能力；2.促使醫療和教育配合，使自閉症患者能接受適當的矯治和教育；3.協助政府加強立法，保障自閉症患者的基本權利；4.設立自閉症矯治中心、庇護工作場所以及研究中心。

財團法人台灣肯納自閉症基金會成立於 2004 年 10 月 18 日，服務目標主要有：1.將自閉症正名為肯納症，以加強社會大眾對肯納症患者的認識與接納；2.倡導肯納症患者的基本權利，並督促政府落實肯納症患者的就學、就醫及就養；3.結合醫療、復健、特教、心理及社會福利之專業，建立肯納症患者獨立障別的養護模式；4.協助肯納症患者其家庭系統功能的

運作與發展。

　　除了自閉症基金會全國性組織，在台灣各縣市也都普遍成立地方性的自閉症患者協會或自閉症家長協會，有需要的患者及其家庭可以就近諮詢住家鄰近的自閉症協會。

　　正式的社區資源主要是由各縣市政府社會局、衛生局和教育局所聯合設置的早期療育服務網，服務網當中，由社會局（處）負責通報轉介，由衛生局負責發展評估，由教育局（處）負責特殊教育。

▊▊▊ 延伸閱讀

財團法人台灣肯納自閉症基金會、瞿　欣（2006）：**肯納園，一個愛與夢想的故事**。台北市：心靈工坊。

> 　　這是一本有關家長如何協助成年自閉症患者的故事，細膩的描述四位媽媽實現夢想的經過，她們以不捨的親情和無邊的牽掛，攜手合作打造全世界第一座專為成年肯納兒設計的理想家園。

袁宗芝（2002）：**大手牽小手──我和我的自閉兒小宜**。台北市：張老師文化。

> 　　本書是作者陪伴自閉兒成長的經驗分享，作者以信心、愛心及耐心對待孩子，她相信可以讓一個冷漠的孩子真切感受到愛的交流，她鼓勵家長用身上無窮的力量好好協助孩子成長。本書對自閉症的特質、建立家長及師長正確的親職教育觀念，及尊重孩子獨立思考的能力，都有很清楚的說明，全書呈現生命經驗的分享及愛的暖流。

宋芳綺、謝璦竹（2002）：**上帝的寶石──天才自閉兒**。台北市：天下文化。

> 　　本書作者是採訪記者與作家，他們深入各個自閉症患者家庭的真實記錄，每個故事背後都有著一段不為人知的辛酸、苦楚。父親的汗水、母親的淚水，灌注著這一株株奇特的幼苗。當苗木逐漸茁壯，父母的淚與汗化為一抹欣慰的歡顏。透過書中 16 個真實故事，讓讀者能夠認識自閉症患者，因認識而願意接納，給予自閉症者更大的發展空間。

第六章

注意力缺陷過動症

　　注意力缺陷過動症（attention deficit/hyperactivity disorder, ADHD）是兒童常見的心理疾病，兒童很容易因為行為過動而被家長或老師誤會為壞孩子，孩子由於神經生理的因素而有困難控制自己的行為，他們需要的是心理衛生專家的協助，而不是家長的體罰或校規的處罰。本章將分別說明注意力缺陷過動症的案例、症狀、診斷、治療，以及相關的資訊。

 案例

案例一

　　小強從小動的時候就比靜的時候多，一有空檔就跳上跳下，遇到問題（例如鞋帶綁不好）往往沒有耐心解決，有要求如果無法解決就大吵大鬧。爸媽幫他買了很多玩具，但很少有完整的，連碗、碟等只要他看到的東西都可以拿來玩，卻又常常不小心摔壞。在學校的時候很喜歡和同學講話，制止總是一下子就忘記了。尤其老師問問題時，他常常連問題都沒有聽清楚就舉手，也沒有徵求老師的同意就擅自大聲發言，其實很多問題他都不會，但若老師沒有叫他，他會一直大叫：「老師、我會、我、我。」他因

為常常沒有辦法安靜下來聽課或寫作業，被老師叫到教室後面罰站，而他則像條蟲似的動來動去，一會兒說腳好痠，一會兒又和坐在最後排的同學玩，連罰站都沒辦法站好，老師幾乎拿他沒轍。

不管在家裡或在學校，小強都很難專心做事，在家寫功課寫一下就要站起來走動，沒有耐心，一聽到外面有什麼聲音就會衝出去外面看，連路上有沒有車子都不管。有一次就是因為衝得太快絆到桌腳摔倒地上，頭部因而撞到地面緊急送醫，他因為這樣急急忙忙、衝動或和同學吵鬧、打架而受傷的經驗更是無法計算。他知道什麼是對的、什麼是錯的，問他也有辦法說出原因，但是就是沒有辦法控制自己，他會說：「我也不知道，我沒有辦法啊！」（改寫自洪儷瑜、沈宜純，1998）

案例二

大華已經11歲了，因為上課時常常走來走去，無法專心聽課，並且還會無緣無故的攻擊別人，大叫大鬧，讓上課的老師非常的困擾，在導師的建議之下就診。做會談時，大華根本坐不住，智力測驗顯示智商為65，已達輕度智能不足的程度，然而心理師認為，在好動和不專心的情況之下，智商應有低估的現象，大華的智商應該超過65。

在診斷確定為注意力缺陷過動症後，醫生給予「利他能」（Ritalin）每天15毫克的藥物治療，大華在媽媽的督促之下每天按時服藥，行為問題有明顯的改善，他在教室比較不會亂跑，也不再有攻擊別人的行為，只是對於上課仍然不感興趣。經過輔導之後發現，他表示上課老師教的他都聽不懂，發現大華的程度都還停留在低年級的程度上，老師除了安排熱心的同學幫忙教導功課之外，某些課程也轉介特教班請特教老師協助，並請特教和輔導老師做專注力的訓練、自我監控和社交技巧的訓練，讓大華學習如何和別人互動並且有辦法在家自己寫功課。輔導老師也提供父母過動兒

協會的資訊，鼓勵爸媽加入協會，一方面知道如何教育大華，另一方面可以在協會中得到更多的支持與鼓勵。目前大華的學習狀況和人際互動都有一些進步，他自己也覺得自己不會那麼容易發脾氣，對於較少受到父母和老師的責罰也覺得很高興。

 ## 基本認識

症狀與特質

注意力缺陷過動症主要的症狀如下：1.不專注（inattention）：容易分心、不注意聽、忽視作業的規定、易失去興趣；2.衝動（impulsiveness）：對行為的結果不敏感，只注意當時發生的事情，無法受長期效果的影響，喜冒險；3.過動（hyperactivity）：手腳動個不停、愛說話或出聲、無法依活動性質控制活動量、無法遵守指示。

針對上述的狀況，何善欣（2000）有更詳細的解釋：「所謂過動，不是指絕對活動力大的小孩就是過動兒，而是該動的時候能動，該靜的時候能靜，那就不是問題。在不該動的時候或不該動的場合動，而其原因又不是因為聽不懂指令，而是明明了解、認同卻做不到。因此，我們常說過動兒的動是控制不住、沒有生產力的盲動。衝動是指這些孩子常先行動、再思考，想到什麼說什麼，想做什麼就做，幾秒之後，發現闖了禍，已經來不及了。」

Paul Fingold 強調，過動兒有下列九項特質，其中前五項是主要特質，後四項是附屬特質（張美惠譯，1994）：

1. **注意力無法集中**：無法對於事情或遊戲維持專注，幾分鐘便失去興趣又轉向注意其他事物。

2. **過度活動**：表現無法停止、不安、不規律的行為，出現煩躁、忙碌，可是沒做什麼事。

3. **行為偏差**：在學校或玩耍時會擾亂其他孩童、一再打斷正在進行的活動。

4. **學習障礙**：大約半數患者的學習能力都不好，學業明顯落後。記憶或辨識有困難、對資訊的吸收或應用可能感到困難。

5. **不成熟**：在心理和情感的發展較同年齡晚熟。

6. **衝動**：不斷橫衝直撞，很危險。

7. **交友困難**：因前述問題，與同齡兒童相處有困難。

8. **自卑**：本身的異常行為引起別人的負面評價，很快會發現自己不受歡迎，導致自卑的心理，甚至因為自卑而更誇大他的異常行為。

9. **個性不快樂**：尤其較嚴重的過動兒，很多父母都表示在發病的幾年，孩子不快樂。

流行率

　　根據DSM-5（APA, 2013）的估計，兒童時期當中約有5%的人，成人時期當中約有2.5%的人罹患注意力缺陷過動症。在性別比例推估上則是男性多於女性，比例約在 2：1 到 3：1 之間。在國內，洪儷瑜（1999）於1989 年以 DSM-III 的診斷標準，針對台北市大型國小研究，推估約占6.4%；宋維村（1996）利用台大兒童心理衛生中心門診個案估計盛行率則為 5%；張淑芬（2004）曾根據 DSM-IV 的診斷標準，調查國中一年級學生ADHD的盛行率為 7.5%（引自沈欣怡，2004）。若以 5%的流行率加以估計，台灣約有30萬左右的孩子是屬於注意力缺陷過動症的孩子。一班若以 30 個人來推算，大概每班會有一到兩人，比例算是很高了。

　　注意力缺陷過動症的出現率也會因為性別、年級而有所差異，一般發

現男生多於女生，至於為何男生較高並未有定論。Barkley 認為，可能是男生容易被轉介，因為男女在問題行為表現上會有不同，男生比較會出現攻擊或破壞行為。年齡的差異在男生也較為明顯，4 至 11 歲的男生出現率為 10% 以上，而 12 至 16 歲的出現率則降到 7%，但女生在這方面的差異並不明顯（洪儷瑜，1999）。

 ## 診斷

診斷標準

根據 DSM-5（APA, 2013），ADHD 的主要症狀有三方面：注意力缺陷、過動和衝動。只要三方面之一的症狀明顯比同年齡的人多而嚴重，七歲之前即已出現部分症狀，行為症狀至少在兩種情境（如學校、家庭、社區）中出現，行為症狀已經損害到社會和學業功能，並且這些症狀無法用其他心理疾病來解釋，當兒童或成人的行為症狀符合上述診斷標準時，即可診斷為注意力缺陷過動症。

如果兒童在下列九項症狀中至少出現六項（成人出現五項），持續六個月以上，並且已達適應不良，並與發展水準不相稱的程度時，即屬於臨床上的「注意力缺陷」：

1. 經常無法密切注意細節，或在學校作業、工作或其他活動上經常粗心犯錯。
2. 在工作或遊戲活動時，經常有困難維持注意力。
3. 經常看來不專心聽別人正對他說的話。
4. 經常不能照指示把事情做完，並且不能完成學校作業、家務事或工作場所的職責（並非由於叛逆或不了解指示）。

5. 經常有困難規劃工作及活動。

6. 經常逃避、不喜歡或排斥參與全神貫注的任務（如學校作業或家庭作業）。

7. 經常遺失工作或活動必備之物（如玩具、學校指定作業、鉛筆、書本或文具）。

8. 經常容易受外界刺激影響而分心。

9. 在日常活動經常遺忘事物。

兒童如果在下列九項症狀中至少出現六項（成人出現五項），且持續六個月以上，並且已達適應不良，並與發展水準不相稱的程度時，即屬於臨床上「過動與衝動」：

1. 經常手忙腳亂。

2. 在課堂或其他需要好好坐在座位上的場合，經常離開座位。

3. 在不適當的場合經常過度的四處奔跑或攀爬（在青少年或成人可僅限於主觀感覺到不能安靜）。

4. 經常有困難安靜地遊玩或從事休閒活動。

5. 經常處於活躍狀態或常像「轉動的馬達」般四處活動。

6. 經常說話過多。

7. 經常在問題未說完時即搶說答案。

8. 須輪流時經常有困難等候。

9. 經常打斷或侵擾別人（如貿然闖入他人談話或遊戲）。

依據上述 DSM-5 的診斷分類，注意力缺陷過動症可以區分為三個亞型：1.注意力缺陷過動症，合併型；2.注意力缺陷過動症，主要為注意力缺陷型；3.注意力缺陷過動症，主要為過動衝動型。

以前述案例一的小強為例，我們可以來討論小強是否符合ADHD的診斷。根據小強的行為表現，我們發現他在注意力缺陷的九項症狀中，至少

出現六項，在過動衝動的九項症狀中，至少出現六項，且時間已超過六個月以上，已達適應不良並與發展水準不相稱的程度。據此，我們可以說小強的行為狀況應符合注意力缺陷過動症，合併型的診斷。

區別診斷

和正常兒童的區別：兒童年紀小的時候，要區別注意力缺陷過動症兒童和好動的正常兒童，例如跑來跑去、很愛說話吵鬧，會比較困難。

和高智商兒童的區別：高智商兒童如果處於枯燥的環境，可能會出現不專心的問題，這是不同於 ADHD 的不專心。

和叛逆症兒童的區別：叛逆症兒童的行為特徵是不服從，但是 ADHD 兒童是想服從，但是卻做不到。比較複雜的狀況是，ADHD 兒童的行為問題如果長期被誤會，兒童可能會發展叛逆的態度。

和其他心理疾病的區別：如果兒童的注意力缺陷和過動症狀更適合用別的心理疾病加以解釋的話，例如情緒障礙、焦慮障礙、物質濫用等，便不適合診斷為 ADHD 了。

 ## 可能的病因

雖然注意力缺陷過動症的研究很多，但是對於病因的說法不一，綜合專家（宋維村、侯育銘，1998；洪儷瑜，1999；張美惠譯，1994；莊雅婷，2007；Zentall, 2006）的意見，ADHD 的病因學可分為神經生理因素、遺傳因素與環境因素等三方面。

神經生理因素

腦傷：這是最早被認為導致注意力缺陷過動症的原因，也是一般人一直接受的看法，造成腦傷的因素包括腦部外傷、感染、懷孕或生產期間所

造成的傷害，但只有 5% 以下的 ADHD 被證實有腦傷的事實。簡言之，目前認爲腦傷並非過動的特定原因，只能算是危險因子之一。

腦神經解剖學：由於腦部影像科技的發展，研究人員發現 ADHD 兒童的額葉和底神經節的新陳代謝活動較一般兒童爲慢，右額葉較一般人小，胼胝體的前段也比一般兒童小。因爲這些區域負責動作規律和抑制，以及連結左右大腦的功能，因此和 ADHD 的孩子無組織、衝動的行爲符合。

腦神經化學：研究人員發現 ADHD 兒童的功能失調是由於腦脊髓液中的多巴胺（dopamine）明顯少於一般兒童，也有研究提出 ADHD 兒童多巴胺在前額葉和底神經節區域循環異常。雖然也有研究不支持多巴胺的病因，但由於中樞神經興奮劑的使用，可以達到抑制過動、分心的治療效果，神經傳導物質缺乏的病因就廣爲大家所接受。

整體而言，這些腦部執行能力上的異常，表現在自我調節、專心度、工作記憶與衝動性方面，這些也是運用中樞神經興奮劑來達到治療目的之藥物作用機轉（莊雅婷，2007）。

遺傳因素

在遺傳方面，主要的是基因和染色體的因素。在基因方面，根據 Goodman 與 Stevenson（1989）的研究，發現同卵雙胞胎有 51% 的機會同時出現過動的問題，較異卵 33% 的機率爲高。因此，Goodman 與 Stevenson 認爲，ADHD 應有 30% 至 50% 的比率爲基因因素所造成，0% 至 30% 爲環境因素所造成。在染色體方面，曾有研究認爲脆弱的 X 和 XYY 與 ADHD 有關，多一個 Y 染色體的男孩在臨床上發現也易有過動與語文和操作能力上的問題。

環境因素

在物質環境方面，懷孕期母親服用菸酒證實與 ADHD 兒童有關，但無

法說明是直接造成 ADHD 的主要原因。飲食是否和 ADHD 有關呢？1973年加州的過敏症專科醫師 Ben Feingold 指出，某些人工色素、調味料會造成過動症。在1980年代曾經認為兒童吃糖容易變得過動，但未見研究提出可信的結果。鉛中毒是否會造成 ADHD 呢？鉛含量過高會傷害腦神經細胞，但有學者不認為是造成 ADHD 的主因。

在社會環境方面，很多研究顯示 ADHD 常與一些不利的環境因素共存，例如 ADHD 在低社經地位與有家庭壓力的環境發生的比例較高，問題也比較嚴重。這些家庭因素包括父母離異或婚姻不和、經濟壓力、父母有情緒困擾、親子關係緊張、不當的管教方式等等。種種家庭壓力會導致小孩成為代罪羔羊，也可能影響兒童的情緒穩定，使其對活動、衝動的控制能力更加的脆弱。

其他的環境因素包括都市化的程度愈來愈高，居住擁擠、人與人的競爭升高，升學壓力以及社會強調學習成就都會給孩子和家長帶來壓力，都會使過動症的偏差行為愈來愈嚴重。然而上述說法並無法證實為 ADHD 的主要病因，應是使其惡化的因素之一。

總結來說，筆者認為，生理因素應該是過動症發病的主要原因，尤其近十五年來較為肯定的說法為：腦神經系統的異常，包括額葉腦細胞活動少、右大腦部分結構較小、腦神經傳導物質較少等。其中以額葉腦細胞活動少與腦神經傳導物質較少之成因最受肯定。我們可以說，看太多電視、吃太多糖、對食物過敏、家境貧窮，以及不良的學校教育等，都不是造成 ADHD 的主要成因。但是不良環境因素則會使其惡化，使病程拉長和預後變壞，特別是產生情緒以及行為規範的困擾，長大後出現反社會行為的可能增加。

治療方法

藥物治療

　　因近來的研究不斷支持ADHD的原因以生理因素爲主，因此，藥物治療也已成爲治療 ADHD 的主要方式。理想的藥物治療指標包括：控制過動行爲、增進注意力廣度、減少衝動和攻擊行爲、對負面刺激的反應較溫和，以及不會有副作用等等（楊坤堂，1999）。曾被運用來治療ADHD兒童的藥物有中樞神經興奮劑（Stimulants）和抗憂鬱劑等（見表 6-1），其中以興奮劑的治療效果最好，因此治療 ADHD 的藥物也以興奮劑爲主（見表 6-2）。

表 6-1　注意力缺陷過動症患童用藥

類別	學名	商品名	相關說明
中樞神經興奮劑 Stimulants	Methylphenidate（MPH）（安非他命的衍生物）	Ritalin Concerta	第一線用藥
	D-amphetamine 右旋安非他命 Dextroamphetamine	Dexedrine	右旋安非他命較左旋強三、四倍
	單體 amphetamine 與鹽類的混合物	Adderall	作用、療效與 Ritalin 相仿，但價格較高昂，藥物濫用風險高
	Pemoline 安非他命的衍生物，構造和安非他命不太相同	Cylert	在中樞神經及心臟、血管系統作用半衰期長，對肝臟有毒，且效用較安非他命及 MPH 差
抗憂鬱劑 SSRI Antidepressants	Venlafaxine	Effexor	爲 ADHD 第二線用藥
	Bupropion	Wellbutrin	療效沒有中樞神經興奮劑好，可改善ADHD 的攻擊性和情緒障礙
三環抗憂鬱劑 TCA	Imipramine	Tofranil	
	Norpramin	Desipramine	
	Pamelor	Nortriptyline	

資料來源：莊雅婷（2007）。

表 6-2　治療 ADHD 之中樞神經興奮劑的劑型、用量與作用時間

學名、商品名	藥效出現時間	藥效持續時間	劑量與方式
Methylphenidate			
Short-acting Ritalin, Metadate, Methylin	20 至 60 分鐘	3 至 5 小時	一天 2 至 3 次， 5～20mg
Intermeditae-acting Ritalin　SR；Metadate SR；Wedadated ER	60 至 90 分鐘	3 至 8 小時	一天一次 20～40mg，早晨 40 mg，中午 20mg
Extened-acting Concerta®, Ritalin LA, Metadate ER	30 至 90 分鐘	10 至 12 小時	一天一次， 18～72mg
Daytrana	過動症皮膚貼布		

資料來源：莊雅婷（2007）。

　　興奮劑效果主要在增加中樞神經系統警覺或興奮，因為中樞神經興奮劑的組織和腦神經傳導物質類似，可視為仿交感神經複合物，因此可以改善ADHD患者因中樞神經傳導物質缺乏而造成的問題。國內兒童精神科宋維村醫生認為，興奮劑對ADHD患者的治療，旨在提供中樞神經系統抑制系統的功能，因此可以使ADHD兒童排除不相關的干擾以減少分心，抑制衝動等功效（洪儷瑜，1999；陳夢怡譯，2000）。兒童在服用藥物之後，通常可以察覺以下的改變：1.與家人相處更加融洽；2.對活動注意力更能持久，比較不再虎頭蛇尾；3.衝動傾向減少，也漸漸能考慮行為後果再採取行動，這方面的發展可以慢慢的跟上其年齡應有的認知發展歷程（陳夢怡譯，2000）。

　　任何藥物都會有一些副作用，治療 ADHD 的中樞神經興奮劑也不例外。兒童服用這些藥物的時候，常見的副作用包括失眠或延遲睡著、食慾變差、體重減輕等。如果按照醫師的指示服藥，通常副作用不會很嚴重，

有時候經過一段時間之後即可改善。當兒童持續出現嚴重的副作用時，家長應與醫師討論調整劑量或改藥的可能性。

由於這類中樞神經興奮劑的用途是在於暫時的控制症狀，因此有可能需要長期服用。筆者建議兒童在不上學的日子，例如週末和寒暑假可以暫停服藥，如此可以減少藥物對於兒童發育的可能影響。

行為改變技術

ADHD 兒童的行為問題往往是本身及他人最大的困擾，因此內在控制及良好的行為培養則需要行為治療。行為改變技術也是除了藥物治療以外被認為最能有效幫助 ADHD 孩童的方法，其目的在於「教」新的行為，「消除」不當的行為。施行行為改變技術時必須先建立他的行為基礎線，例如做功課可以持續多久？各種衝動行為發生的頻率，如上課講話、攻擊、破壞、不遵守規矩的次數等等。視情況訂出各階段的目標，並藉由各種獎懲的方式逐步養成或消除行為。一般常用的技術有：代幣制、消弱法、懲罰、隔離、行為契約、逐步養成技術、反應代價、後效管理等等（宋維村、侯育銘，1998；洪儷瑜，1999；楊坤堂，1999）。行為改變技術的成功與否需要看孩子的參與，因此和孩子共同討論，了解目的是為了幫助他，並且獎懲的選擇以孩子比較在意的物品或行為為原則。在筆者的經驗中，行為改變技術最難的部分，大概就是情境一致以及是否執行到底，因此父母和學校老師能建立共識，了解實行計畫並且有充分溝通與配合是很重要的。另外多強調好的行為，忽視不好的行為，避免過度注意不好的行為而使其惡化。

心理諮商

「我們千萬不要認為ADHD兒童只有過動、不專心、衝動的症狀，而

忽略了那受創已久的心靈，我們一定要盡可能了解他們怎麼看自己和別人，才能找到幫忙他們成長的著力點」（行政院衛生署，1996）。

　　過動兒因受到症狀的影響，在學習及人際關係上常會有挫折，也會變得缺乏自信、焦慮、不快樂，甚至容易因而衍生情緒障礙。因此透過心理諮商給予孩子支持、同理他不是故意的心情、對於衝突的情緒抒解以及問題解決的學習等等，都是非常重要的。

　　信任關係在一般諮商中被視為必要條件，但因為過動兒常常遭受來自老師和家長的責罰，對於權威容易有反抗的傾向，因此信任關係的建立對於過動兒的諮商更為重要。如果父母和師長也能參與心理諮商的話，對於孩子將會更有幫助。

　　在進行過動兒的諮商時，需要因應孩子的狀況與問題進行協助，因此心理師必須學習並熟悉適當的諮商方法。另外在技巧上，可以教導孩子「停、聽、看」技巧並搭配角色扮演，讓孩子由實際情境中，學習適當以及多元的問題處理方式。針對問題解決的部分，楊坤堂（1999）提出的處理過程很值得參考：處理情緒、分析問題、建立治療目標、選擇問題解決方法、練習類化與應用。

心理衛生教育

親職教育

　　父母的訓練是最重要的，因為父母是跟孩子相處最久、影響最大的人。如果父母有正確的心態與認知，孩子的進步會更顯著。對於過動症兒童的父母推動親職教育的目的，並不只是在於治療的觀念而已，而是讓父母了解這類孩子的情形，真正去接受孩子的狀況並學習一些方法來幫助他

們。身為過動兒的母親，何善欣（2000）以她的經驗提出了下列十大教養原則，相當程度上融合了學理和實務上的精神：

1. **即時回饋、處理孩子的行為**：抓住孩子表現好的每一刻，對正面的行為立刻給予肯定、負面也立刻處理，讓孩子知道做對或做錯什麼，切忌只是情緒上的責罵。

2. **經常給予回饋**：過動兒比一般孩子需要更多的提醒與鼓勵。

3. **加強或加重給予其行為的回饋**：過動兒比一般孩子需要較多較強較具體的回饋，使其遵守常規，這和一般孩子的獎賞制度有點不一樣。

4. **獎勵先於處罰**：對大量犯錯的過動兒而言，過多的大量處罰會導致憎恨與報復。先具體列出一項期待孩子做到的正面行為，只要一出現此行為，即給予獎勵，持續一、兩個星期之後，再開始給予想對負向行為的溫和處罰。

5. **前後一致**：行為標準必須合理可行，然後前後一致的執行下去。不輕言放棄，也不隨著情緒、情境的不同而改變標準。

6. **採取行動不要嘮叨**：用行動來改變過動兒的行為，太多的說理和辯論，敵不過腦神經上的抑制困難。

7. **預先計畫如何處理困擾情境**：用心觀察孩子什麼時候會出現狀況，預防勝於治療。

8. **真正接納其障礙特質**：我們是孩子的教練和老師，我們和孩子之間一定要有人保持冷靜與智慧，不要跟孩子的障礙過不去。

9. **不要把孩子的障礙當作是自己的問題**：不要讓孩子擊垮自己的自尊和自信，保持幽默和適度的放鬆。

10. **練習原諒**：不是要縱容孩子，而是要提醒父母不要諷刺、怨恨孩子。對於別人的不了解與誤會，請不要怨恨或記恨，這會反過來傷害自

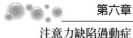
己，誠懇面對自己的不完美和犯錯，告訴自己下一次會做得更好。

根據何善欣（2000）所提供的統計資料顯示，60%的過動兒之母親，自尊心和自信心較以往低落，約四分之一的母親後來會罹患憂鬱症，15%的父親有酗酒或是物質濫用的情形，這樣家庭的離婚率是一般家庭的兩倍。可以想像過動兒帶給家庭及父母的困擾，以及這樣的家庭會給過動兒帶來怎樣的影響以及之間的互相干擾；這不但證明親職教育對於這類家庭的重要性，也提醒治療師，要父母有能力照顧好過動症的孩子，必須先關心這類的家庭以及父母，只有父母身心健康，才有能力長期的教育孩子。

但是許多過動兒的父母因為孩子是過動兒，覺得不好意思而慢慢的自己也不敢出去，無形中不但失去一些資源，更給自己帶來壓力，美國Barkley博士針對過動兒父母的自我關懷，給父母列出一張清單，值得父母做參考（張美惠譯，1994）。清單的內容包括：1.週末休個假；2.培養興趣參加社團；3.參加支持性團體；4.尋求朋友的安慰；5.重新分配時間；6.放下一切，享受當下；7.改變帶來壓力的想法；8.規律的運動；9.遠離菸酒和其他刺激物；10.心理諮商。

學校老師可以做什麼

過動症的孩子在進入學齡階段，因為團體生活以及學習目標的需要，常常才是問題顯現的開始，有很多孩子甚至是在進入學校之後，才因為團體的要求無法遵守或者是沒辦法專心學習才進行診斷。而過動孩子對於教學環境的影響不只是考驗教師的愛心與耐心，更是挑戰教師的教學和課室管理的能力，而且這類學生在學校系統的時間相當長，那麼學校和老師可以為自己和孩子做些什麼？說明如下。

發現可能的ADHD孩子，評估並轉介：過動症的孩子有一些氣質和行為上的特徵並不難發現，因此只要具備一些基本的概念，提供給輔導室或

家長，請他們協助做進一步的了解或轉介，可以盡早針對孩子的狀況做改善與處理。

了解ADHD的相關訊息，評估個人可以做什麼：過動症的孩子隨著情況的嚴重程度不同，治療與處理的方式也不同，在學校可能需要轉介到特殊班上課，也可能留在原班，但若需要留在原班，告知任課老師並提供個案相關資訊及教學配套，都是可行且必要的做法。

協助藥物治療：對於需要服藥的孩子，藥物的服用和監督對他的行為有很大的影響。因此關心孩子服藥的情況、給予好行為正向的回饋，都可以增加他服藥的信心和對抗副作用的力量。藥物加上行為改變技術是目前效果最好的，但是藥物並非萬能，正確的用藥態度很重要，應搭配其他多元的輔導方法，這不但是治本的方法，也可避免孩子養成依賴藥物的心理。

行為改變技術：很多行為改變技術是可以同時適用在教學上，例如代幣制度、專注力訓練，有些則可能需要較專業的輔導老師與心理師來協助，例如社會技巧訓練、自我管理訓練等等，教師可以視個人在學校系統的角色（輔導老師或教師），進行分工做不同的行為改變訓練。其目的在於建立孩子的生活秩序感，以及規律的生活和安定的心，讓孩子學會為自己的行為負責，進而激起自律的心，成為自己的主人，學會策略和自己相處。

教室管理：對所有任課老師提供較為特殊的教室管理與教學設計訓練，不但可以有效的教育過動症的孩子，最重要的是同時保障其他孩子的學習權利，並且提高老師上課的信心，知道自己可以如何在教學上保有適當的品質與自主。很多學校或老師忽略這部分的安排，造成家長的反彈，以及教師的挫折感，導致這類學生被迫轉學或轉班，但是問題卻永遠無法解決。

親師溝通：教師統一口徑，與家長保持密切的溝通，讓學校和家庭都維持一樣的行為要求，這對孩子的學習和行為改變是最有效的，但是這常

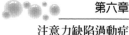

常也是最困難的部分。一方面家長會覺得給老師添麻煩很不好意思，而不敢要求老師做配合，一方面也有老師與家長的溝通停留在抱怨與指導的態度上，讓家長覺得不舒服，因此親師的溝通應有階段性的互動：第一階段以了解個案狀況、彼此認識並建立信任感爲基礎；第二階段才是建立管教的共識，形成初步的合作計畫，試行並進行評估與修正；第三階段則是視情況持續做修正，或是全面性、較大行爲的矯正。

心理諮商或資源諮詢：現在學校系統都有輔導人員以及特教單位，不管針對父母、過動兒本身或是感覺挫折的老師，都可以向輔導組或特教組尋求必要的服務，因此統整這些單位並加強這些單位的服務能力是必要的。

社區資源

單靠家長或是學校老師的摸索與努力常會讓人覺得心力交瘁，社區資源的蒐集與應用不但可以減少摸索的歷程，也可以受到支持；及早學到新知和正確的教育方法，提升過動症兒童的預後和教育功效。與注意力缺陷過動症有關的社區資源如下：

    1. 各縣市特教資源中心。

    2. 各大學特殊教育中心。

    3. 全國特殊教育資源網。

    4. 中華民國過動兒協會。

    5. 財團法人赤子心教育基金會。

    6. 各大醫院兒童精神科。

    7. 各縣市特殊教育學生鑑定及就學輔導委員會（簡稱鑑輔會）。

▌▌▌▌ 延伸閱讀 ▌

何善欣（2000）：**我愛小麻煩**。台北市：平安文化。

> 　　作者係中華民國過動兒協會創會會長，以家長身分分享陪過動兒成長的心得與相關議題，文筆生動流暢，內容淺顯易懂，是台灣第一本過動兒母親與孩子共同成長的記錄，非常適合過動兒家長閱讀。

宋維村、侯育銘（1998）：**過動兒的認識與治療**。台北市：正中。

> 　　兩位作者是精神科醫師，這是一本適合一般家長和老師閱讀的大眾醫學讀物，內容包括過動症的病因、診斷和治療方式的介紹。

李宏鎰（2006）：**遇見過動兒——請轉個彎**。台北市：心理。

> 　　本書作者是大學心理學教授，以正向的觀點及簡單的文句敘述九個與過動兒有關的台灣真實個案（包括成人與兒童），本書總結幾項實用的教養原則及做法，供學校教師及家長遵循，有助於學習如何與過動兒和平相處。

楊文麗（2013）：**專注力訓練，自己來！**。台北市：張老師文化。

> 　　本書以兒童發展與心理諮商理論與實務為基礎，融合德國近三十年來兒童專注力訓練的實務精華，以及作者個人在台灣本土的實務經驗，以淺顯易懂且實用的概念、方法及練習範例，提供不假外求的方式，讓所有願意成為兒童專注力教練的朋友，在協助孩子的過程中更為得心應手（取材自本書內容簡介）。

第七章

行為障礙症

　　行為障礙症（conduct disorder）是一個常見而又缺乏統一譯名的心理疾病，conduct disorder 有人譯成行為規範障礙症（胡海國、林信男編譯，1996），也有人譯成品行疾患（孔繁鐘編譯，1997）。因為行為障礙症比較符合民眾的生活用語習慣，因此本書採用「行為障礙症」一詞。對於有嚴重行為問題的兒童青少年，心理衛生人員通常根據 DSM-5 的診斷，稱之為行為障礙症患者。但是在司法體系之下，這些青少年則往往被稱為犯罪少年、虞犯少年或非行少年。本章將以案例、症狀、診斷、治療和相關資源，來說明行為障礙症的診斷與治療。

 案例

案例一

　　台北市新湖國小女教師在 2002 年慘遭姦殺命案宣告偵破，兇嫌是當年 15 歲的黃姓少年和 11 歲的王姓少年，其中王姓少年和受害人係師生關係，兇嫌指稱當時因觀看鎖碼頻道，受到不當的性刺激，才會衝動逞兇，輿論譁然。受害者家屬基隆市警察局吳局長呼籲社會關注青少年犯罪問題（中

國時報，2002 年 8 月 11 日）。

案例二

張同學，15 歲，與父母和弟弟住在一間租來的小公寓，父母兩人白天和晚上都要工作。張同學就讀九年級，在學校經常與老師、同學起嚴重的口語和肢體衝突，逃學曉家更是常有的事。班導師曾說，張同學是他過去十年教書生涯中，碰到最令他頭痛的學生之一。前年和去年張同學曾經因為在夜市販賣盜版光碟，以及偷騎別人的機車，先後被少年警察隊移送法院，目前正接受保護管束的處分。

類似上述青少年犯罪事件的發生，使得社會大眾對於青少年的暴力與犯罪問題感到驚恐與憂慮，也開始關心這些青少年的心理發展與適應。台灣各地少年監獄、拘留所、矯治機構裡面收容著許多行為障礙症的青少年，他們既是犯罪的加害人，也可能同時是心理疾病的罹患者，除了司法處遇之外，我們更需要思考如何從心理輔導與行為矯治的角度來理解他們、幫助他們。

「冰凍三尺，非一日之寒」，兒童成長早期在家庭中所接受的教養與關愛品質，對日後是否產生犯罪行為具有相當高的預測力，而青少年時期出現的行為障礙症，往往是兒童時期缺乏適當的家庭教養和關愛所造成（蔡政霖，2002；鄭瑞隆，2002）。Gross 與 Capuzzi（1989）指出，青少年如果使用不當的方式因應發展危機時，極有可能發展日後的行為障礙，包括：選擇中輟來降低他們在教育過程中所面臨的壓力和挫折；選擇以酒精、藥物的方式，來掩蓋他們的抑鬱和沮喪；選擇懷孕來作為逃離不利的家庭環境的方法；選擇加入幫派作為增加自我認同和被接納需求的方法；選擇以自殺作為從無望的處境中逃離的方式。青少年自殺、懷孕和性病問題、藥

物和酒精濫用、中途輟學和非行行為等，是目前嚴重的社會問題。

 基本認識

症狀

　　行為障礙症患者經常很早開始性行為、喝酒抽菸、使用非法物質，以及從事魯莽冒險的行動（如飆車），這些不良行為會導致青少年被留校察看或退學、工作調適困難、法律糾紛、性病、意外懷孕，及因意外或鬥毆而受傷，這些問題也常使他們無法在普通學校就讀、與父母同住。行為障礙症患者的自殺意念、嘗試自殺以及自殺身亡的發生率也比一般人高，學業成就常低於其年齡、智能所預期應有的水準。行為障礙通常在兒童期晚期或青春期早期初發，多數患者到成人期會緩解，但部分患者進入成人期後仍繼續表現反社會人格（APA, 2013）。

　　行為障礙症患者比較沒有什麼同情心，也不關切別人的感受、願望或福祉。尤其在狀況不明的情境中，較具攻擊性的患者時常將他人的意向當成敵對且具有威脅性的，對自己的攻擊行為理直氣壯。縱使他們表現悔意也很難評估是否真心誠意，因為他們早已學會以表達後悔來減少或避免懲罰。這些患者隨時準備好要告發其同伴，並將自己做的壞事諉過於人。患者的自尊心低落，對挫折的容忍度低、易怒、發脾氣及行事魯莽，發生意外事件的機率也比一般人高。行為障礙症患者以男性較多，各特殊類型的行為障礙呈現出性別差異，男性患者常表現鬥毆、偷竊、攻擊行為，以及學校管教困難；女性患者較多說謊、逃學、逃家、藥物濫用，以及賣淫（APA, 2013）。

流行率

　　行為障礙症的流行率，由於使用的診斷標準寬嚴不同，而有很大的出入。根據DSM-5（APA, 2013），一般人口中有 2%至 10%的人符合行為障礙症的診斷，中位數是 4%。基本上，行為障礙症的流行率是青少年高於兒童，男生高於女生。在矯正機構的青少年流行率是23%至87%（U.S.Department of Justice, 2006）。

 ## 診斷

診斷標準

　　許多兒童和青少年呈現至少一種以上的偏差行為，而被診斷為行為障礙。行為障礙的特質是侵犯他人基本權益，或違反與其年齡相稱的社會標準或規範的重複而持續的行為模式。其行為可分為：攻擊性行為造成或威脅他人或動物的身體傷害；非攻擊性行為造成財產損失或破壞、詐欺或偷竊，及嚴重違反規範。在過去一年間表現至少三種上述行為，其中一種行為發生於過去六個月之內，此行為障礙會造成青少年社會、學業或職業功能的重大損害（DSM-5）（APA, 2013; 台灣精神醫學會，2014）。

　　簡單的說，下列 15 項行為症狀中，如果兒童青少年在過去一年符合至少三項時，我們就可以認為他罹患行為障礙症：

攻擊他人或動物

　1. 經常霸凌、威脅或恐嚇他人。

　2. 經常引發打架。

　3. 曾使用可嚴重傷人的武器（如棍子、磚塊、破瓶子、刀、槍）。

　4. 曾對他人施加冷酷的身體凌虐。

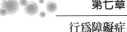
5. 曾對動物施加冷酷的身體凌虐。

6. 曾直接對受害者進行竊取（如街頭搶劫、搶錢包、勒索、持械搶劫）。

7. 曾逼迫他人進行性行為。

毀壞財務

8. 故意縱火，意圖造成嚴重破壞。

9. 故意毀壞他人財物。

欺騙或偷竊

10. 闖入別人的房子、建物或汽車。

11. 經常說謊以取得財物或好處，或者逃避義務。

12. 曾在未直接面對受害者的情境下，竊取值錢的物件（如未破壞門窗或闖入的順手牽羊、偽造）。

重大違規

13. 不顧父母的禁止，經常深夜在外，13 歲之前就有此行為。

14. 在與父母或父母代理人同住時，曾逃家至少兩次，或是曾有一次長期逃學不歸。

15. 13 歲之前開始經常逃學。

區別診斷

在DSM-5 的分類中，與行為障礙症有關的診斷，從輕微到嚴重包括：反社會行為（antisocial behavior）、適應障礙症伴隨行為問題（adjustment disorder with disturbance of conduct）、叛逆症（oppositional defiant disorder）、行為障礙症，以及反社會人格障礙症（antisocial personality disorder），茲分別說明如下。

反社會行為：反社會行為本身並不構成心理疾病，對於兒童和青少年

單一行為違規或偶發反社會行為，即屬於單純的反社會行為，可能需要行為輔導，也可能不需要。

適應障礙症伴隨行為問題：適應障礙症是一個常見的、輕微的心理疾病，罹患者通常面臨一些壓力或生活事件，以致於產生情緒或行為上的問題。如果兒童和青少年在明顯的壓力之下，適應不良，並且出現行為問題，例如逃家、逃學、破壞公物、亂開車、打架滋事等，我們可以認定當事人的行為問題是屬於適應障礙症伴隨行為問題。

叛逆症：在症狀的嚴重程度上，叛逆症是介於適應障礙症伴隨行為問題和行為障礙症之間的一種心理疾病。根據DSM-5的統計，一般兒童和青少年人口當中，有 1%至 11%的人可能罹患叛逆症，平均流行率是 3.3%。主要的症狀包括：1.常發脾氣；2.常與大人爭吵；3.常不服大人管教，不守規則；4.常故意惹惱別人；5.自己犯錯，常責怪別人；6.容易被人惹得惱火；7.經常生氣和不滿；8.經常惡作劇或報復他人。叛逆症的診斷標準是有上述症狀四個或更多，上述症狀超過六個月，行為困擾的程度顯著干擾社交、學習或工作，以及沒有其他心理疾病可以更適合的解釋症狀。

反社會人格障礙症：如果罹患行為障礙症的當事人的年齡超過 18 歲，那麼其診斷有可能需要改變為反社會人格障礙症了，因為人格障礙症是屬於成人的心理疾病，是指一個人全面性的、慢性的障礙。反社會人格障礙症的主要症狀包括：經常從事違法行為、經常為了個人的利益而欺騙別人、個性衝動、會暴力攻擊他人、不關心也不顧別人的安全、經常對家庭和工作不負責任，以及對於自己的犯行不會覺得後悔等。

可能的病因

促使行為障礙症發生的因素有：父母的拒絕與疏忽、嬰兒時期難以被

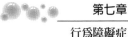
安撫、遭受身體或性虐待、缺乏指導、早年生活於收養機構中、頻繁更換照顧者、家庭成員眾多、與品行不端的同儕交往，以及某些類型的問題家族（APA, 2013）。有些行為障礙症患者有注意力缺陷過動症的症狀，而且多半以前是暴力的受害者；他們之所以有反社會行為問題，在於他們沒有具備足夠的社會能力和學業能力，來因應成長過程所遭遇的種種挑戰，他們常呈現暴力傾向、退縮和晚熟等行為模式，行為障礙症患者是青少年暴力犯罪最嚴重的一群人（Flannery, 1999; Gibbs, Potter, & Goldstein, 1995）。

行為障礙症的成因通常根源於社會化的失敗，多數起因於無能的親職，如混亂的、忽略的或是虐待的家庭生活，過於嚴厲、不一致的管教態度，以及負面的反社會行為態度示範，使孩子無法發展出在教育和社會關係當中適當的習慣和能力。父母本身社會化的匱乏，灌輸給孩子行為責任的外在化歸因、譴責他人，所有的控制來自外在，所以孩子長大之後無法為自己的生活負責任，他們自認為是受害者，無法盡到公民的責任（Young, 1999）。李枝桃（2003）根據其多年擔任國中訓導主任的親身經驗，深入觀察多數少年不良行為的背後，其實是遭受嚴重的兒童虐待、不當家庭管教、遭受亂倫或性侵害，或者被家庭遺棄。長期遭受家庭或父母傷害的孩子，往往成為行為障礙症的高危險群。

 ## 心理治療

行為障礙症患者或非行少年的發生，通常和成長背景、親子關係、學習環境，以及同儕關係比較有關，這些兒童和青少年通常沒有明顯的生理疾病或腦神經系統的病變，對於行為障礙症和叛逆症患者的治療，主要是諮商輔導與心理治療。

一般而言，青少年的心理與情緒比較不穩定、反叛權威，在獨立和依

賴之間掙扎，以及性心理的發展等，加上非行少年往往以衝動的行動激化和外在世界的衝突，都使青少年成為特定而不易實施諮商和心理治療的一個族群。因此，治療重點在於治療師有能力解讀、接觸少年內心的衝突和不滿，有耐心和誠意的和少年進行溝通對話。

心理師或其他的專業助人工作者的生活脈絡和經驗，往往和這群非行少年大相逕庭，導致臨床工作的挫折和失敗。如何理解非行少年的內在世界，如何理解心理師本身的衝擊，可能是從事協助非行少年相關輔導工作的起點。詹志禹（1996）認為，社區處遇與心理輔導的結合，可能是青少年犯罪矯治的最大希望，他同時強調專業心理輔導工作的必要性。

對多數心理師而言，非行少年是陌生的青少年個案族群，心理師的能力和自信經常會被嚴重挑戰，非行少年的挑釁和各種行動化的攻擊往往讓心理師很快的陷入無助、無力和低自我價值感，以及失控的諮商關係。如果背後沒有專業團隊和諮商督導的支持，心理師很快就會陷入專業耗竭，甚至逃離對這個族群的服務工作。心理師如何面對並消化來自少年的挑戰和衝擊，影響到對非行少年的理解能否繼續進行下去（洪雅琴，2004）。

基本上，多數行為障礙症患者或非行少年是帶傷長大的孩子，家長、教師或治療師如果想要和他們建立關係，並且進一步去幫助他們，首先對於他們的成長背景和心路歷程要有同理的了解和充分的接納，否則很難和他們建立長久而正向的關係。李枝桃（2003）對於這群青少年的成長背景和心理狀況，在《我們不是壞孩子》一書中以優美而感人的文筆做了深刻的描述，值得青少年工作者參考。

 ## 社區資源

提供行為障礙症患者或非行少年服務的機構很多，包括各縣市政府的

少年輔導委員會、各地方法院的少年觀護室、各級學校的輔導室、少年矯正學校，以及各種少年服務機構，這些機構可以提供不同心理專業層級的服務。對於違犯法律正在接受保護管束和少年感化教育的青少年，各矯正機關則需要增聘受過諮商與心理治療專業訓練的心理師，來提升非行少年的心理輔導與行為矯治的成效。

　　非行少年不僅個人需要密集而長期的心理諮商，他們的家長也需要親職教育和政府的支持，來從事非行少年的管教工作。筆者認為，從事非行少年的心理諮商工作，是政府與家庭最好的投資，如果能夠在兒童和青少年初次違法，或表現行為障礙的初期時，盡速提供他們所需要的密集的、長期的心理諮商服務，幫助這些青少年走上正途，成為社會上有用、有貢獻的公民，如此將可以大大的改善社會治安，降低維持監獄所需要的龐大經費。

▮▮▮ 延伸閱讀

李枝桃（2003）：**我們不是壞孩子**。台北市：新苗文化。

> 　　本書作者是一位國中訓導主任，她發現每個問題孩子的背後都有一段令人心酸的遭遇，於是她以疼惜悲憐的心寫下這些故事，希望我們重新看待這些孩子，也希望學生藉之省視自己。希望家長、老師、同學看了他們的故事，能以更寬容的心來接納他們，並能了解：其實他們不壞，他們是一群需要被了解和幫助的孩子。

蕭　珮（2004）：**折翼的天使**。台北市：種籽文化。

> 　　這是一本探討青少年問題的書，作者透過關懷的筆觸，真實呈現離家少年的苦悶與不為人知的故事。給天下為人父母者和老師，再次認識孩子的機會。

曹乃怡、劉麗容（1999）：**狂飆少年——引導少年遠離危險行為**。台北市：遠流。

> 　　本書作者針對一些常見的青少年不健康行為，例如吸毒、抽菸、性氾濫及暴力等，做出詳細的分析與解構，並提出因應與引導的建議措施。希望能幫助讀者更了解青少年的發展特徵，並對可能引發危險行為的原因、處理方式和預防方法有更多的認識。

第八章

強迫症

強迫症（obsessive-compulsive disorder，簡稱 OCD）主要的症狀是強迫思想和強迫行為。多數人包括罹患強迫症初期的患者和家屬，因為不了解強迫症而延誤治療。本章將說明強迫症的症狀、診斷、治療，以及社區資源。

案例

案例一

　　小堂今年八歲，每天放學回家之後，小堂會打電話詢問同學有關老師當天給的作業是哪些，小堂擔心在學校聽老師給作業時，沒有聽清楚，因此，回家之後的第一件事便是打電話跟同學核對。久而久之，同學很不耐煩，一聽到小堂打電話來，就不願意接聽他的電話。不得已，小堂央求媽媽打電話給同學幫忙核對當天的作業。到了晚上，小堂會花很長的時間整理書包，他會反覆檢查書包裡面的書本和文具，有時超過一、兩個小時，還是不能放心去睡覺，以致於影響睡眠。媽媽看著時間愈來愈晚，就會很焦急的催促小堂去上床，可是小堂總是說還需要一點時間整理和檢查。由於母子總是每晚因此吵架，級任老師於是建議媽媽帶著小堂去看心理師。

案例二

　　張太太，54歲，家裡有先生和三個念大學和高中的孩子。張太太因為怕髒，所以先生和孩子從外面回來，會要求他們把鞋子拍乾淨，脫掉襪子才能進屋子裡。漸漸的，張太太覺得這樣子還不夠，因為不僅鞋子、襪子髒，衣服也髒，所以要求他們把外面那一層衣服脫掉，進來裡面再換乾淨的衣服。進一步又覺得這樣子還不夠徹底，所以要他們一進門就先在家門口，也就是在大廳剛入門的地方，全身衣服都要脫掉，只剩一條內褲；這樣還不夠，剩下內褲之後，張太太還要把他們從頭頂到腳底拍得很乾淨，然後小心按照張太太規定的路線走進浴室洗好澡，換上乾淨的衣服，這樣張太太才能安心！張太太也很怕自己弄髒，例如出去買菜回來後，一定要進浴室不停的洗澡，而且一洗就要兩個小時，尤其頭髮是一根一根的，覺得怎麼洗都洗不乾淨，洗到最後自己都覺得很痛苦，所以就乾脆不出門了。張太太在一個偶然的機會看到報章上一篇強迫症的報導，報導的情況跟自己的問題很類似，張太太才知道自己是得了強迫症。那時候鬆了一口氣，因為她終於知道自己得的是什麼病，不然一直在摸索，到底怎麼搞的，會胡思亂想（改寫自黃政昌，2003）。

 ## 基本認識

症狀

　　強迫症的主要特色是強迫思想和強迫行為。強迫思想是指揮之不去的念頭，這些念頭或想法是個人不能控制的，個人會深以為苦和焦慮；強迫行為是指個人無法控制的無效行為，如洗手、檢查門窗、計數等，如表8-1

所示。黃政昌（2003）以台灣北部地區某精神科教學醫院進行調查研究，結果在 130 位調查樣本中，在強迫思想上，前四項人數比例較高者分別是「怕污染的強迫思想」（36.9%）、「傷害的強迫思想」（22.3%）、「其他特殊的強迫思想」（15.4%）、「身體的強迫思想」（9.2%）等四類。其次在強迫行為上，前四項人數比例較高者分別是「清洗或清潔的強迫行為」（35.5%）、「檢查的強迫行為」（29.8%）、「其他特殊的強迫行為」（16.1%）、「重複的儀式行為」（9.7%）等四類。

表 8-1　強迫症的症狀類型

強迫思想	強迫行為
1. 攻擊他人的思想	1. 清洗或清潔的行為
2. 被傳染、被弄髒的思想	2. 檢查的行為
3. 性的思想	3. 重複的行為
4. 囤積（或節省）的思想	4. 計算的行為
5. 宗教的思想	5. 整齊、排序的行為
6. 對稱或精確的思想	6. 囤積或蒐集東西的行為
7. 身體的思想	7. 其他強迫行為
8. 其他強迫思想	

流行率

　　根據強迫症流行率調查，一般人口終生流行率是 2.5%，一年流行率是 1.2%；成人當中女性的流行率高於男性，兒童當中男性高於女性（APA, 2013）。

診斷

診斷標準

根據DSM-5，一個人如果具有強迫思想或強迫行為，極有可能罹患強迫症。強迫思想的定義如下：

1. 個案因為反覆、持續的經驗到一些闖入的、不適宜的思想、衝動或影像，而感到明顯的焦慮或苦惱。

2. 這些思想、衝動或影像不僅是對現實生活問題的過度憂慮而已。

3. 個案會企圖忽視它們或從事某些想法或行為來抵銷它們。

4. 個案知道這些現象都是自己心中所產生的，而非外在所加給他的。

強迫行為的定義如下：

1. 個案感覺被驅使去反覆從事某些行為（如洗手、排序、檢查）或心智活動（如祈禱、計數、重複默唸字句），或必須嚴格遵守某些規則的行為。

2. 這些行為或心智活動，是為了避免或減少焦慮和苦惱，但是這些行為和所欲避免或抵銷的事物之間，並沒有明顯的、現實的關聯。

個案通常知道自己的強迫思想或強迫行為是過度的或不合理的，強迫思想或強迫行為顯著的困擾個案，令其苦惱，浪費時間（每日超過一小時），或嚴重干擾個案的日常生活、工作或學習功能，或人際關係與社交活動。在診斷時，治療師會根據個案對罹患強迫症的病識感分為良好病識感、差的病識感，以及沒有病識感，通常良好病識感的患者預後較好。

區別診斷

強迫症除了上述的基本症狀之外，還有一些常見的情感性症狀，例如害怕、焦慮、擔心、憂鬱等。因此在診斷強迫症時，還要考慮患者是否伴隨其他症狀或其他診斷。

與適應障礙症和創傷後壓力症的區別：如果患者的焦慮症狀有明顯的外在壓力源的話，比較有可能是屬於適應障礙症或創傷後壓力症。強迫症患者通常缺乏外在的壓力源。

與焦慮症的區別：焦慮症和強迫症一樣，通常沒有明顯的外在壓力源或害怕的具體對象，但是焦慮症患者通常不會出現強迫症常見的儀式行為，例如清洗、檢查或算術等。

 ## 可能的病因

人們為什麼會罹患強迫症呢？比較具有說服力的兩種解釋是：生物化學的血清素失調假說和行為理論。生化學的主張主要來自「血清素失調假說」（serotonin dysfunction），從 1970 年開始，發現三環抗鬱劑（如 clomipramine）能夠改善強迫症狀，因而發現它對於強迫症的療效。再由療效反推其藥理學作用，而推論強迫症可能和神經傳導物質（neurotransmitter）中的血清素（serotonin）失調有關。湯華盛與黃政昌（2005）整理相關文獻後歸納有二個理由支持這個假說：第一項理由是治療強迫症有效的藥物，其藥理作用幾乎都和血清素系統有關；第二項理由是使用血清素作用劑（agonist）進行挑戰實驗，發現患者的強迫症狀加劇，而使用在已接受clomipramine 的患者身上，其症狀並無改變，因而推論 clomipramine 的療效是在於血清素在標準以下的情形。

行為學派提出「二階段理論」來說明強迫症的成因。學習理論者認為，強迫行為是透過古典制約（classical conditioning）而形成的，後來透過操作制約（operant conditioning）而增強與維持。原本中性的刺激物（如浴室、刀子）或想法（如邪惡的影像、數字13），一開始經常和引發焦慮的刺激物（如害怕弄髒、傷害某人的影像）配對出現，因而逐漸引起「害怕」的感覺（古典制約）。個案使用了逃避行為因而降低焦慮，因此，之後就不斷且重複的使用逃避行為，因而增強這個思考或行為。行為學者認為，焦慮是先起源於強迫思考，而強迫行為是為了暫時解除這個焦慮。例如上述所提及的例子：「怕髒，就重複洗手、洗澡、出門戴手套、經常換衣服、家中擦拭得一塵不染等。」對許多 OCD 的患者而言，這些強迫思考是非常強烈的，患者知道這些想法或行為是多餘不需要的，但又無法自我控制，因而帶給患者極大的困擾（湯華盛、黃政昌，2005）。

 ## 治療方法

強迫症的治療方式有藥物治療和心理治療兩種，兩種的治療效果大約相同，可以視患者的偏好、意願和症狀嚴重程度而做選擇。一般而言，強迫症治療的目標在於降低強迫症狀出現的頻率和強度，以及減少症狀對於患者日常生活功能的干擾。特別要說明的是，很少人可以透過治療而痊癒，經過治療之後多少會有一些殘餘症狀，因此，患者經過治療之後，如果可以改善日常生活的功能，也就可以說是治療成功了。

藥物治療

First 與 Tasman（2004）指出，治療強迫症第一線的藥物是 sertraline（Zoloft，樂復得）和 fluvoxamine（Luvox，無鬱寧），第二線藥物是 clo-

mipramine（Anafranil，安納福寧）、fluoxetine（Prozac，百憂解），以及
paroxetine（Seroxat，克憂果）。這五種藥物當中，clomipramine 是屬於三
環抗鬱劑（TCAs），主要的作用在於血清素的平衡，會有一般三環抗鬱劑
常見的副作用，例如口乾、便秘、視覺模糊等。其他四種藥物是屬於血清
素回收抑制劑（SSRIs），主要作用在於選擇性的抑制血清素的被回收。
SSRIs 的副作用比 TCAs 少，只有輕微的噁心、嘔吐、下痢等不適反應。

　　基本上我們會把強迫症看做慢性病，症狀會隨著生活壓力而增減。有
些患者在服藥期間會因為經驗輕微的症狀惡化而苦惱，以為強迫症又要復
發了，事實上多數是不會的。患者要有心理準備，即使在服藥期間，強迫
症會因為生活壓力而出現輕微的症狀惡化（First & Tasman, 2004）。

心理治療

　　強迫症的心理治療方法主要是行為治療法中兩種方法：暴露法（expo-
sure）與不反應法（response prevention），兩種方法並稱為暴露不反應法。
所謂暴露法是指患者故意暴露在害怕的情境，所謂不反應法是指患者在焦
慮的情境中不要有逃避的行為反應。例如怕髒，所以練習去摸污垢（暴
露），然後克制不洗手（不反應）；怕危險，就故意把門打開（暴露），
然後克制不關門（不反應）；怕遺失重要東西，就直接把垃圾丟掉，然後
克制不去檢查垃圾（不反應）；怕遺失重要電子檔案，就直接出門，自我
克制不去做備份（不反應）（湯華盛、黃政昌，2005）。

　　整個心理治療的計畫通常包括下面幾項：

1. **外化強迫症**：治療師在心理治療初期，要先教育患者外化強迫症
   狀，也就是區分自我和症狀，告訴患者症狀是屬於外來的、不好
   的、干擾自己生活的，以及需要對抗的對象。

2. **辨識強迫症**：為了幫助患者辨識強迫症狀，治療師可以建議患者給

強迫症取個名字或綽號，例如 OCD、小淘氣、小惡魔。患者要學習很快的辨識什麼行為是 OCD 症狀，什麼行為不是 OCD 症狀。

3. **認知訓練**：由於患者會有一些不合理性或錯誤的認知，導致強迫症狀的產生與強化，治療師可以參考湯華盛與黃政昌（2005）所提供的認知訓練的例子：

   ⑴「假如我觸摸了髒東西，我就一定會生病死掉」，可以變成「我觸摸了髒東西，不一定就會生病」。

   ⑵「假如我不去檢查垃圾，我一定會丟掉重要的東西」，可以變成「假如我不去檢查垃圾，也不一定會丟掉重要的東西」。

   ⑶「我必須不斷去檢查門窗，以確定門窗是關緊的」，可以變成「我檢查門窗一次，就可以確定門窗是關緊的」。

   ⑷「我必須不斷去洗手，以確定我的手是乾淨的」，可以變成「我洗手一次，就可以確定我的手是乾淨的」。

   ⑸「我一定要洗澡兩個小時以上，才能確保身體是乾淨的」，可以變成「我洗澡半個小時，就可以將身體洗乾淨了」。

   ⑹「我應該要聽懂醫生說過的每一句話」，可以變成「我盡量聽懂醫生說過的話，漏掉一、兩句也沒有大礙」。

4. **建立焦慮階層或害怕指數**：治療師在評估診斷患者的時候，要詳細記錄患者有哪些強迫症症狀，然後根據患者主觀的感覺，依照每一個症狀引起的不舒服或焦慮程度，在一個從 0 到 100 的量尺上加以評分。0 代表完全平靜、沒有任何不舒服，100 代表非常痛苦、焦慮到極點。由低分至高分，依序排出引發強迫行為的情境階層表。

5. **暴露與不反應練習**：患者在治療師的指導之下，進行暴露練習。患者可以從焦慮最低階層的刺激或情境，開始進行暴露與不反應的練習，一個階層練習成功後，再逐一上升焦慮階層練習，並記錄焦慮

分數的變化情形。

6. **結交盟友與家屬訓練**：患者接受心理治療的時候，治療師和親友的
支持非常重要，因爲克服強迫症是一項很辛苦的工作。患者的親友
也要接受治療師的指導，學習扮演作爲一位協同治療師的角色，避
免不小心幫倒忙，反而惡化了強迫症。

 # 心理衛生教育

患者在克服強迫症的過程中，非常需要家屬的理解和支持，因此，家
屬要對強迫症有正確的認識，能夠辨識患者的行爲是否屬於強迫症症狀，
並且要能夠站在患者這一邊，而不是站在強迫症那一邊。湯華盛（2002）
整理了 12 個強迫症患者家屬須知，十分實用：

1. 您必須學習分辨一些代表病人有問題的訊息。記住這不是他們的個
性使然，而是疾病的結果，即使有改變也是緩慢的。包括：重複做
某些動作或事情（重複強迫性行爲）、不斷質疑自己的判斷，必須
別人持續的保證、要花較長的時間去做簡單的工作、持續性的緩
慢、擔心小事情或細節、對小事情做強烈的情緒反應、日常生活變
成是一種負擔，以及逃避行爲。

2. 在有壓力的情境之下必須修正您對病人的期待，因爲壓力或任何改
變都會使得強迫症狀惡化。

3. 您要依據病人的能力來評量進步的程度，不要與其他強迫症病人比
較。

4. 要重視病人「小小的進步」。幫助病人去接受一個眞實的「內在尺
度」來評量自己進步的程度。病人可能會說：「自己又回到原點
了！」不過他（她）的確已經有進步了。千萬不要天天比較病情的

變化，因為強迫症的病程是起起落落的。

5. 建立一個強而有力的家庭支持系統。增加您對強迫症的了解，避免批評病人，而要試著去接納病人，但是接納和了解並不代表允許強迫行為。

6. 藉著「簡明扼要的溝通」，來鼓勵病人對抗強迫行為與轉移強迫思想。與病人共同約定一個目標，來減少儀式行為與逃避行為是很重要的。某些家庭可以達到這個目標，但是有些必須靠專業人員的幫助。

7. 限制病人的強迫行為，但是要對病人的情緒保持敏感，盡量不要被捲入病人的儀式行為（包括不斷的求保證）。在「好」的日子時，堅定的協助病人抗拒儀式行為或減少他的逃避行為，且遵守約定；在「壞」的日子裡，就不必要求太多，除非病人的強迫症狀已經危及生命安全。

8. 保持正常的居家生活作息。盡量不要讓強迫症狀影響家庭功能，因為家中日常生活的常規與結構可以減少儀式行為，和鼓勵病人接觸想逃避的事物。

9. 即使病人只是小小的進步也要重視加以鼓勵，如此逐步增加病人的自尊與信心，來克服強迫症狀。

10. 善用幽默。用幽默來陳述病人的強迫症狀中不合理之處，幫助強化病人合理的能力，而遠離強迫症狀。

11. 鼓勵病人規則服藥。確定他是否有按時去門診拿藥、有無藥物副作用、吃藥的效果如何等。

12. 家屬擁有一些自己（與病人分開）的時間是很重要的，如此家人可以擁有一個實際的日常生活面，以免精力耗盡，也比較健康。

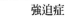
 社區資源

　　國內強迫症專屬網頁是由中華民國生活調適愛心會所開闢的強迫症專區，網址為http://www.ilife.org.tw/Page_Show.asp?Page_ID=50。該網站是由湯華盛醫師主持，網頁內容包括：強迫症篩選問卷、強迫症四步驟的自我治療手冊、強迫症家屬手冊、強迫症簡介，以及強迫症討論區。

▌▌▌ 延伸閱讀

湯華盛、黃政昌（2005）：**薛西佛斯也瘋狂：強迫症的認識與治療**。台北市：張老師文化。

黃政昌、湯華盛（2010）：**薛西佛斯也瘋狂 II：強迫症的案例與分析**。台北市：張老師文化。

> 　　這兩本書作者為專長強迫症治療的精神科醫師與諮商心理師，根據臨床經驗引領讀者迅速進入強迫症患者與家屬們的內心世界，可以增進對於強迫症病因與症狀的認識，並且提供如何有效治療的具體建議。

史錫蓉（譯）（2006）：L. Fitzgibbons & C. Pedrick 著。**強迫症的孩子怎麼教？**（Helping your child with OCD）。台北市：新苗文化。

> 　　本書將能有效幫助家裡有 6 到 18 歲，或甚至年齡更大、正為強迫症所苦的孩子及父母們。原著兩位作者透過具體的事例和仔細的討論，詳實的向讀者解釋什麼是強迫症、強迫症如何影響一個孩子、什麼治療才是恰當的，以及如何尋找治療的管道。他們提供父母必要的資訊和技巧，以協助他們的孩子控制強迫症，包括指導父母如何與孩子的專業協助者互動，以及如何利用工作表單，持續追蹤治療進展（取材自該書內容簡介）。

第九章

恐慌症

恐慌症（panic disorder）是一種突發性、強烈的焦慮反應，常使患者產生極度害怕、強烈的恐慌、無法控制，以及快要死亡的感覺。多數患者剛開始會誤以為是心臟病發作或其他生理問題，而求助於急診室。了解恐慌症有助於正確的治療，本章將說明恐慌症的症狀、診斷、治療，以及衛生教育等。

 案例

案例一

陳小姐近兩年來，常常會突然間手腳發抖、冒冷汗、心跳不順、呼吸困難，覺得幾乎無法呼吸、快要死了……到醫院做了許多檢查，看了心臟科、神經科、婦產科……各個不同的診間，檢查結果都是沒問題，只是每次一發作就無法工作，常要請假去看醫生，她擔心自己是不是得了絕症，連醫生都檢查不出來。醫生叫她放輕鬆、別想太多；男友覺得她是工作壓力太大，有時也會說她神經質，為此兩人常有爭執，陳小姐覺得身邊的人都不了解自己的恐懼與害怕。

為了就醫方便，她還特別在醫院附近租了一間房間，以免發病來不及

就醫；不敢單獨出門，怕在外面發作，沒有人幫忙；不想去人多的地方，怕發作時讓自己難堪；有時不舒服就到急診室先坐著，撐一陣子，不舒服可能就會過去，真的不行可以馬上掛號。生活就在不預期的恐懼中過了半年多，陳小姐的生活秩序為此大受影響，但是她還是不知道自己出了什麼問題。直到有一天，她在急診室公告欄看到精神科的文宣介紹「恐慌症」，她想：我還沒看過精神科呢！

案例二

張先生從事廣告設計工作，平日對工作要求完美，連一點小缺失都不能允許，同事常說他龜毛。一年前為了趕一件案子，因為時限漸近，又一直達不到完美，他漸漸覺得胸悶及喘不過氣來，期限愈近，他整個人愈不對勁，覺得自己腦袋昏沉、精神很差、心臟快要停了、手腳發麻、隨時都會動怒。他發現自己可能是生病了，太太也希望他先去看看醫生，於是他到醫院去檢查心電圖和腦波，結果一切正常。後來張先生聽了同事的介紹去諮詢心理師，結果才知道自己是得了恐慌症。

 ## 基本認識

症狀

恐慌症發作之前，患者通常沒有特別的預警，患者在短時間之內突然經驗到身體上的極度不適，例如呼吸困難、心跳加速、冒汗而感覺到人好像得了心臟病，快要死掉或失控。一般來說，恐慌發作約持續 5 至 20 分鐘，很少超過一個小時，但有些病人在發作後，仍會覺得不安、疲累達數個小時；恐慌發作頻率因人而異，通常一週數次，有時一個月一、兩次。

有些患者因害怕恐慌發作而有預期性焦慮，恐慌沒發作，卻時時擔憂會發作。也有患者因擔心發作時無熟人可求救，會害怕到公眾場所或人少之處，而有外出恐懼症或懼曠症（agoraphobia）。

流行率

根據 DSM-5（APA, 2013），美國和歐盟的成人和青少年恐慌症 12 個月的流行率是 2%～3%，亞洲、非洲和拉丁美洲的流行率比較低，只有 0.1%～0.8%。根據 Morrison（2014），一般成人當中約有 10%曾經歷過恐慌發作，但是符合恐慌症診斷的流行率為 1%～4%，其中約有一半會同時伴隨外出恐懼症。女性罹患未伴隨外出恐懼的恐慌症的機率是男性的兩倍，女性罹患伴隨外出恐懼的恐慌症的機率則是男性的三倍。恐慌症的初發年齡變異極大，最典型的是在青春期晚期至 35 歲左右。

 # 診斷

診斷標準

恐慌症是指病人重複的出現突發性的恐慌發作，因而害怕恐慌的再發作，擔憂恐慌發作可能帶來的嚴重後果，並且改變行為去防範恐慌發作。此恐慌發作與藥物濫用、藥物副作用、生理疾病、其他精神疾病、心理誘因無關，是屬於內在非預期性的發作。根據 DSM-5（APA, 2013；台灣精神醫學會，2014）的診斷標準，如果有下列狀況，則可能是恐慌發作：同時具備診斷準則 1 及 2，並非由於藥物或生理疾病（如甲狀腺功能亢進症）所直接造成，以及無法由其他心理疾病做更佳解釋（如社交焦慮症、特定恐懼症、強迫症、創傷後壓力症、分離焦慮症）。

1. 一再發生未預期的恐慌發作：一定時間內有強烈害怕或不適感受，突然發生下列症狀至少四項，並在十分鐘內達到最嚴重程度：

   (1)心悸或心跳加快。

   (2)出汗。

   (3)發抖或戰慄。

   (4)感覺呼吸困難或窒息感。

   (5)哽塞感。

   (6)胸痛或不適。

   (7)噁心或腹部不適。

   (8)頭暈或暈眩。

   (9)冷顫或發熱的感覺。

   (10)感覺異常（麻木或刺痛感覺）。

   (11)失去現實感（覺得事物不真實）或失去自我感（感覺與自己疏離）。

   (12)害怕失去控制或即將發狂。

   (13)害怕即將死去。

2. 至少有一次恐慌發作，在發作一個月（或更長時間）後，仍有下列各項中至少一項：

   (1)持續擔憂是否會再度發作（如失去自我控制、將造成心臟病發作、即將發狂）。

   (2)出現與發作相關、明顯適應不良的行為（如用來避免恐慌發作的行為，像是避免運動或避免不熟悉的情境）。

恐慌症的診斷還包括患者是否伴隨外出恐懼症，患者如果擔心出門後萬一恐慌發作而得不到幫助，逐漸就不再出門，或者出門時一定要有家人陪伴，有這種情形的患者，就可能符合恐慌症伴隨外出恐懼症的診斷。

區別診斷

　　臨床上，常有其他生理疾病或心理疾病的症狀表現會類似恐慌症，例如有些內科或精神科的病人也會出現與恐慌發作相同的症狀，若這些生理疾病能妥善治療，恐慌症狀也就消失了；因此在處理這些有類似症狀的患者時，要先分辨他的實際問題是什麼，以及該運用哪些方法及工具可以幫助我們做正確的診斷和後續的處遇。恐慌症的區別診斷分為兩方面來討論：一為生理方面，另一為心理方面。

　　患者的恐慌發作如果是因為生理疾病所引起的，例如甲狀腺機能失調、心臟僧帽瓣脫垂等，那麼治療師可以給予「一般醫學疾病引起的焦慮症」（anxiety disorder due to a general medical condition）的診斷。治療師如果懷疑患者的恐慌發作是因為生理因素時，可以轉介患者到家醫科接受身體健康檢查，例如做甲狀腺功能篩檢（含 TSH）等，以確定診斷。

　　恐慌症與其他心理疾病的區別診斷說明如下：

　　與罹病焦慮症（慮病症）的區別：雖然兩者都檢查不出生理上的病變，但是罹病焦慮症患者長期持續性的堅信自己有生理上的疾病；而恐慌症患者對於症狀產生的原因並沒有統一的想法，且症狀是突發而短暫的，並非持續的發作。

　　與廣泛焦慮症的區別：兩者都會抱怨生理上的焦慮症狀，但是廣泛焦慮症患者的抱怨是持續的，以及低程度的焦慮症狀；恐慌症患者的症狀是突發性與短暫的極度焦慮，焦慮症狀在短時間達到最高程度，而且症狀與外在環境無關。

　　與創傷後壓力症的區別：創傷後壓力症患者的焦慮反應會有明顯的壓力源或創傷事件；而恐慌症患者的發作通常沒有明顯的壓力源。

可能的病因

　　恐慌症可能的病因有生物因素和心理因素兩種：以生物因素解釋恐慌症最好的模式是由高曼團隊（Gorman, Kent, & Sullivan, 2000）所提出的「害怕網絡」（fear network）；以心理因素解釋恐慌症最好的模式是克拉克（Clark, 1986）所提供的「惡性循環」（the vicious cycle）。

　　高曼團隊針對恐慌症的病因和病理學提出神經解剖學的假設，害怕網絡包括是一個大腦結構和神經傳導物質交織的複雜結構。高曼認為，恐慌發作是因為大腦害怕網絡對於內在身體刺激與外在環境刺激的過度啟動，藥物治療的作用在於降低害怕網絡的過度啟動。這種生物因素的模式認為害怕網絡會受到家族遺傳和生活壓力的影響。

　　根據克拉克（Clark, 1986）的「惡性循環」理論，恐慌發作是因為患者災難化的、錯誤解讀生理的訊號，這些非自主神經系統的生理訊號是器官運作或消化食物等所自然產生的訊號，患者卻誤以為人要死掉或瘋狂，而導致恐慌發作。克拉克的惡性循環模式可以用圖 9-1（First & Tasman, 2004）做進一步的說明：例如患者突然感到頭暈，覺得有點不對勁，開始擔心焦慮，覺得大事不妙了，以為自己要發瘋了，結果身體出現更多的生理訊號，如此惡性循環的結果，就演變成恐慌症。

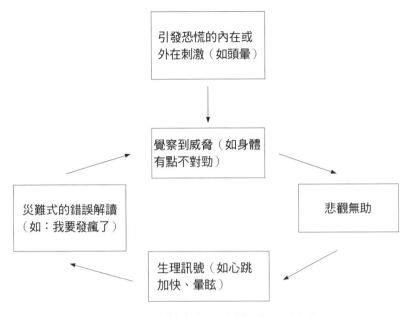

圖 9-1　恐慌症的惡性循環認知模式

治療方法

　　恐慌症的治療首先要確認是否因為生理因素引起，如果是因為生理因素造成的，治療師可以轉介患者接受家醫科醫師的檢查和治療。在排除生理因素之後，治療師可以詢問患者對於藥物治療和心理治療的偏好，基本上藥物治療和心理治療都有效，因此可以尊重患者對於治療方法的選擇。如果患者偏好心理治療，或者過去接受藥物治療的效果不佳，治療師可以優先使用心理治療。一般而言，心理治療比較沒有副作用，而且可以增加患者的自我控制感，因此長期效果也會比較好。

　　藥物治療和心理治療各有利弊，藥物能比較快改善患者的症狀，對患者的時間、努力和勇氣的要求都少一些，但容易有副作用，且不宜任意中斷服藥，以免復發；心理治療需要較長的時間，也比較花力氣，但學到的

技巧可以無限期運用，在治療結束後，症狀舒緩的時間也比較長。對於嚴重的恐慌症，比較合理的辦法是藥物和心理治療同時進行，在心理治療發生作用，感覺有改善時再慢慢減少用藥。對於輕度恐慌症患者，可以優先考慮接受心理治療。

藥物治療

　　治療恐慌症的藥物包括三環抗鬱劑（TCAs）、benzodiazepine 抗焦慮劑、MAOI 抗鬱劑，以及 SSRI 抗鬱劑四類。將藥效和副作用綜合考慮之後，SSRI抗鬱劑是比較好的第一線選擇，SSRI抗鬱劑的副作用（如興奮、手抖、失眠、胃部不適等）通常是輕微和暫時性的。大部分抗憂鬱的藥物也可以遏止突發的恐懼，跟一般憂鬱症的藥量一樣，患者需要連續服用三至六週，可能會發生焦慮和不安的副作用，尤其是在感受特別敏銳的患者身上，所以劑量要慢慢增加；有些抗焦慮的藥物也可減少恐慌發作，而且效果更快，但是抗焦慮劑應以短期使用為原則（First & Tasman, 2004）。對剛發作的病患，需耐心的接納其恐懼及無助的感覺，給予詳盡的解釋及安全的保證，使其心理能夠緩解後，順利度過發作期；接著給予藥物以便立即處理及預防下次的恐慌發作。假若藥物治療發生效果，恐慌發作減除之後，最好繼續服藥一段時間，然後逐漸停藥，以免病情復發。此外，為了有效遏止恐慌發作，患者服用藥物後容易產生藥物依賴的現象，一旦開始服藥就很難停止使用，因為它們的停藥症狀和恐慌發作很像，因此，筆者建議使用藥物治療的患者，最好同時接受個別或團體心理治療。

心理治療

　　恐慌症的心理治療計畫通常包括以下幾項：心理教育（psychoeducation）、呼吸訓練（breathing retraining）、認知教育（cogni-

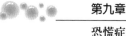
tive restructuring）、放鬆練習（relaxation exercise）、內臟感受暴露（inter-oceptive exposure），以及情境暴露（situational exposure）（Taylor, 2000; 引自 First & Tasman, 2004），此外還有牛皮紙袋法（brown bag method）。分別說明如下：

1. **心理教育**：治療師在心理治療的初期，便要提供有關恐慌症正確的訊息給患者，包括恐慌症的惡性循環認知模式，幫助患者了解恐慌症的可能原因和治療方法。

2. **呼吸訓練**：呼吸習慣不好或經常使用胸式呼吸的人比較容易罹患恐慌症，因此治療師可以教導患者學習使用腹式呼吸或深呼吸。治療師可以示範正確腹式呼吸的方式給患者觀摩學習。

3. **認知教育**：由於患者對於身體的訊號經常解讀錯誤，把顯然無害的身體訊號誤認為災難或重病的訊號，因此治療師可以教導患者正確解讀身體訊號的方法，幫助患者辨識災難式的認知與信念是非常關鍵的治療重點。

4. **放鬆練習**：恐慌症基本上是一種焦慮症，因此，教導患者進行放鬆練習，可以改善症狀。放鬆練習的方式很多，例如聽音樂、散步、靜坐等，治療師可以先了解患者常用而有效的放鬆方式，並且鼓勵患者經常練習。如果患者不知道有哪些放鬆方法，治療師可以教導患者呼吸放鬆法、想像放鬆法，或者肌肉放鬆法。

5. **內臟感受暴露**：治療師可以教導患者刻意的產生身體訊號或感官知覺，以便學習降低對身體訊號的害怕，這種方法叫做內臟感受暴露訓練。例如有一位恐慌症患者，一有頭暈的感覺，就擔心恐慌發作，治療師可以教導患者注視天花板上的日光燈一分鐘，自己轉身一分鐘，去自行引發頭暈，當患者能夠自己引發頭暈時，對於頭暈的控制感大為增加，對於頭暈的擔心就會明顯減少。舉另外一個例

子，有一位恐慌症患者對於過度換氣非常害怕，擔心過度換氣會引起恐慌發作，治療師可以教導患者人為的過度換氣，做幾分鐘快速和較淺的胸式呼吸，快速而淺短的呼吸會造成頭昏眼花、形成焦慮，當患者可以自行引發過度換氣，並經驗恐慌症的症狀時，就可以提升自我控制感，不再害怕恐慌發作了。

6. **情境暴露**：對於特定情境感覺害怕的恐慌症患者，治療師可以陪伴患者前往他所害怕的情境，例如購物中心、橋樑、隧道等，進行行為實驗，鼓勵患者暴露在他所害怕的情境，並不會引發恐慌症。

7. **牛皮紙袋法**：對於擔心恐慌發作卻不知道怎麼辦的患者，治療師可以教導患者在感覺到恐慌發作的時候，將牛皮紙袋套住鼻子和嘴巴，然後正常的呼吸。如此可以將自己吐出的二氧化碳再吸進去，吸入二氧化碳可以產生鎮靜的效果。

團體治療

團體治療對於預期性焦慮、發作時的適應、性格及社會功能的改善頗有功用。石芬芬、王郁茗、賴德仁與陳登義（2001）整理國內外文獻後，發現團體心理治療成效頗獲正面肯定，同時有學者主張認知及行為改變之團體心理治療，能改善預期性焦慮及害怕發作所造成之行為退縮現象。台灣有部分醫院精神科開設恐慌症門診團體治療，團體治療可以提供成員相互的心理支持，以及提供衛教幫助患者了解恐慌症狀與治療方法，協助患者產生觀念上的改變。病友經過大約 12 次的團療之後，可以將學習到的認知與社交技巧運用在日常生活中，能夠引導病患從自我中心轉變為幫助別人，在過程中獲得自我成長。團體治療的內容包括：錯誤自我認知的覺察、生活適應技巧、腹式呼吸法，以及肌肉放鬆訓練等行為改變技術，可幫助病患修正錯誤認知模式，進而促進其身心健康。

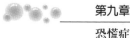

 ## 心理衛生教育

　　有些病人需要進行夫妻或是家族的諮詢與輔導，目的在於幫助患者的配偶及家人正確認識疾病、減少誤解並能適當的扶助病患；當患者發作時，不要以為病患是在無病呻吟、博取關心，而不理不睬，或是過分溺愛保護，讓患者為所欲為。

 ## 社區資源

　　生活調適愛心會的前身為恐慌症之友會（1993 年成立），是一個恐慌症病友互助及聯誼的團體；之後多次修正轉型，於 1996 年正式成立全國性的社會服務團體，以協助精神官能症的朋友；2000 年由自助團體轉型為支持性的關懷團體，以期引進更多社會資源，為精神官能症的朋友做更多協助。服務對象為恐慌症、焦慮症、憂鬱症、強迫症、身心症、重大創傷後症候群等精神官能症的朋友，以及用於面對自己情緒和壓力問題、願意改變和成長的朋友；服務內容有：設立電話熱線、推廣團體治療、出版會刊會訊、舉辦專題講座、行為治療旅遊、志工培訓講習、設立專屬網站、身心靈加油站、辦理志工研討會、組織社區關懷志工、舉辦聯誼大會、促進社團交流等。

延伸閱讀

周一玲（譯）（2007）：B. Aisbett 著。**與恐慌跳支舞**（Living with it）。
台北縣：好名堂文化館。

> 本書是一本令人耳目一新且淺顯易懂的指導手冊，告訴你認識恐
> 慌症，教導你如何改變負面思考模式、尋求專業協助，及如何學習讓
> 自己恢復健康的技能。作者以幽默手法與切身經驗引領你走出恐慌迷
> 霧，遠離焦慮與痛苦惡夢的糾纏（取材自該書內容簡介）。

王世眞（2003）：**戰勝自己——細數四千多個心牢的日子**。台北市：文史
哲。

> 本書作者是一位恐慌症患者，透過本書分享她的成長史、發病
> 史，以及治療史。作者以親身的經歷訴說罹患恐慌症初期，求助無門
> 的痛苦，疾病對於婚姻和親子關係的影響、參加個別和團體心理治療
> 的過程和幫助。

第十章

社交焦慮症與特定恐懼症

人面對危險的情境或事物，為了保護自己的安全，而有恐懼的情緒反應，並且做出適當的對抗或逃跑的準備，這是正常的行為。但是有些人面對沒有危險性的情境或事物，也會產生強烈的恐懼，以致影響到日常生活。本章主要介紹兩種常見的焦慮症：一種是社交焦慮症（social anxiety disorder），另一種是特定恐懼症（specific phobia）。以下分別說明它們的症狀、診斷、治療，以及相關的資訊。

 案例

案例一

王小姐就讀大學一年級，個性安靜內向，考上大學原本是一件很高興的事情，開學後不久，她發現自己面臨生活與學業上的極大困擾。在生活上，她雖然報名了兩個社團，可是參加幾次社團聚會後，就不再參加了，因為她覺得大家都在注視她，讓她渾身不自在。在社團迎新晚會時，快要輪到她的時候，她害怕在大家面前出醜，全身緊張到不行，只好先行離開。在學業上，她有兩門必修課需要上台在全班面前做報告，王小姐只要想到

自己要在那麼多人面前說話，心跳就會開始加速，緊張到肚子痛。同學知道了王小姐的困擾之後，介紹她去學生輔導中心諮詢，才知道自己的問題叫做「社交焦慮症」。

案例二

張小姐，30歲，不知道從什麼時候開始，她就不敢搭電梯，這對於即將在大樓上班的她感到非常的苦惱。以前在學校的時候，即使有電梯可以搭，她總是說走樓梯可以增加運動的機會。事實上，她對於搭電梯有著強烈的恐懼感，只要人走進電梯裡，就會全身發抖、心跳加速、直冒冷汗，擔心電梯隨時會故障，被困在電梯裡。學校畢業後，在找工作時，她會刻意避開那些設在高樓大廈的公司。最近因為公司要搬家到一棟高樓，使她不知所措而求助於心理師。

 # 基本認識

症狀

社交焦慮症是屬於焦慮障礙的一種，是指當事人對於人們所在的公眾場合，會有高度的焦慮和恐懼，因而產生迴避社交場合，或者因為擔心自己在公開場合的表現，成為別人注意的焦點，而深感困擾。例如案例一的王小姐，她的主要症狀是害怕在社團或班級等公眾場合，進行自我介紹或上台報告。其他社交焦慮症常見的症狀，包括不敢使用公共廁所、應徵工作時無法參加面試、不敢一個人前往購物中心買東西，以及不敢在餐廳用餐等。

根據 DSM-5（APA, 2013）的描述，社交焦慮症最明顯的症狀是當事

人很明顯的對社會性與行為表現的場合持續感到恐懼。在這些場合中，當事人可能會需要面對不熟悉的人，或者有可能成為別人的笑柄，因此他們會擔心出醜或者在人前表現出自己的緊張模樣。在那樣的場合中，通常他們會因為緊張而經驗一些症狀（例如發抖、肌肉緊繃、流汗、臉紅、胃腸不適），有些人甚至會恐慌發作。

社交焦慮症的根本心態就是，當事人一直認為周圍的人都吹毛求疵的盯著他看，挑剔、打量著要挑他的毛病，在等著看他出醜（林祺彬，2001）。當然這背後的基礎是低度的自尊心、自信心，當事人可能覺得自己一無是處、時常毛病百出，然後類推為其他人也這麼想。不過特別的是，當事人雖然理智上了解自己的恐懼是多餘的，或者自己是過度緊張了，但是這樣的恐懼仍然持續影響著他們的生活功能。

特定恐懼症，以前稱做單純恐懼症（simple phobia），特色是對某一特定的事、物或情境，產生過度或不合理的恐懼，如怕蟑螂、怕血、怕搭電梯、怕坐飛機等。以案例二張小姐為例，她只是單純的害怕搭電梯，在生活當中除了搭電梯這件事，她基本上都還適應得很好。不同特定恐懼症患者，各有其害怕的特定對象或情境，例如害怕坐飛機、害怕通過隧道、害怕蟑螂、害怕血液、害怕打針、害怕坐車等。每個人在生活中多多少少都有一些令他害怕的東西或情境，但是只要這些害怕不會嚴重干擾日常生活，一般是不需要特別治療的。例如害怕搭電梯的人住在鄉下，電梯恐懼症不會影響當事人的生活，也就不需要接受治療。對於因為工作需要出差的當事人，如果害怕坐車或搭飛機，以致於影響職業功能，那麼就需要接受治療了。

病程與流行率

社交焦慮症的發展因人而異。有些人從小就生性害羞內向，社交焦慮

症是從這樣的個性漸漸發展而來的；另一些人是突然發展此心理疾病，原因可能是在某個事件裡遭到旁人取笑因而受到嚴重打擊。不過一般來說，大多數的社交焦慮症患者第一次出現症狀是在 20 歲以前。社交焦慮症患者如果不接受治療，可能一生都深受其苦，然而也會因不同人生階段與事件的發展而時好時壞。根據 DSM-5（APA, 2013），社交焦慮症在美國 12 個月的流行率是 7%，在歐洲國家是 2.3%，但是在其他國家則比較低，大約介於 0.5% 至 2.0%。社交焦慮症的終生流行率大約介於 4% 至 13% 之間（Morrison, 2014）。雖然大部分人都有害羞、害怕與焦慮的經驗，然而總人口中，社交焦慮症的罹患率平均大約是 8%（Crozier & Alden, 2001），女性約占 70%，然而在門診中則沒有性別的差異，可能的解釋為男性較為社交焦慮症所造成的困擾而苦。平均病發年齡為 15 歲左右，平均病程為 25 至 45 年。

特定恐懼症的 12 個月流行率在美國是 7% 至 9%，在歐洲是 6%，在亞洲、非洲和拉丁美洲是 2% 至 4%。特定恐懼症發病的年齡通常在兒童至青春期。合併各種類型的特定恐懼症，女性與男性的流行率比例大約是 2：1（APA, 2013）。

 ## 診斷

診斷標準

根據 DSM-5（APA, 2013；台灣精神醫學會，2014），社交焦慮症的診斷標準有下列十項：

1. 個案對於暴露在一種或多種可能被別人檢視的社交情境，會感到顯著的恐懼或焦慮，例如社交互動（如交談、跟不熟悉的人會面）、

被觀察（如吃東西或喝飲料），及在別人面前表現（如演講）。

2. 個案害怕他將要表現的行為或顯示出的焦慮症狀會受到負面評價（如將會感到羞愧或尷尬、將會導致被拒絕或冒犯他人）。

3. 這些社交情境幾乎總是引發恐懼或焦慮。

4. 個案會逃避害怕的情境，或是懷著強烈的焦慮與痛苦忍耐度過。

5. 此恐懼或焦慮與社交情境所造成的實際威脅及由社會文化背景層面來看，是不成比例的。

6. 此恐懼、焦慮或逃避是持續的，通常持續超過六個月或更久。

7. 此恐懼、焦慮或逃避引起臨床上顯著的苦惱或社交、職業或其他重要領域功能減損。

8. 此恐懼、焦慮或逃避不是因為物質或藥物濫用，或生理疾病所造成的。

9. 此恐懼、焦慮或逃避無法以另一種心理疾病做更好的解釋。

10. 如果個案罹患生理疾病，也是和此恐懼、焦慮或逃避沒有明顯的關聯。

特定恐懼症的診斷標準有九項，包括下列兩項，以及社交焦慮症診斷準則的後七項：

1. 面臨特殊物體或情境（如飛機、高樓、動物、打針、血液等），持續出現明顯的、不合理的恐懼。

2. 面臨害怕的刺激時，馬上會出現與情境有關的恐懼或焦慮反應。
依據個案害怕或迴避的對象，特定恐懼症又可分為下列的類型（依常見次數排序）：
(1)情境型：如交通工具、橋樑、電梯、駕車、封閉的空間等。
(2)自然環境型：如颱風、怕高、怕水等。
(3)血液、注射、受傷型：如侵入性醫療措施。

⑷動物型：如動物、昆蟲等。

⑸其他型：不屬於上述各型。

區別診斷

社交焦慮症與特定恐懼症的症狀與其他焦慮症有時候很類似，需要進行區別診斷。

與恐慌症伴隨外出恐懼的區別：當事人由於害怕在公共場合突然恐慌症發作，因此漸漸變得害怕出門。在這類的情況中，當事人的主要問題是恐慌症發作的時間不定期且無法控制，因此擔心外出時突然失控。然而，社交焦慮症患者的主要問題在於對公共場合的恐懼，特定恐懼症患者只對於特定的物體或情境產生恐懼，他們的恐慌症狀也只限於在這樣的場合發生。

與兒童分離焦慮症（separation anxiety disorder）的區別：這是一種兒童因為害怕跟主要照顧者分離而抗拒面對社交場合的心理疾病。分離焦慮症當事人主要的問題是害怕與照顧者分開，因此假若是在家裡面對社會性的情境（例如要求小朋友在客人面前表演唱歌）也不會感到太不自在。然而社交焦慮症的當事人即使在自己家裡也會對社交場合感到焦慮，因為他們擔心的是被注視、被評價。

與廣泛焦慮症的區別：廣泛焦慮症患者的焦慮對象比較模糊、不具體，患者也說不清楚在害怕什麼。社交焦慮症患者主要是害怕被他人注視或評價，特定恐懼症患者主要害怕的是特定的事物與情境。

社交焦慮症與特定恐懼症的區別：這兩種診斷的患者恐懼對象是不同的，社交焦慮症患者擔心被他人注視或評價，特定恐懼症患者害怕的對象則是人以外的事物或情境。

可能的病因

　　有關社交焦慮症的病因，Barlow（1988）提出一個綜合生物與心理觀點的模型來加以解釋。他認為社交焦慮症患者可能本身就具有遺傳性的害羞、容易緊張，與抑制的人格特質或傾向。在假警報的情況裡，患者可能曾經在面對某個場合時，經歷突如其來的恐慌感覺，因此發展出對此種情境的害怕焦慮感。患者可能並沒有真的在這樣的場合出醜過，但是光是當時的恐懼感就足以使其對相同的場合感到害怕。另外在真警報的情況下，患者可能曾經遭受他人殘酷的取笑，並在無法對創傷經驗釋懷的情況下發展出對類似場合的恐懼。

　　有關特定恐懼症的病因，Rachman（1977）提出三種罹病途徑的解釋：

1. **直接制約**（direct conditioning）：這是指患者直接經驗到危險事物或情境的傷害，導致罹患恐懼症，例如發生車禍後不敢開車；在一群人面前出過醜、丟過臉，後來不敢上台報告；從高處跌落後開始出現懼高症；看到血液後暈倒，之後出現懼血症等。

2. **替代學習**（vicarious acquisition）：這是指患者曾經目睹災難事件或他人在特定情境產生恐懼反應，導致罹患恐懼症，例如小孩子目睹父親怕蛇的模樣，於是自己也開始怕蛇；目睹某人上台報告被人批評修理，導致自己不敢上台演講。

3. **資訊與教導**（informational and instructional pathway）：這是指患者從報章雜誌、電視或網路得知某些事物或情境很危險，例如從電視報導聽到飛機失事的新聞後，開始不敢搭飛機；小孩子經常聽到父親對於高處是危險的告誡，導致罹患懼高症。

治療方法

社交焦慮症與特定恐懼症的治療目標，在於症狀緩解，降低症狀對於日常生活功能的影響。治療方法分為藥物治療和心理治療，一般而言，藥物治療對社交焦慮症比較有效，對於特定恐懼症比較沒有效（First & Tasman, 2004）。認知行為治療則對於社交焦慮症和特定恐懼症都有效果，而且所需治療的次數一般在 20 次以內即可以達到很明顯的效果。

治療社交焦慮症與特定恐懼症的第一線方法是認知行為治療，包括暴露法、認知教育、社交技巧訓練等。認知行為治療的反應很好，療程較短，沒有副作用，長期效果不錯，因此被認為是第一線治療方法。SSRI 抗鬱劑則是社交焦慮症的第二線治療方法，對於社交焦慮症與憂鬱症共病的患者，會有很好的效果，也比較不會有上癮的擔心。

心理治療

治療社交焦慮症與特定恐懼症的認知行為治療，包括下列幾個方法：

1. **暴露法**（exposure）：治療師使用暴露法治療患者的時候，可以根據以下的原則實施：⑴治療時間愈密集愈好；⑵暴露時間延長的比縮短的效果好；⑶實施暴露法的時候，患者要避免使用安全或迴避的行為；⑷現場的暴露方式要比想像的暴露方式效果好；⑸有治療師參與的暴露法要比患者自行實施的暴露法效果好（First & Tasman, 2004）。

2. **鬆弛訓練**（relaxation）：由於社交焦慮症與特定恐懼症基本上都是恐懼症，也是焦慮症，因此當事人比較容易緊張，治療師可以訓練當事人學習放鬆的技巧，例如呼吸放鬆法、想像放鬆法，或者肌肉

放鬆法等。學會放鬆的當事人在面對恐懼的事物與情境時，比較不會緊張。

3. **系統減敏感**（systematic desensitization）：恐懼症的治療方法通常包括認知教育、放鬆訓練、暴露法，以及系統減敏感。治療師首先協助當事人學習放鬆，以及建立焦慮階層表，然後從焦慮階層最低的項目開始進行減敏感。治療師可以根據當事人恐懼的對象或情境選擇現場暴露法或想像暴露法，例如在放鬆的狀態下，指導電梯恐懼症患者想像站在電梯門口，如果沒有焦慮反應，就算通過，兩次通過就可以往上一階層進行減敏感訓練。

4. **參與模仿**（participant modeling）：對於社交焦慮症患者，治療師可以鼓勵患者參加團體治療或社交技巧訓練，幫助患者在社交情境中，一方面透過暴露的原理，對社交情境產生減敏感的效果，另一方面可以在團體中練習社交技巧。患者在團體中不僅是一個被幫助的人，同時也是一個助人的人，在團體成員的支持之下，可以獲得很大的治療效果。

 ## 心理衛生教育

對於社交焦慮症和特定恐懼症患者而言，對外尋求幫助本身對他們即是一個很大的挑戰。拜網際網路發達之賜，患者可以自行上網或到書店、圖書館查詢社交焦慮症與特定恐懼症相關的資訊。一旦了解恐懼症也是可以治療好的毛病，患者就比較有能量出來求助。根據本章的說明，治療恐懼症的最好方法是認知行為治療，因此，患者可以優先考慮尋求心理師的心理治療。

延伸閱讀

劉育林（譯）（2003）：B. G. Markway & G. P. Markway 著。**再也不怯場——克服社交焦慮，接納自己**（Painfully shy: How to overcome social anxiety and reclaim your life）。台北市：張老師文化。

> 本書作者馬克威博士（Barbara G. Markway）是一位執業心理師，本身也是社交焦慮症患者，她在本書中坦誠分享克服羞怯和社交焦慮的經驗。作者認為任何人都不應該承受因社交焦慮症而引起的身心痛苦，也不應出於恐懼而限制自己的生活。本書詳細介紹目前公認有效的認知行為治療法，並穿插作者自己和臨床案例的經驗，內容充實，對於執業心理師和患者具有參考價值。

陳美君（譯）（2007）：E. Holander & N. Bakalar 著。**走出社交焦慮的陰影**（Coping with social anxiety）。台北市：商周出版。

> 許多人為各種形式的社交焦慮症所苦，其中包括極度害羞、莫名恐懼、憂鬱等等。和一般的害羞不同，有社交焦慮症的人往往害怕與人群接觸，在公眾場合感到窘迫不安；在身體方面，可能出現流汗、顫抖、發聲怯懦、心跳加速、氣喘等症狀。本書由兩位相關領域的權威人士，分別從心理治療和社會觀察的角度探討這社會現象。內容分為社會觀察以及臨床治療兩部分（取材自該書內容簡介）。

林朝誠（2014）：**宅男宅女症候群：與社交焦慮症共處**。台北市：心靈工坊。

> 本書作者是精神科醫師，以親切的文字，說明這樣「隱形」的疾病該如何發現及治療。書中亦有實用的自我評量表，讀者可自行評估社交焦慮指數。

第十一章

創傷後壓力症

生活在意外與災難事件頻傳的社會，民眾對於創傷與災難對心理健康的影響，不能不有所警覺與了解。創傷與災難的壓力超過一般人可以承受的程度，便有可能發展成創傷後壓力症（post-traumatic stress disorder，簡稱PTSD）。本章將說明創傷後壓力症的症狀、診斷、治療，以及相關訊息。

 案例

案例一

江小姐是一名大學生，九二一地震當晚住在學校宿舍中。自從地震後，她說在那一個月內常做惡夢，晚上睡不著，甚至睡到半夜會驚醒、跳起來。在看到電視新聞報導災區或災民的情形時，會不由自主的緊張、發抖、害怕。平時也容易因為一點小聲音而過度反應，不喜歡與人談論或聽到與九二一有關的人、事、物。上課不專心，也常蹺課，甚至提及她不想再繼續原本積極準備的研究所考試，對未來感到失望。

案例二

吳先生是一名上班族，家住在桃園機場附近，有一陣子常被老闆責

罵，甚至警告他再這樣繼續精神不濟，就要叫他回家吃自己。大園空難時，飛機剛好掉落在他家附近，他聽到「碰」的一聲巨響後，整個人跳起來、被嚇到了，然後他走到門外一看，差點沒昏倒，掉落在地上的飛機殘骸火焰沖天，路上到處都有血、有屍體的殘骸四處散落，空氣中瀰漫著一股難聞的氣味，隱約中還聽到有人的求救聲……。那次事件之後，超過一個月的時間，他眼前常常不自覺的閃過那個晚上的景象，甚至還聞到燒焦的氣味、聽到有人的哀嚎聲，他努力的克制自己不要去想那件事，但卻無效；也避免與別人討論這件事，連原本與女友一起籌備婚事也提不起勁，一直擔心自己哪天有個意外也就莫名其妙的死了。

基本認識

壓力源與症狀

可能造成 PTSD 的壓力事件類型有很多種，例如重大事故（汽車、飛機、輪船、工廠的意外事件）、天然災害（颱風、土石流、洪水、地震）、犯罪事件（身體遭攻擊、被當人質綁架、被搶劫、被槍指著）、經歷戰爭、被強暴或被企圖強暴、被禁錮、被拷問、戰俘、目睹創傷事件（目睹槍擊、暴力事件或無法預期的死亡）等。這些壓力事件通常不是平常生活會遭遇到，而是會導致死亡或威脅死亡的重大壓力事件。凡是親身經歷這些創傷事件的人，均有可能發展出創傷後壓力症。

創傷後壓力症常見的症狀包括：有難以控制的回想；重複做惡夢，怕黑、怕獨處；感覺被創傷情緒占據，感覺被關在一個無法逃脫的牢籠裡；生理不適；迴避相關想法、感受、對話、地方、活動、人等；選擇性回憶；人際關係問題，以及睡不好，情緒躁鬱不定，注意力失常，精神易受驚動

等。當事人如果出現數種以上現象，時間持續一個月以上，並且造成社交、職業、家庭角色功能、自我照顧功能的損害，就有可能罹患創傷後壓力症，必須尋求心理專業人員幫助。

流行率

根據 DSM-5（APA, 2013），創傷後壓力症的終生盛行率在美國大約是 8.7%，12 個月流行率是 3.5%，其他國家的流行率比較低，約介於 0.5% 至 1.0% 之間。強暴受害者、參戰士兵，以及被監禁的人質等罹患創傷壓力症的比例大約三分之一到二分之一。在國內的研究上，蔡維謀（2002）針對九二一地震受害者的研究中發現，男性有 18.52%，女性有 27.27% 罹患 PTSD。王靜慧（2002）對交通意外事故受傷患者的研究發現，有 82.8% 罹患 PTSD。

 診斷

診斷標準

創傷後壓力症的診斷標準共有八項（APA, 2013；台灣精神醫學會，2014）：

1. 當事人暴露於眞正的或具威脅性的死亡、重傷或性暴力，以下列一種或更多的形式：

    (1)直接經歷創傷事件。

    (2)親身目擊創傷事件發生在別人身上。

    (3)知道創傷事件發生在一位親密的親戚或朋友身上，如果是眞正的或具威脅性的死亡，這創傷事件必須是暴力或意外的。

⑷一再經歷或大量暴露在令人不舒服的創傷事件細節中（如第一線
搶救人員收集身體殘塊，警察一再暴露於虐童細節下）。

2. 創傷事件後出現下列一項或更多與創傷事件有關的侵入性症狀：

⑴不斷發生、不由自主，和侵入性地被創傷事件的痛苦回憶苦惱
著。

⑵不斷出現惱人的夢、夢的內容和情緒與創傷事件相關。

⑶出現解離反應（如回憶重現），個案感到或表現出好像創傷事件
重演。

⑷當接觸到內在或外在象徵或與創傷事件相似的暗示時，產生強烈
或延長的心理苦惱。

⑸對於內在或外在象徵或與創傷事件相似的暗示時，會產生明顯的
生理反應。

3. 當事人持續逃避創傷事件相關的刺激，顯示出下列一項以上的逃避
行為：

⑴避開或努力逃避與創傷事件相關的痛苦記憶、思緒或感覺。

⑵避開或努力逃避引發與創傷事件相關的痛苦記憶、思緒或感覺的
外在提醒物（人物、地方、對話、活動、物件、場合）。

4. 與創傷事件相關的認知上和情緒上的負面改變，始於或惡化於創傷
事件之後，顯示出下列兩項或更多的特徵：

⑴無法記得創傷事件的一個重要情節。

⑵對於自己、他人或世界持續且誇大的負面信念或期許（如我很
壞、沒人可以相信、我永遠失去靈魂了、我整個神經系統都永遠
毀壞了、這世界非常危險）。

⑶對於創傷事件的起因和結果，有持續扭曲的認知，導致責怪自己
或他人。

⑷持續的負面情緒狀態，如恐懼、驚恐、憤怒、罪惡感或羞愧。

⑸對於參與重要活動的興趣或參與明顯降低。

⑹感覺到與他人疏離、疏遠。

⑺持續地無法感受到正面情緒（如無法感受到幸福、滿足或鍾愛的感覺）。

5. 與創傷事件相關警醒性與反應性的顯著改變，始於或惡化於創傷事件之後，顯示出下列兩項或更多的特徵：

⑴易怒行為或無預警發怒，典型出現對人或物品的口語或肢體攻擊行為。

⑵不顧後果或自殘行為。

⑶過度警覺。

⑷過度驚嚇反應。

⑸無法專注。

⑹睡眠困擾（如入睡困難、難以維持睡眠，或睡不安穩）。

6. 上述症狀持續超過一個月。

7. 此困擾造成臨床上重大的痛苦，或損害社會、職業或其他重要領域的功能。

8. 此困擾無法歸因於使用物質或藥物，或生理疾病。

區別診斷

創傷壓力症與其他近似的心理疾病的區別說明如下（APA, 2000）：

PTSD 與適應障礙症：兩者都是對壓力的反應，但是兩者的壓力源在嚴重程度上是明顯不同的，適應障礙症的壓力源是日常生活比較容易遭遇到的一般事件，例如失戀、離婚、解僱、考試失敗等；PTSD 的壓力源則是極嚴重的創傷事件，例如威脅生命。

PTSD 與急性壓力症：兩者都是面臨極大壓力源的反應，但是兩者主要的差別是症狀發作的時間，急性壓力症的症狀在創傷事件發生後四星期內發生與消失。若症狀持續超過一個月，而且符合 PTSD 的準則，此時的診斷則由急性壓力症轉爲 PTSD。

PTSD 與強迫症：強迫症的患者有反覆思想闖入，但患者的經驗是不適當的，且與所經歷的創傷事件無關。

 ## 可能的病因

PTSD 的發病原因包括創傷事件本身的特性、受創者的心理社會因素，以及生物體質因素，受創者對於創傷事件不只產生心理反應，而且在急性及慢性症狀時，皆有不同的神經生物學變化。PTSD 的病程，容易合併產生焦慮症、憂鬱症、酒癮及心身症，對於創傷的早期積極治療，正是對往後發展爲 PTSD 的最佳預防措施。

PTSD 的主要病因是創傷事件，極大的創傷事件會造成大腦結構功能的異常，例如縮減海馬迴（hippocampus）的大小，其原因可能是因爲過度激發杏仁核（amygdala）和反應情緒的邊緣系統所致。內分泌系統和自律神經系統也會因爲個體遭受創傷事件的影響而產生失調，例如正腎上腺素的失調。創傷造成生理上、自主神經系統的失衡，使得個體無法適切辨認出並非危急狀態之訊息，一直處於應付緊急狀態的交感神經亢奮，或者因持續的緊繃而有被榨乾似的完全癱瘓，表現於外的便是焦慮、憂鬱或者二者交替的狀況（呂紹文，2003；李明濱，2003；林式穀，2003）。

在心理學上，最常使用制約理論來解釋 PTSD 的病因。任何與創傷事件有關的刺激，在創傷事件發生時，這些非制約刺激經過與創傷事件制約後，日後即使在沒有創傷事件的時候，也會引發當事人強烈的創傷反應，

包括害怕、無助、驚嚇等強烈情緒。例如一位在黑暗的巷子裡被某一男子強暴的婦女，日後看到黑暗的巷子或男子，也會產生強烈的害怕反應，並且會盡量迴避與強暴發生類似的地方和人物。

治療方法

　　PTSD的治療目標包括消極和積極兩方面。消極方面的治療目標在於：減少闖入症狀（intrusive symptoms）、減少迴避行為、改善麻木與退縮、減輕過度的激動等；積極方面的目標在於：協助患者以更實際的觀點評估危險、改善患者的人際與職業功能、改善患者的自尊、信任和安全感、對創傷事件重新賦予意義、提升對於壓抑記憶的述說、強化患者的社會支持系統，以及患者的身分從受害者轉變成倖存者（First & Tasman, 2004）。

　　創傷後壓力症的治療方法主要是藥物治療和心理治療。藥物治療是針對患者因為創傷事件，引起神經生物學上的病變。心理治療則以認知行為治療為主，主要在針對創傷反應與迴避行為進行暴露治療，以及針對非理性認知進行認知治療等。創傷後壓力症的治療計畫通常包括：提供患者和家屬衛生教育，了解相關的症狀與誤解，接受症狀緩解有時比治癒更為實際，提供患者與家屬相關的文獻資料，以及社區支持團體等。

　　在實施藥物治療與心理治療的順序上，不管是何者先開始或是兩者一起開始都可以，兩方面的學者專家認為心理治療為 PTSD 患者的第一線治療，但是藥物治療專家較主張將藥物治療與心理治療雙管齊下，特別是針對那些較嚴重或慢性的個案。

　　就 PTSD 的復健而言，好的預後因子如下：快速發生症狀、症狀持續時間短（短於六個月）、良好的病前功能、穩固而適當的社會支持，以及沒有其他身體的、精神的或物質使用的相關疾病。有些 PTSD 患者接受了

適當的治療處理，創傷經驗藉由成功的領悟與修通，使 PTSD 症狀消失且昇華爲一段成長的寶貴經驗。

藥物治療

在處方藥物前必須做好鑑別診斷，這些情況包括重大災害所導致的頭部外傷或原發性的精神疾病，如強迫症、廣泛焦慮症、恐慌症等。其他可能使精神狀態惡化的情況包括癲癇、酒精或藥物濫用（林式榖，2003）。

藥物治療可能需要用來抵抗慢性化的侵襲，而藥物結合自我催眠、生理回饋的治療也有其效果。藥物治療要發揮效果必須病人有服藥的意願，目前在創傷後壓力症的藥物治療時間需要維持多久還不清楚，但至少要一年，甚至有些病人可能需要終生服藥。在幫助病人發展出處理焦慮的技巧，提供適當的支持系統，然後才能逐漸將藥物的劑量降低，停藥時也必須讓病人知道復發的可能性及後果，然後才可停藥（謝文傑，2003）。

PTSD症狀若過於嚴重、出現自殺行爲或其他暴力時，則須考慮住院。PTSD 可發生於任何年齡，症狀通常在創傷之後三個月內開始出現，延遲發生的時間短至一週或長至三十年，症狀好好壞壞且隨時間而改變，甚且在壓力期間表現得更強烈。據統計（First & Tasman, 2004），罹患PTSD的患者，在創傷事件之後一年，約有50%可以恢復正常，約有50%仍然會呈現時好時壞的症狀，單獨靠時間不一定可以改善 PTSD 的症狀，如果沒有接受治療，有些患者可能會惡化。

心理治療

人在面臨創傷事件的時候，身心多少會受到影響，也會出現創傷反應，例如緊張害怕、吃不下飯、睡不著覺、做惡夢、胡思亂想、不想上學上班、全身緊繃、容易被電話或警笛聲嚇一跳、擔憂不安、脆弱無助、麻

木疏離、內疚羞愧、大發脾氣、驚心的畫面歷歷在目、某種刺激的聲音或氣味揮之不去、恍神、不自主掉淚、自責或指責別人、坐立不安、拚命做事、不想講話或拚命找人講話、離群索居或特別要人陪伴、借酒澆愁、抽菸、吃安眠藥、發呆等。但是這些通常是非常狀況下的正常反應，多數人在接受即時而適當的抒壓輔導或心理減壓（psychological debriefing）之後，通常症狀會在一個月之內消失。

有些人的創傷反應與症狀持續超過一個月，他們很可能符合創傷後壓力症的診斷，而需要更多的專業協助。在心理治療方面，心理師可以提供的服務包括：延長暴露法（prolonged exposure）、焦慮管理（anxiety management），以及認知治療等。心理治療的目的，在於協助患者認識自己的症狀、治療方法與程序、學習處理自己的焦慮反應、了解事實的真相、重建生活方式，讓個案接受創傷事件已經發生過了，卸下再度去經驗創傷的重擔，了解此事對其生命的意義。

延長暴露法：創傷後壓力症的治療計畫中，最有效果的方式便是延長暴露法。延長暴露法根據行為理論，在沒有外在真實威脅的情況下，治療師可以協助當事人充分述說或聽聞有關創傷事件的經驗，焦慮症狀就會逐漸消失。根據 Rothbaum 等人（2000）的建議，延長暴露法的做法如下：鼓勵患者重複述說創傷經驗，直到述說時不會引起焦慮為止。治療師可以在兩次治療之間指定患者做一些暴露的家庭作業，例如聽述說創傷經驗的光碟或錄音帶。但是延長暴露法並不適用於那些不願意去面對創傷經驗的人，以及那些以罪惡感或憤怒為主要症狀的人。

焦慮管理：治療師可以協助患者學習焦慮管理的方法與技巧，以便克服創傷反應，這些方法包括：肌肉放鬆、念頭中斷、腹式呼吸、溝通技巧、壓力管理等。所有適用於焦慮症的管理方法與技巧，基本上都有助於改善創傷反應和壓力症狀。

認知治療：治療師可以使用認知治療方法，來協助患者改變有問題的思考習慣和不合理性的想法，例如對於有災難式思考或不當怪罪自己的想法等，可以透過認知訓練加以駁斥。

團體治療與社會支持

經歷創傷事件的人，不論是否罹患創傷後壓力症，都可以從參加團體活動和社會支持得到很大的幫助。在接受藥物治療或心理治療期間，患者可以詢問治療師，是否可以推薦或安排他們參加一些適合他們的抒壓團體、支持團體或治療團體。

作為患者的家人和朋友，也可以參考謝文傑（2003）的建議，提供患者下列的協助：1.當他們需要時，提供陪伴；2.當他們訴說時，傾聽；3.體認他們現在的感受是正常的，別急著告訴他們停止感覺；4.提供保證，讓他們知道現在是安全的；5.了解他們的痛苦不會很快就消失不見；6.提供日常生活上、家務上的協助；7.拜訪或邀請他們出門，給他們一個「休息」的機會；8.尊重他們的隱私與獨處的需求，若他們不想討論與創傷有關的事情，請放手；9.不要提供過多的酒精、藥物、強迫灌輸他們宗教思想、過度保護；10.保持聯絡，隨時可以找到彼此。

 ## 心理衛生教育

心理專業人員可以教導個案和他們的家人關於 PTSD 的症狀和他們可以得到的幫助和治療有哪些，讓他們了解到這樣的症狀在發生重大災難之後出現是正常的，並且只要經過一定的治療程序和時間，他們是可以克服的。

治療師可以提供患者與家屬創傷後壓力症相關的衛教文章，可以鼓勵

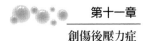
患者與家屬參加適合的團體，不僅可以從中獲得正確的衛教資訊，更可以
建立互助合作的人際關係。那些經歷共同創傷事件的人，可以在團體的支
持與協助下，獲得很大的協助和快速的復原。

延伸閱讀

黃龍杰（2008）：**搶救心理創傷——從危機現場到心靈重建**。台北市：張老師文化。

黃龍杰（2010）：**災難後安心服務（圖解版）**。台北市：張老師文化。

> 作者是資深臨床心理師，具有多年的臨床實務經驗，在這兩本書分享他多年從事危機輔導、創傷治療、自殺防治，以及治療恐懼等的工作心得，並且示範如何帶領心理減壓團體，內容充實，文筆流暢，值得助人工作者的參考。

梁玉芳、勵馨蒲公英兒少治療中心（1998）：**記得月亮活下來**。台北市：勵馨社會福利基金會。

> 這是一本童年遭受性創傷、性剝削的女性，發自內心的真情告白。七個不同家庭個案透過文字採訪者、他們自己，和諮商輔導員等多角度回溯以往經歷的事件，將使讀者對女性生命中沉重的傷害，有更深的了解和思考（取材自該書內容簡介）。

湯靜蓮、蔡怡佳（1997）：**我痛！走出婚姻暴力的陰影**。台北市：張老師文化。

> 本書作者是專門從事婚姻暴力受害者的輔導人員，藉由六位婦女真實的血淚故事，敘說受虐婦女的切身痛苦。透過本書，讀者可以了解家庭暴力對婦女的生活、生命，造成如何深刻的影響。

第十二章

廣泛焦慮症

　　焦慮是相當普遍的精神症狀之一，它可以在各式各樣的心理和生理疾病的病人身上發現。焦慮症的類型因症狀的差異，以及是否被特殊的事物誘發，而有不同的區分。本章所討論的廣泛焦慮症（generalized anxiety disorder，簡稱 GAD），是一種沒有特定的對象，過度且持續不斷的擔心莫名的事物，大部分時間都無所不在的焦慮感，且慢慢擴散的心理疾病。本章將分別說明廣泛焦慮症的案例、症狀、診斷、治療，以及相關的心理衛生資訊。

 ## 案例

　　32 歲的吉娜，是擁有兩個孩子的單親媽媽，因為長期的焦慮感而尋求專業協助。她在財務及人際的狀況都相當穩定，但大部分時間她仍舊憂慮可能會有財務的危機、孩子可能會生病，以及國家的政治體系可能出問題而使得生活變得困難。雖然她試著要減少這些擔憂，但她發現自己無法控制這種憂慮。大部分時候，她感覺不舒服、緊張，且有時候她的緊張變得很嚴重以致於她開始發抖、冒汗。她也發現自己在晚上難以入眠，一整天她都感到不安、憂慮、緊繃。她向許多醫生諮詢，但卻都診斷不出任何生理上的問題（Halgin & Whitbourne, 2003）。

如同吉娜一樣，許多廣泛焦慮症的患者都為身體症狀所苦，會抱怨自己無法專心、呼吸不順、心跳快、腸胃不適、肌肉痠痛、失眠等不舒服的症狀，起初常誤以為自己生病了，但種種身體檢查的結果卻是一切正常。仔細詢問，他們都有一種共同的現象，那就是容易「煩惱」。而且煩惱的事，盡是一些日常生活的芝麻小事，連他們自己都認為「這種小事何必想這麼多」，或者「這件事根本還沒發生，為何煩惱在心中愈滾愈大」，但是他們的頭腦卻那麼不聽話，會一直胡思亂想。他們另一個共同的經驗則是容易「敏感」，對任何小事反應強烈，容易緊張。仔細觀察，發現他們通常講話、動作又急又快，甚至看不慣別人的步調怎麼那麼慢（胡海國，2003）。因此，他們往往按捺不住性子，對家人、對同事發脾氣，甚至暴跳如雷，間接影響到正常的生活功能，久之引發憂鬱的情緒。

 ## 基本認識

定義與特點

上述的這種心理狀態及連帶的種種身體不舒服，是屬於焦慮症的一種，叫做「廣泛焦慮症」，因為患者的不舒服是慢性的，擔憂的對象並不侷限或明顯發生於某一特定情境，因此以「廣泛」一詞命名。廣泛焦慮症的發展最初只是輕微症狀，例如易失眠、肌肉痠痛、心跳加快、呼吸不順暢等輕度的感覺，若能及早發覺，做身心的放鬆練習，調整生活習慣，放慢腳步，大都能有效預防廣泛焦慮症的惡化。廣泛焦慮症的患者有些會自覺不對勁，想改善症狀，但在求助過程中，如果只是從生理層面作為切入點時，往往不易對症狀給予正確的診斷和治療。

症狀與表現

廣泛焦慮症的症狀從輕微到嚴重都有，嚴重的甚至會影響到個人的生活與工作。許多廣泛焦慮症的患者表示，從小就感受到焦慮及神經質。尋求治療的患者中一半以上都表示，其在兒童期或青春期初發；但20歲以後才初發的患者亦不罕見。病程為慢性但起伏不定，常在有壓力時惡化（APA, 2000）。廣泛焦慮症患者通常會有如下的症狀：

1. **過度擔憂**：廣泛焦慮症是一種廣泛的、持續的焦慮狀態，不侷限或明顯發生於某一特定情境。患者比一般人更容易擔憂，常有預期性的焦慮，對尚未發生的事情擔心不已（Dugas et al., 1998）；對大小事都過於煩惱，三分的壓力刺激用七分的力氣反應，導致常覺得疲累沒有能量。這種焦慮的強度、時間長度、頻繁的程度超過一般的反應，與「現實的危險」不成比例。

2. **過度警覺**：廣泛焦慮症的患者常擔憂隨時會有事情發生，使得情緒上容易有坐立不安、不確定感、躁動或壓抑（能量無法釋放的感覺，因沒有答案而悶著）的情形，這些都是由於過度警覺所致。而這種警覺狀態與現實不成比例的情形，常使得患者容易有受驚嚇的反應。

3. **明顯的生理症狀**：由於自律神經失調使得患者容易產生心悸、口乾、頭暈、手腳麻、胃部不適、冒冷汗、頻尿、腹瀉、喉中有異物感、脈搏和呼吸快速等症狀，而運動機能系統的緊張，則帶來顫抖、肌肉緊繃痠痛、易疲倦、無法放鬆的感覺。

由上述症狀表現可知，若廣泛焦慮症患者及醫師只注意到身體部分的症狀，而忽略情緒上的治療與處理，就可能會延誤病情而導致慢性化；相對的，有些身體疾病也會出現明顯的焦慮症狀，如甲狀腺機能亢進、低血

糖症、心律不整等，因此診斷廣泛焦慮症須先排除身體疾病的可能性。

病程與流行率

根據 DSM-5（APA, 2013），廣泛焦慮症 12 個月的流行率在美國青少年是 0.9%，在成人是 2.9%，在其他國家則是 0.4%至 3.6%，終生流行率是 9.0%，女性是男性的兩倍，中年達到高峰，然後隨著年齡逐漸降低。廣泛焦慮症是精神科門診中常見的心理疾病之一，在焦慮症門診中約 12%屬此症（洪國翔、馮煥光，2001）。湯華盛與葉英堃（2003）調查廣泛焦慮症在台灣社區的流行率發現，其終生流行率為 7.75%，當中小城鎮居民因人口結構、經濟生態變遷快速，且就業機會與醫療福利制度不如大都會，相對生活壓力較高，而導致廣泛焦慮症比率高過於大都會的情形。

診斷

診斷標準

根據 DSM-5（APA, 2013），廣泛焦慮症的診斷標準包括下列六項：

1. 過分焦慮及擔憂許多事情，至少在六個月期間內擔憂的時候比不擔憂的時候更多。

2. 發現自己很難控制這樣的擔憂。

3. 除了焦慮及擔憂之外，至少還有下述六種症狀中的任三種：

   (1)情緒無法安定下來，或者焦躁不安。

   (2)很容易疲勞。

   (3)精神難以集中，頭腦一片空白。

   (4)很容易發脾氣。

⑸肌肉緊繃。

⑹難以入睡，或睡得不好。

4. 焦慮的症狀無法用其他心理疾病做更好的解釋。

5. 焦慮擔憂或身體症狀，帶來極大的痛苦，造成社會、職業，或其他生活功能的負面影響。

6. 這種焦慮感跟濫用藥物或毒品的結果無關，和生理病變或其他心理疾病也無關。

類似焦慮的症狀常發生在許多疾病上，如甲狀腺機能亢進、心臟血管疾病、代謝性疾病、酒精藥物中毒或戒斷症狀，以及其他心理疾病等。因此為求正確診斷，詳細的心理健康檢查和病史蒐集、內科的生化檢查、心電圖、甲狀腺功能測驗均相當重要，以免因診斷錯誤造成治療方向的偏差，延誤病情（洪國翔、馮煥光，2001）。

與其他心理疾病的區別診斷

在臨床診斷上可發現，許多心理疾病都可能伴隨焦慮，因此治療師與病人都須謹慎，以免將所有焦慮都當成廣泛焦慮症來治療，而不考慮它是否可能是另一種潛藏而尚未被診斷出來的疾病所引起（胡東霞譯，2002）。一般來說，容易讓我們混淆的主要是同屬於焦慮症中的其他心理疾病。區別廣泛焦慮症與這些心理疾病的方式，可從「誘發焦慮的因素」，以及「焦慮用什麼樣的形式呈現」來區分。

廣泛焦慮症與恐慌症的區別：由前述的介紹我們可以了解，廣泛焦慮症的焦慮感是長期的、慢慢擴散的，而且與任何具體的誘發因素沒有明顯的關聯；有些患者甚至在任何時候都很緊張，心理壓力很大，容易著急。不同的是，恐慌症的焦慮，在恐慌發作時焦慮感是突然來襲的，它不請自來，而且幾分鐘之內便達到恐懼的高峰，然後又在幾個小時內消失。

廣泛焦慮症與恐懼症的區別：如前所述，廣泛焦慮症的焦慮感是無所不在的，而不同的是，恐懼症的焦慮情形是與引發恐懼的事物緊密相連，一般只有在正面接觸害怕的人、事、物或情境時才會發生，在自己感到安全的地方則不會出現焦慮感。例如社交焦慮症的患者只侷限在人際互動上的恐懼，他們總擔心有其他人看著，怕自己出醜，但只要沒有別人在場，倒是可以愉快的說話，或毫不費力的在鏡子前做一次演講練習。

與其他身體疾病的區別診斷

廣泛焦慮症的患者常常會經驗到各種身體方面的不舒服，而且常以為自己患了某種身體疾病，甚至接受許多不必要的檢查及治療，然而做廣泛焦慮症的診斷之前，仍須先排除身體疾病的可能性。下面所列舉的就是一些需要區別的情況。

廣泛焦慮症與甲狀腺機能亢進的區別：在眾多可能引發焦慮的生理疾病中，最有名的就是甲狀腺機能亢進。甲狀腺機能亢進，顧名思義就是甲狀腺分泌太多的甲狀腺荷爾蒙，而甲狀腺激素具有提高新陳代謝的功能，能動員包括心臟血管在內的一些器官，精神也同樣會被動員起來，若動員過了頭，焦慮就產生了（張典齊，1998）。廣泛焦慮症和甲狀腺機能亢進都有以下共同症狀，如手抖、冒汗、容易緊張不安、心悸、失眠、體重減輕等。然而前者的焦慮主要來自心理因素，體重減輕是由於焦慮引起胃口不好或消化不良所致；而後者的焦慮主要來自生理因素，患者的胃口是正常的，甚至比平常吃得更多，但體重仍然下降。而在治療師進行診斷時，主要還是要依據抽血檢查甲狀腺荷爾蒙是否過量來判定（行政院衛生署，1989）。

廣泛焦慮症引起的頭痛與其他腦部疾病的區別：廣泛焦慮症患者常會抱怨頭痛，甚至擔心自己是否有腦部疾病。事實上，廣泛焦慮症患者的頭

痛是因為長期肌肉不能放鬆所導致的頸部、肩膀、頭部的痠痛或疼痛。一開始時是焦慮、緊張時會比較痛，後來可能變成每天痛（行政院衛生署，1989）。通常在有足夠的睡眠休息時，肌肉得到放鬆便會比較舒服。因此患者可留意自己頭痛的嚴重程度、位置、延續時間、變化過程，以及哪些因素會誘發頭痛，治療師才能經由詢問的過程及身體檢查的發現來判定。

廣泛焦慮症引起的腸胃不適與其他腸胃疾病的區別：廣泛焦慮症患者的胃痛、胃腸不適、排便解尿不正常等亦是常見的現象，而且很容易被誤認以為是腸胃或膀胱生病了。患者可留意自己的不舒服與緊張情緒、生活壓力是否有關聯，並在就醫時告知治療師，這亦有助於診斷上的判定。

 ## 可能的病因

什麼樣的原因會造成廣泛焦慮症呢？至今真正的病因依舊不明，但由種種資料顯示，它可能具有多元而複雜的病因。臨床上發現許多廣泛焦慮症患者發病常和心理社會壓力有關，但仍有部分患者發病卻找不到明確的環境因素，而可能與遺傳、生物因子等因素有相互影響（洪國翔、馮煥光，2001），現分別就生物學、心理學、社會文化及遺傳的觀點予以探討。

生物學的面向：意圖解開焦慮症的生理之謎，一直是諸多臨床研究的焦點，這方面的研究所帶來的直接影響，是多種抗焦慮劑及精神病藥物的發明。然而人類的大腦實在無比複雜，至今焦慮症狀的神經化學作用仍然無法被完全解答，我們所知道的仍只是冰山一角而已。由目前神經生物學的腦部造影研究顯示，廣泛焦慮症的發生與額葉皮質及邊緣系統的神經傳導物質失衡有關（Nutt, 2001）。有的理論認為，這是心理衝突引發的生物學變化，有的則認為，這是單純生理作用導致生物學的變化而引起焦慮。

心理學的面向：從心理學的觀點來看，焦慮的成因也因為理論取向不

同，而有不同的解釋。認知學派研究廣泛焦慮症時，將焦點放在認知——說明白一點，就是思考上面。Aikens 與 Craske（2001）認為，焦慮是源自擔憂某件事的過程中所產生的思考扭曲。例如前述案例中吉娜過度的憂慮政治體系改變就一定會帶來生活上的困難，這就是典型的對一件事形成粗略而錯誤的結論。而廣泛焦慮症的患者容易被禁錮在自己深信不疑的錯誤觀點之內，以致於引發許多不必要的焦慮、緊張。行為學派的觀點則認為，焦慮為一種制約反應，例如在海鮮店吃到不潔食物生病的人，以後可能一看到海鮮店便覺得不舒服；或經由模仿學習作用在認知上造成影響，例如小孩子學習到父母的焦慮反應。就精神分析理論而言，將重心擺在早期經驗，也就是患者是因為童年母親的分離或某些失落經驗，導致自我發展不夠健全，長大成人之後自我抗壓性不足而產生廣泛焦慮症（湯華盛、葉英堃，2003）。

社會文化的面向：許多患者其疾病經驗多與長期的工作、生活壓力有關。西方研究顯示：曾經歷過四次或更多負面生活事件（例如丟了工作）超過一年者，其罹患廣泛焦慮症的機會是較少經歷負面生活事件者的九倍（Halgin & Whitbourne, 2003），可見壓力事件對廣泛焦慮症有觸發的作用。國內的學者在廣泛焦慮症的社會文化因素上，也有相關的研究，依據湯華盛與葉英堃（2003）的調查，國中以下教育程度者罹患廣泛焦慮症的機會明顯高於國中或高中以上教育水準的民眾。是否有可能這一群居民接受的教育有限，以致無法因應社會的現代化，也比較拙於應付生活的壓力？這個論點需進一步的研究來確認。

遺傳學的面向：廣泛焦慮症是否有遺傳的可能呢？根據西方家族研究顯示，有高比率的家族遺傳，大概有 25% 的一等血親被影響（湯華盛、葉英堃，2003）。在雙胞胎研究上則提出同卵雙胞胎有一人得廣泛焦慮症時，另一人發病率約為 50%，異卵雙胞胎則為 15%。這些資料也讓人了解

到廣泛焦慮症可能和遺傳有某種重要的關聯性存在（洪國翔、馮煥光，
2001）。

 ## 治療方法

心理治療

　　不同取向的治療學派對廣泛焦慮症的治療有其不同的處遇方式。認知
行為學派的治療目標是，藉由不斷經歷暴露於引起焦慮的事物或環境下，
加上思考上的覺察與學習，來逐漸減少焦慮反應。這個治療取向認為，在
焦慮的情境下病人常會產生「災難化思考」，這是增強廣泛焦慮症的主因
之一。患者常因此有誇大危險程度與低估自己適應能力的情形，因此治療
時會致力於減少患者的災難化思考，亦即幫助患者學會辨別什麼是自己誇
大、扭曲的擔憂，並形成其他合理的、具有建設性的擔心，例如孩子晚了
十分鐘回家，並不意味著他一定就是出了車禍，而可能有其他因素耽擱了。
再者，有些患者常有過分的擔心、過度的焦慮，這是因為他們把自己視為
被動、無助的人，認為自己面對出錯的狀況時一定無法承受，而在事情未
發生時就極為擔憂。因此認知或行為治療師會透過自信訓練來幫助患者建
立自信心、自主權和掌控感（胡東霞譯，2002）。另外，其他治療方法包
括減敏感練習、放鬆訓練等，都是在反覆模擬焦慮情境下，讓患者練習如
何處理應對，以減低面臨實際情境的焦慮。

　　精神分析理論的治療目標則不在消除焦慮，而是提高對焦慮的耐受
力，使案主有能力去經驗焦慮，將焦慮作為一種訊號，進一步去探討產生
焦慮的內在衝突。因為焦慮在生命中很多不同的階段都會出現，只用藥物
去消除這些焦慮，並無法幫助患者去處理這些生命中重要的課題。治療性

會談在了解病人所經歷到是何種程度的焦慮，去處理、了解及面對所處的狀況。

藥物治療

在精神科的處遇上，對於廣泛焦慮症之生理症狀較多的患者，多先施以藥物治療，將急性的壓力伴隨而來的焦慮先恢復到比較合理的程度，讓患者在比較中度緊張的狀態下發揮最大的能力來應變，等到壓力逐漸解除後再減藥。然而，由於廣泛焦慮症慢性、持續性的特質，若單純使用藥物治療，容易讓患者產生濫用、依賴藥物的傾向，反而阻礙他們學習重新整理資源和因應技巧的機會，這是在臨床處遇上需特別留意的地方。

目前普遍用來治療廣泛焦慮症的藥物多為苯二氮平抗焦慮劑（如 Ativan、Valium）及非苯二氮平抗焦慮劑（如 Buspar），這對於患者過度擔憂、緊張、易怒等情形有改善的效果，藥物治療對 60%至 80%的廣泛焦慮症患者有效，但是非苯二氮平需要二至三週才會發揮作用。有時醫師會評估患者的個別狀況，視情形配合抗憂鬱劑，這尤其是針對合併憂鬱症狀的患者。

綜合言之，在廣泛焦慮症的急性期或症狀明顯期，以藥物控制症狀，再加上支持性的心理治療（如情緒宣洩、傾聽、解釋及鼓勵等），特別是對身體症狀的澄清與再保證，協助了解並處理所面對的環境壓力，大多數患者的症狀會得到迅速改善。由於病患通常對於不肯定的感覺特別在意，因此清楚的解釋治療計畫與內容非常重要。當症狀顯著改善且維持穩定後，即應計畫逐步減少劑量。當然對於症狀較為嚴重、易復發及藥物依賴的病患，則需要接受較長期的治療與追蹤。而除了藥物治療外，肌肉放鬆訓練、生理回饋治療以及冥想，對症狀的消除也相當有效。至於性格上的缺陷或

家庭持續性的紛爭導致治療的困難，則需要安排進一步的深度心理治療及家庭治療，才能獲得根本的改善。

 ## 心理衛生教育

積極尋求正確診斷與治療，對症下藥是相當重要的，不過如何自我調適也同樣重要，以下所列是對廣泛焦慮症患者相當有幫助的提醒。

放慢步調：外在緊湊的行為動作常會連帶讓情緒變得容易著急、不耐煩、不安，因此學習把動作、講話、吃飯的速度變慢，放慢腳步，讓心情變得從容一些，將有助於焦慮情緒的預防或調整。

善用肌肉放鬆的練習：肌肉緊繃是廣泛焦慮症患者常有的症狀，嚴重時可能會引發頭痛、全身痠痛等不舒服的感覺；然而一般容易焦慮、緊張的人也常會在身體上產生緊繃、僵硬的感受，因此學習肌肉放鬆的技巧，將有助於提升個人對身體的覺察，並達到放鬆的效果。這個練習的特點是先做肌肉拉緊的動作，再做放鬆的動作，然後感受由緊到鬆的過程，再持續保持這種放鬆的感覺。整個練習分成十個步驟，由額頭、臉部、嘴角……手部……至腳部，拉緊的動作持續約 10 到 15 秒，放鬆的動作則持續約 20 到 30 秒。當中拉緊的動作只是一個輔助的步驟，重要的是去體會肌肉鬆弛的感覺，並持續放鬆的時間。最後熟練時，可以不用再做任何拉緊的動作，整個身體自然就放鬆下來了。身體放鬆相當於製造一個平靜的生理狀態，可以使情緒穩定下來，是很值得練習的技巧。

減少刺激性的飲食：任何能刺激中樞神經系統的化學物質都可能引發焦慮感，像是含咖啡因的飲料（例如茶、咖啡、可樂……）、尼古丁（例如抽菸）等。對大多數人來說，服藥的副作用與使用量有明顯的關係，使用量愈多，產生焦慮的機率就愈大。但是因著每個人的體質不同，有些人

特別敏感，小量使用就容易產生焦慮，有些人卻僅有少量的反應。另外服藥亦可能誘發焦慮感，特別是用以治療氣喘、高血壓，以及常見的減肥藥。因此廣泛焦慮症的患者須特別留意，減少刺激性的飲食或藥物，以免加重焦慮的症狀。

另外有些人會藉著酒精或藥物來麻醉自己，以為這樣就可以抒解焦慮的症狀，其實這都只會使情況更嚴重，不但毫無幫助反而有害健康，所以一定要謝絕一切不良嗜好的誘惑。

延伸閱讀

林珍如（譯）（2000）：M. George 著。**放鬆情緒的 25 種方法**（Learn to relax）。台北市：探索文化。

> 本書提供放鬆情緒的 25 種方法。藉由這些簡單的方法來透視自身的問題，並讓自己的內在和外在獲得更好的控制，包括喚醒自我和知覺、轉變從負面到正面思考的技巧，並有效避開時間和破壞性思想的雙重迫害。

詹佳眞、林家興（策劃）（2001）：**放輕鬆（CD 有聲書）**。台北市：董氏基金會。

> 在忙碌緊張的生活型態下，現代人往往都忘了放輕鬆的真正感覺，也不知道在重重壓力下，怎麼讓自己達到放鬆的境界。「放輕鬆」有聲書是由精神科醫師和諮商心理師共同策劃，提供文字及有音樂背景引導之 CD，介紹腹式呼吸、漸進式放鬆及想像式放鬆等放鬆方法，每個人每天只要花一點點時間練習，就可以坦然處理壓力反應、體會真正的放鬆。

林子堯（2013）：**不焦不慮好自在：和醫師一起改善焦慮症**。台北市：白象。

> 本書作者係精神科醫師，從醫師的角度根據臨床經驗來講解焦慮障礙，包括強迫症、恐慌症、社交焦慮症、特定恐懼症、廣泛焦慮症、創傷後壓力症等。內容介紹這些焦慮症的治療方式，如藥物、放鬆訓練與認知行為治療等。書中穿插趣味插圖，讓內容深入淺出，容易閱讀了解。

第十三章

輕鬱症

「人生不如意事十之八九」，生活中充滿著各種問題、壓力和挫折，容易使人心情不快樂、沮喪。一般來說，這種情緒低落是正常而自然的反應，只要過一陣子，應該能很快的恢復，但是不管怎麼做都不能擺脫這種憂鬱情緒困擾，生活開始有了變化，就值得我們注意，可能罹患了憂鬱症。憂鬱症是一種情感性的疾病，主要分為兩種：一種是輕鬱症（dysthymic disorder）；另一種是重鬱症（major depressive disorder）（將於第十四章介紹）。本章所介紹的輕鬱症是一種長期但症狀較輕的憂鬱症，到底什麼狀況才叫「輕鬱症」？我需要看心理師或醫師嗎？醫療上的定義和診斷標準是什麼？為什麼會得此症？需要做怎樣的治療及預防？這些都是本章要討論的重點，希望能幫助你進一步認識「輕鬱症」。

 ## 案例

案例一

張太太是一位三十多歲的家庭主婦，因為長期以來總是精神不佳、沉

默少言，偶爾對過去自己是養女的身世有些自卑外，先生也習以為常；但這兩、三年多來更是出現食慾不振、晚上也睡不好的現象，看到她總是愁眉苦臉、做事無精打采、無法集中注意力、覺得未來沒什麼希望，漸漸拒絕和先生一起參加應酬、社交活動，遇到事情說不到兩句就哭了，她的先生擔心她繼續這樣下去不好，而帶她去諮詢心理師。

案例二

蔡小姐是一位27歲的單身上班族，經常抱怨心情不好和失眠，這種情形持續兩、三年了。最近因為感情的困擾，覺得很煩，胃口變得很差。蔡小姐和父母住在一起，可是和父母卻無話可說，覺得自己什麼事都做不好，有時候也會擔心常常請假不上班，會影響自己的工作。

案例三

小玟，17歲，對心理師的主訴包括：上課沒精神，沒有活力，對任何事情沒有興趣，一早起來不停的流淚，說什麼也不肯上學。父母對此束手無策，爸爸氣得跳腳，媽媽被搞得不知所措，全家陷入愁雲慘霧。小玟文靜寡言，很在乎學業的表現，因此常造成很大的自我壓力，好在父母能夠坦然面對問題，陪同小玟就醫。目前小玟服用抗憂鬱劑，再加上固定的心理諮商，憂鬱症狀明顯獲得改善，臉上也漸有笑容。

 # 基本認識

症狀表現

一般憂鬱症的症狀可表現在情緒、認知、動作和身體等四方面（如表

13-1），而輕鬱症最基本的特質是症狀緩和、慢性而長期、發病期也比較
早。從以上的案例再對照表 13-1 可發現，張太太可能得了輕鬱症，而且從
早年就開始了，日復一日、年復一年長期的低落情緒已變成生活中的一部
分，因此，輕鬱症有時候又稱為慢性憂鬱症，早期稱為憂鬱型精神官能症。
其實輕鬱症很難準確的判斷出來，有的人可能持續了很多年，才知道自己
得了病。雖然輕鬱症的症狀看起來沒有重鬱症嚴重，但數十年積重難返的
惡劣心情會產生摧毀性的作用，和嚴重的憂鬱症一樣會破壞我們的正常功
能。

表 13-1　憂鬱症可能出現的症狀

情緒	認知	動作	身體
・心情低落	・凡事失去興趣	・遲緩退縮	・胃口減低
・鬱悶	・悲觀消極	・喪失主動興趣	・體重減輕
・悲傷愁苦	・無用的感覺	・逃避一切	・睡眠失調
・沮喪	・做事缺乏決心	・常常坐著發呆	・失去性慾
・焦慮緊張	・無力競爭	・有時整天臥床	・多處疼痛
・沒有滿足感	・難以作出決定	・想尋找庇護	・疲倦衰弱感
・哭泣	・自責	・沉默寡言甚至無	・不能鬆弛
・暴躁易怒	・自覺本身無價值	言或音調低	・心悸出汗
・情緒波動	・記性不好		
	・精神不能集中		
	・有自殺的念頭		

資料來源：韋珊譯（1991）；楊延光（1999）。

流行率

美國精神醫學會（APA, 2013）將輕鬱症和慢性重鬱症合併為持續性憂
鬱症（persistent depressive disorder），統計美國人輕鬱症和慢性重鬱症的
12 個月流行率分別為 0.5% 和 1.5%。流行病學的研究因為調查方法不同，
所得的流行率也不一樣。使用問卷調查診斷方法，調查台灣地區的心理疾

病終生流行率，結果指出：重鬱症為 1.14 %，而輕鬱症為 1.66%；美國使用同樣的方法所得的結果：重鬱症是 5.15%，輕鬱症為 3.26%，台灣的流行率約等於美國的三分之一（楊延光，1999）。台灣與美國在輕鬱症流行率的差異，可能是由於美國人對於就診精神科和心理科比較平常。在台灣，除非憂鬱症狀很嚴重，人們才會鼓起勇氣就診，因此在台灣的輕鬱症患者，有可能隱藏著而未列入統計之中。

 診斷

診斷標準

根據 DSM-5（APA, 2013；台灣精神醫學會，2014），輕鬱症的診斷標準包括下列八項：

1. 幾乎整天都是憂鬱的心情，為期至少兩年，而且憂鬱的日子比不憂鬱的日子還多，可由主觀陳述或他人觀察而顯示（在兒童或青少年可為心情易怒，為期至少一年）。

2. 心情憂鬱時，會出現至少下列症狀兩種：

   ⑴胃口不好或吃得過多。

   ⑵失眠或嗜睡。

   ⑶很疲累或沒有精神。

   ⑷低自尊、看輕自己。

   ⑸注意力減低或很難作出決定。

   ⑹對未來感到失望。

3. 在心情憂鬱的兩年中（兒童及青少年為一年），至少兩個月以上同時符合上述兩個準則。

4. 符合鬱症的診斷標準可能會連續出現兩年。

5. 不曾出現躁症或輕躁症發作,從未達到循環型情緒障礙的診斷標準。

6. 此障礙並非發生於慢性精神病的病程中,也不能由其他心理疾病做更好的解釋。

7. 非由於藥物濫用或一般性的醫學狀況(如甲狀腺功能低下症)的直接生理效應所造成的。

8. 症狀的嚴重程度造成社會、職業,以及其他重要功能的損壞。

區別診斷

輕鬱症與重鬱症:兩者的症狀相似,主要的區別在於症狀表現與功能損壞的程度。輕鬱症沒有明顯的「主要憂鬱期」,也就是說輕鬱症是慢性的、較緩和、發病期也較早;而重鬱症是偶爾發生的、較嚴重、在人生的後期形成(胡東霞譯,2002)。重鬱症可分為輕度、中度、重度的重鬱,一般人容易將輕鬱症和輕度的重鬱症混為一談,在診斷時要特別注意。一個人如果心理憂鬱,但是仍然可以勉強上班上學,比較可能是輕鬱症;如果一個人憂鬱得不吃不喝,什麼都不想動,企圖要輕生自殺,比較是重鬱症。

輕鬱症與心身症:輕鬱症的許多症狀像食慾不振、體重減輕、倦怠、身體疼痛,很容易讓人懷疑生理上生了什麼病,而找內科就醫檢查,尤其我們習慣描述生理的症狀而忽略心理的問題,若身體檢查沒有異常現象,就有可能是憂鬱症狀了。有一些嚴重的身體疾病或長期功能障礙者也有憂鬱傾向,如甲狀腺症、腦瘤、電解質異常,在診斷時要辨別清楚。

可能的病因

和很多的心理疾病一樣，輕鬱症的確切病因還無法確定，但是有一些因素已被認為和這個疾病有關，例如一些遺傳因素可能使人容易得到輕鬱症，但生活中的壓力和不愉快的事件卻是引爆輕鬱症的導火線，所以談到輕鬱症的病因，內在和外在因素都不能忽視。但值得注意的是，因為輕鬱症持續緩慢的悲觀情緒已成為自然的一種生存狀態，所以很難看出它的病理本質，也無法意識到它的危害。

根據Holmes（1997）的歸納，輕鬱症的病因有二：一是心理壓力，二是生理體質。所謂心理壓力包括人際衝突、財務困難、工作壓力等，導致一個人罹患輕鬱症。並且，生活上由於缺乏鼓勵增強，生活中充滿挫折處罰、負面認知思考，以及前途沒希望的感覺等，都會使人覺得壓力重重而形成輕鬱症。

另一個可能的病因是生理體質，特別是指血清素和正腎上腺素兩種神經傳導物質不平衡，也會使人罹患輕鬱症，並出現睡眠、飲食和性功能方面的困難。事實上，輕鬱症最可能的病因是由於心理壓力和生理體質交互影響的結果。

治療方法

治療輕鬱症的方法主要是心理治療和藥物治療，問題是究竟要先選擇心理治療或藥物治療，還是雙管齊下呢？一般而言，凡是憂鬱的原因和症狀的表現屬於生理的、遺傳的、體質的，和生化的憂鬱症，最好優先考慮使用藥物治療；如果憂鬱的原因和症狀的表現屬於心理的、後天的、環境的、人際關係的憂鬱症，最好優先考慮心理治療。如果生理和心理的因素

都有，但是屬於輕微的憂鬱，可以先進行心理治療，治療效果不佳時，再加上藥物治療；如果屬於嚴重的憂鬱，那麼最好心理治療和藥物治療雙管齊下。

輕鬱症是有方法治癒的，一般對憂鬱症的治療主要有生理和心理兩方面，輕鬱症的病因與心理性（反應性）比較有關，所以要重視心理治療，以心理治療為主，運動治療、藥物治療為輔。另外要依病人的需要和偏好來選擇，不管用心理治療或藥物治療，或是多管齊下，要注意的是輕鬱症的治療是長期的，尤其心理治療可能要花費半年，甚至一年以上的時間，要有足夠的時間和耐性，才能達到良好的治療效果。

藥物治療

抗憂鬱劑的使用，如三環抗鬱劑（Tricyclics, TCAs）、選擇性血清素回收抑制劑（Selective Serotonin Reuptake Inhibitors, SSRIs）等，對治療憂鬱症的患者有很大的幫助。最近幾年，雖然美國大多數患有輕鬱症的病人都是接受心理治療，而沒有同時進行藥物治療，也得到不錯的效果，但也有愈來愈多的研究證據顯示，抗憂鬱劑在治療輕鬱症時也有一定的效果（胡東霞譯，2002）。研究指出，患者對藥物的反應率至少有五成以上，而對安慰劑的反應率只有一成左右，且病人一旦停藥，其復發率很高。

心理治療

輕鬱症的心理治療因為治療師對於病因的解釋不同，可以分為三種治療取向：認知治療、行為治療，和心理動力治療。分述如下：

1. 認知治療（cognitive therapy）：能有效治療憂鬱症的各種心理治療中，以認知治療法研究的最多，且在臨床上及研究上都證實療效顯著（楊延光，1999）。其中貝克（Aaron Beck）的認知治療法是以

輕度憂鬱症為治療對象，主要是改變患者對自己和周遭消極、負面的想法，而這些想法就是憂鬱的本質，進而用理性的思考方法來代替原來負面的想法。

2. **行為治療**（behavior therapy）：通常憂鬱的病人常常讓自己陷入孤獨、絕望的情緒中，喪失了快樂的能力。Frances 與 First 在《精神疾病的判斷與預防 I——我需要看心理醫生了嗎？》一書中提到，行為療法要打破這種循環，讓病人參與愉快的活動，透過增強作用，只要病人行動起來，就會發現自己仍然有快樂的能力。所以鼓勵輕鬱症的病人常常做讓自己快樂的事情，如吃東西、看電影、旅行等，會使情緒得到更大的改善（胡東霞譯，2002）。

3. **心理動力治療**（psycho-dynamic therapy）：形成憂鬱症的心理因素，大都與早年不愉快的生活經驗有關，這些經驗形成心理衝突而觸發憂鬱情緒。心理動力治療透過治療關係，提供溫暖、同理的環境，使患者能夠合理的對待失落、失敗等創傷，找回自尊，有能力撫平傷口，而改善長期和短期憂鬱的情緒。

運動治療

大家都知道運動可使人有食慾、睡得好、精神愉快、身體健康，憂鬱症的病人通常都不喜歡動，愈不運動心情就愈低落。養成固定的有氧運動，如慢跑、游泳、跳舞、騎單車等，可以提高心跳頻率，降低憂鬱或預防憂鬱的發生。簡明建（1999）在〈憂鬱症的診斷及治療〉一文中提到：Greist、Klein、Eischen 與 Faris（1996）曾對 18 至 30 歲的憂鬱症成人進行研究，控制組接受傳統的心理治療，實驗組則加入跑步計畫，結果顯示跑步能明顯改善憂鬱症症狀。所以運動對於憂鬱症狀不嚴重的病人（如輕鬱症）是簡單、安全、經濟並有益身體的治療方法。

心理衛生教育

　　輕鬱症雖然症狀較輕，但是慢性而長期的抗戰，往往讓人更累，更容易影響家庭氣氛，所以家人的支持、心理衛生教育就顯得更重要。在美國的一項研究指出，若家庭接受心理衛生教育，經過 9 到 24 個月的追蹤發現，心理疾病再發病的比率明顯降低，可見心理衛生教育對精神疾病治療的重要性（楊延光，1999）。以下針對幾個方面來談輕鬱症的心理衛生教育。

　　給予患者支持性的環境：輕鬱症患者情緒上的低落、沮喪，常會影響到家庭氣氛，造成家庭壓力。如果家人對患者的態度是冷落，甚至責罵，恐怕會讓病情更為嚴重。家庭支持的原則有：

1. 適當的讓病人表達情緒，告訴他們表達情緒是正常的，不管任何不好的情緒都可以被接受，而不會被視為誇張。
2. 鼓勵病人談其困擾的問題，聆聽他們的傾訴，不要反駁或解釋，給予同理，並了解問題的癥結所在。
3. 鼓勵病人找出新的生活方向和做令他快樂的事，或陪著病人一起運動。
4. 若有問題發生，學習換個角度想，尤其往「好處」想，也可以讓病人有好的示範。
5. 關心病人現在的狀況，不要留在過去的包袱，或對未來的不確定擔心。
6. 若懷疑子女或學生得了憂鬱症，家長和老師可以去諮詢心理師或醫師。

　　了解相關疾病並與治療師配合：控制憂鬱症的第一步是「教育」。病人和家屬都需要掌握疾病的病因、症狀、治療方法、是否需要用藥、吃藥有何副作用、觸發憂鬱症的特殊環境是什麼、自殺的風險有多大、如何降低這些風險、真的自殺要怎樣處置，以及有哪些支援團體的相關知識。多跟治療師討論，現實中你了解愈多，就愈能幫助病人；同樣，病人也可以成為疾病的主人，掌握自己的疾病（胡東霞譯，2002）。

　　病人自己可以做的事：有些人沒有治療師的幫忙，也能找到控制憂鬱症的辦法，下列幾個問題是患者可以問自己的（韋珊譯，1991）：

　　1. 當我感到憂鬱時，能夠做什麼事情使自己感到好過一些？一般來說，就繼續去做（酒及其他無益的東西除外）。

　　2. 哪些事情我做了會感到更糟？一般來說，應該避免去做。

　　3. 是否有些事情我認為只要去做，便有好處？如果可行就試著去做。

　　輕鬱症的病人首先要做的事就是要充分的運動、營養的飲食和充足的睡眠。對於睡眠有困難的患者，可以參考本書第十七章失眠症，學習入睡的要領，以便改善睡眠品質。應該避免喝酒、吸菸及濫用藥物，這些東西一旦上癮，會使精神更緊張，而不能減輕壓力。

延伸閱讀

施貞夙（譯）（2003）：A. Downs 著。**別再煩了──擺脫輕鬱症**（The half-empty heart）。台北市：寶鼎。

這是一本深入淺出、饒富洞見的好書，提供讀者簡單、有效的步驟，以克服輕度憂鬱症這種常見、但更常為人所忽略的問題。輕度憂鬱症（low-grade depression）又稱長期煩躁（chronic discontent）或輕鬱症（dysthymia），是求助心理治療師者最常見的問題之一，也是數百萬亟需協助者未被診斷出的問題。心理學家亞倫‧唐斯博士這本書既容易理解又具有開拓性，每一章的說明都讓人深有同感，因此對為輕鬱症這種慢性問題所苦的個人、摯愛他們的親友，以及希望對這問題有進一步了解的心理治療師，都大有幫助。

李開敏（譯）（2003）：C. Irwin 著。**征服心中的野獸──我與憂鬱症**（Conquering the beast within）。台北市：董氏基金會。

這是一本青少年寫給青少年的書，內容生動，包括許多傳神的插畫，非常適合青少年閱讀。作者以病人的角度，描述面對憂鬱症的正確態度與方法。

第十四章

重鬱症

低潮的情緒是生活中不可避免的，然而，若是沮喪的情緒一直持續著未能恢復，就可能是憂鬱症的一種徵兆。重鬱症是一種嚴重的憂鬱症，它會影響你的身體、情緒和思想，它影響你對自己的感覺、對周遭事物的看法以及你的飲食和睡眠。重鬱症並不是一種短暫的情緒低落，也不是個性或意志柔弱的表現，患有重鬱症的人通常無法單憑自己的意志力振作起來。本章將分別說明重鬱症（major depressive disorder）的症狀、診斷與治療，以及相關的資訊。

 ## 案例

案例一

莊先生是一名事業成功的中年男性，公司業務蒸蒸日上，正研擬國外擴廠計畫時，突然遭遇父母親相繼離世的變故，在辦完雙親的葬禮後不久，莊先生的身體開始出現強烈的不適感：胸悶、心悸、頭昏、腹痛腹瀉、失眠、全身無力、倦怠。起初還可以勉強維持工作，並且一邊尋找各科權威醫師診斷治療。莊先生做遍各種複雜痛苦的身體檢查，仍找不出病因且症

狀持續惡化，正是山窮水盡之際，卻收到健保局的敬告函，內容是：貴投保人在各醫院重複做費用昂貴之身體檢查，結果皆正常，健保卡使用次數過多，請愛護健保資源，多運動，保持身體健康，勿再要求重複之身體檢查。接到此信函，無異雪上加霜，只好躺在床上靜靜等死。後來莊先生接受精神科醫師的治療，診斷為重鬱症。

案例二

邱太太是一名中年女性，天生樂觀活潑，常替親友解決心理困擾，是專職家庭主婦，有一個幸福美滿的家庭。先生工作穩定、收入豐厚、愛家疼老婆，有一對健康乖巧的兒女，小兒子今年也考上了大學，在親友眼中，這是個模範家庭。然而，在毫無預警下，邱太太突然變得沉默不語，眉頭深鎖，注意力不集中，全身無力，平日做慣了的家事，卻因不知如何著手而發慌，經常呆坐沉思，或痛哭失聲，平常能幹獨立的她，此時卻無法忍受沒有家人陪伴，變得十分依賴。所幸邱太太的家人觀念正確，想帶她到精神科求診，但是被拒絕。邱太太認為，自己平時為人解惑都有很好的回應，怎麼可能會有自己不知道或解答不了的心理困惑？後來，在家人的安排下，還是到了精神科，在醫師的診斷及解說後，終於接受自己得了重鬱症的事實。

 基本認識

症狀表現

憂鬱症中常見且病情較嚴重的是重鬱症，又稱主要憂鬱症或重度憂鬱症。它發作時整個人都退縮在憂鬱的角落，不吃不喝不能睡，彷彿世界末

日般的痛苦難受，無法解脫，厭世的念頭油然而生。此症分爲輕、中及重度，有些患者可能會出現幻覺或妄想等症狀，且通常是在遭逢重大創傷後，心情跌落谷底，甚至一時萬念俱灰，但如受到良好的治療和照顧，復原的機會也很大。

重鬱症是一種情緒障礙，主要的問題是情緒低落，也會有思想及行爲等其他方面繼發性的變化。重鬱症患者常見的症狀有下列 11 個，其中前八個是屬於心理方面的症狀，後三個是屬於生理方面的症狀：

1. **心情沮喪**：輕度時偶會覺得憂愁，但對於稱讚、聽到笑話或事情順利時仍會有快樂反應。中度憂鬱者，沮喪的感覺比較久，且不會因外來影響而減輕。嚴重者隨時都會有絕望、無助、悲哀或苦惱的感覺。

2. **悲觀、無望**：有些患者家裡常有一櫃子的藥物，都是從醫院診所拿回家就放在一邊未曾服用的。重鬱症患者常有自己走絕路、不會好的感覺。

3. **罪惡感**：有的病人會認爲自己做錯了什麼事，害了大家。有時連十幾年前發生的，當時認爲無所謂的事，卻再翻出來，埋怨自己。而客觀的分析起來，這些病人自認爲是罪不可恕的大錯，大多不過是小事，而且往往都已事過境遷。但是如果要想以理論來說服病人，是不可能的。因爲這些罪惡感，都是隨著低落的情緒而來，不等情緒恢復正常，是不會改善的。

4. **失去自信，低估自己能力**：重鬱症患者往往容易產生自厭的情緒，而且常常轉爲自恨，自覺是個可惡的人，常自認活著只會增加家人負擔而已，不值得再活下去。

5. **失去興趣**：重鬱症患者對任何事都不會覺得有趣，因此也不會嘗試著從事某些活動，不想做任何事。

6. **自殺意念及行為**：重鬱症患者想死的意志很強烈，但沒有力量去執行。少數人甚至列有詳細的自殺計畫。因自殺企圖而住院治療的重鬱症患者，在出院返家初期，治療師和家屬要特別留意和預防自殺的危險性。

7. 在**思考方面**難以作決定、記憶力減退、注意力不集中。常常顯得猶豫不決，缺乏決斷力，不願作任何決定。

8. 在**行為方面**經常出現無精打采、說話與動作明顯遲緩、坐立不安，變得不太想動。嚴重憂鬱症患者有時連起床、吃飯也得強迫。通常到此程度，病人也會拒絕與人交談。

9. **食慾減退**：輕度時覺得東西不如過去好吃，且不會想吃過去愛吃的食物。中度時不想吃飯，過了吃飯時間也不覺得餓。嚴重者一看到食物就噁心，一吃就想吐，體重在一個月內減少達 5%。

10. **失眠**：憂鬱症病人的失眠，通常屬於早醒型，睡是可以入睡，不過很早醒來，醒來後，心情特別壞，再也不能入眠。輕度時，病人早上常在鬧鐘未響之前即醒過來。中度病人常早一、兩個小時醒來，且睡不穩，半夜醒來要等很久才能再入睡。嚴重病人常常每天只睡三、四個小時，有的時候甚至整夜沒睡，即使稍入眠，腦子裡也不斷想事情。

11. **倦怠感**：輕度病人覺得比以前容易疲勞，過去長時間工作也不覺疲倦，現在稍微一動就覺得沒有精力。中度病患一早醒來就覺得疲倦，休息、娛樂或不做什麼事也無法恢復精力，有時稍走幾步或看點書就覺得全身無力，無法繼續下去。嚴重的病患整天累得不想動，如果旁人不勉強他，有時連穿衣服、把手舉起來的力氣也使不出來。

流行率

　　美國重鬱症的 12 個月流行率是 7%，重鬱症好發於青壯年齡層，18 至 29 歲族群的流行率約是 60 歲以上族群的三倍，女性是男性的 1.5 至 3 倍（APA, 2013）。在台灣，葉英堃等人（Yeh, Hwu, & Lin, 1995）統計約有 30%之人口可列入精神疾病之診斷，其中每年因憂鬱症狀就醫之人數約 50 萬人，社區憂鬱症的比例高達約 6%。另外，成大精神科使用由楊明仁醫師所發展的「台灣人憂鬱症量表」進行校園憂鬱症篩選，施測結果顯示，有 21.9%的受測者出現憂鬱症的傾向（楊明仁、施春華，2001）。

 # 診斷

診斷標準

　　根據 DSM-5（APA, 2013），重鬱症的診斷標準包括下列五項：

　1. 符合下列九項症狀中的五項以上，且症狀必須持續二週以上：

　　⑴幾乎每天心情都非常惡劣。

　　⑵幾乎對每件事或活動喪失原有的興趣。

　　⑶因胃口的改變而造成體重明顯的下降或增加。

　　⑷幾乎每天失眠或睡得太多。

　　⑸心智反應變得焦躁或遲緩。

　　⑹易感到疲累且失去活力。

　　⑺對許多事情變得沒有信心，甚至有罪惡感。

　　⑻思考能力減退，且注意力無法集中。

　　⑼有自殺傾向及企圖。

2. 不符合躁鬱症的診斷。

3. 症狀嚴重的程度造成社會、職業或其他功能的損壞。

4. 症狀不是由藥物或生理疾病所引起的。

5. 症狀無法以其他心理疾病做更好的解釋。

與輕鬱症的區別診斷

輕鬱症是另一種較不嚴重的憂鬱症，這些長期而慢性的憂鬱症狀，雖不會使生活、工作停擺，卻讓人心情低落、提不起勁。本質上與重鬱症有很大的不同，主要的特點是長期慢性輕度憂鬱，通常是持續兩年以上，它所影響的社會職業功能不若重鬱症發作時那麼嚴重。在經年累月的慢性輕鬱中，憂鬱心情的日子比正常心情時還要多，同時可能合併有下列其中兩項或多項的問題：吃不好、睡不好、疲憊無力、低自我價值、認知專注力差、日子感覺無望。輕鬱症乃指較輕微但較長期的憂鬱，憂鬱的期間在成人須達兩年，兒童青少年則須達一年，其病人比較少嚴重的身體症狀。相對的，重鬱症的表現方式比較是短期的、嚴重的，重鬱症發作時往往吃不下、睡不著，情緒極度低落，無法上班或上學，生活功能嚴重損壞，甚至會有自殺的行為，通常需要盡快就醫。

與躁鬱症的區別診斷

躁鬱症包括情緒低潮期（鬱期）及高亢期（躁期），其情緒的轉變是緩慢、逐步的。一個人的心理反應有時是非常多變的，從躁鬱症的發病狀況便能證實。躁鬱症會出現輪替且週期性的躁症及鬱症。通常會先有躁症，患者在數日內病情便會升高，甚至達數月之久；而後會出現鬱症，鬱症的發病期間通常較躁症長。患者的情緒會在某段期間出現上述的憂鬱症狀，但是過了一段時間後會突然變得情緒非常亢奮，他們會不斷的跟你說話且

似乎停不下來，他們會自我誇大或以天馬行空的方式表達，有些人則希望得到他人的特別注意，因而在工作及學業上不眠不休的爭取名次及榮耀。在全心投入下，通常睡眠三個小時即已足夠，而在過度投入的過程中，完全不顧不良的後果，像買一大堆東西送人、請客或從事高風險投資等。躁鬱症大多在 30 歲前後發作，男女罹患人數相近。相對的，重鬱症患者可在任何年齡發病，女性罹患率高於男性，而且從來沒有躁症發作的病史。

 ## 可能的病因

重鬱症的病因很複雜，有興趣的讀者可以參考《梅約憂鬱症小百科》（*Mayo Clinic on Depression*）（賴孟泉、林育如譯，2005）一書，以下簡述引發憂鬱症可能的三大因素：

1. **神經生物因素**：因腦內神經傳導物質不平衡，大腦中的神經化學物質失去平衡，主要是血清素及正腎上腺素兩種。

2. **遺傳因素**：遺傳機率高，一般而言，一位重鬱症的患者，其一等血親得此病的機率是常人的 2 至 10 倍。

3. **社會心理因素**：某些性格悲觀或缺乏信心者，也較易有憂鬱症狀。人格特質以完美主義及依賴性的人格特質較易罹患憂鬱症。此外，憂鬱症發病部分與外在環境壓力有關，例如失去所愛的人、生活上的變故、創傷經驗等；孩提時的創傷經驗；負面的生活事件，如失業、負債、失去親人、身體重大疾病等；挫折的人際關係，如婆媳不和、夫妻衝突、親子問題，以及被朋友背叛、出賣等各種環境中所發生足以影響個人的重大事件。

治療方法

藥物治療

生物醫學理論認為，重鬱症的成因是因為血清素和正腎上腺素兩種神經傳導物質的活動量過低所致，因此，藥物治療的目標，便是在於平衡血清素和正腎上腺素不足的問題。

治療重鬱症的抗憂鬱劑主要有三大類：第一類是三環抗鬱劑（TCAs），包括 amitriptyline 和 imipramine，它們可以避免正腎上腺素和血清素的神經傳導物質再度吸收，因而減輕了憂鬱症狀；第二類抗憂鬱劑是單胺氧化脢抑制劑（MAO inhibitors），如 Nardil 和 Parnate。它們之所以能夠有效治療憂鬱症，是因為它們可以抑制單胺氧化脢，這個酵素負責阻斷正腎上腺素；第三類抗憂鬱劑是選擇性血清素回收抑制劑（SSRIs），包括 fluoxetine、trazodone、amoxapine 等。它們的作用是特別針對血清素，可以保留較多的血清素，以免再度被吸收，而使血清素不足。

使用藥物治療重鬱症，難免會有一些副作用，前述三大類抗憂鬱劑當中，三環抗鬱劑的副作用包括：嗜睡、頭暈、無力、視線模糊、體重增加、低血壓、依賴等。單胺氧化脢抑制劑則對於飲食有特別的禁忌，例如服藥期間不可食用乳酪、醃製品，以免血壓會升得很高。選擇性血清素回收抑制劑的副作用類似三環抗鬱劑，但是副作用比較少。目前新型抗憂鬱劑不僅療效佳，副作用也少，有助於改善重鬱症患者的服藥意願（杜仲傑等譯，2002）。

服藥須知

　　由於目前醫學上尚無有效方法來評估憂鬱症患者是哪一種神經傳導物質出了問題，因此醫師用藥必須靠經驗，並綜合患者主訴症狀和藥物反應等給藥。有時候藥物要十天至六星期才會產生效果，因此民眾就醫時，一定要與醫師配合用藥，特別是憂鬱症是一種跳躍式痊癒，用藥到某一個階段，患者就會顯著改善，在未見效果之前，不要任意停藥或換醫師，因而延誤治療時機。

　　接受藥物治療的重鬱症患者對於藥物的使用應有下列的心理準備：1.藥效可能要二週以上才會出現，患者須依醫師處方耐心服用；2.持續門診，規則服藥，有疑問應與醫師討論，症狀改善後仍須規則服用一段時間，太早停藥易再發病；3.常見的副作用有：口乾、便秘、排尿困難、視力模糊、心跳加快、嗜睡或姿勢性低血壓等，新一代抗憂鬱劑的此類副作用較少亦較輕微。

心理治療

　　關於重鬱症的心理治療，主要有心理動力治療、行為治療和認知治療三種治療取向。由於在心理疾病的治療上，這三種取向各有特色，因此治療師會根據患者的問題類型與個人專長提供適合的治療。

　　重鬱症的治療方法分為藥物治療和心理治療，究竟兩者的效果哪一個比較好？以及是否可以合併使用的問題說明如下。在幫助患者處理生活壓力、社會功能和人際關係等問題上，心理治療比藥物治療有效。在降低憂鬱的感覺和預防憂鬱症復發方面，藥物治療比心理治療有效。換句話說，心理治療的長處在於改變認知和行為，藥物治療的長處在於改變情緒。

　　由於心理治療與藥物治療對於重鬱症有不同的作用，因此，對於比較

嚴重的憂鬱症，合併心理治療和藥物治療自然是一個合理的選擇。關於憂鬱症的治療，目前專家的共同看法是：

1. 憂鬱症是可以治療的，而且治療的方法有很多種。

2. 對於輕度和中度的憂鬱症，心理治療和藥物治療都有效。

3. 心理治療在降低生活壓力和問題解決上是比較有效的。

4. 對於重度憂鬱症，合併心理治療和藥物治療是比較有效的（Holmes, 1997）。

 ## 心理衛生教育

治療師實施心理衛生教育的時候，應該包括患者和家屬：針對患者的部分，主要在教導患者如何自我照顧，以及如何預防憂鬱症的復發；針對家屬的部分，主要在教導家屬如何陪伴與照顧患者，如何提供患者一個支持的社會環境，以及家屬如何自我照顧。

憂鬱症的預防之道

患者可以參考以下的建議，學習有效預防憂鬱症的復發：

1. **降低生活壓力的來源**：個人平日應積極發展自我強度、自我調節的能力，勇於求助，不要單打獨鬥，能尋求支援，以減少憂鬱的發生。

2. **建立社會支持網絡**：宜擴展自己的人際關係並建立良好的家庭關係，讓自己擁有充足的社會資源，一旦面臨挫折與困難時，才不致於求助無門。

3. **使自己保持適當的忙碌**：讓自己適度忙碌，生活有所重心，而不是無所事事，沒有存在的價值。

4. **不為小事煩惱**：過多的煩惱只會增添自己的負面情緒，應多轉移注意力到使自己快樂的事情上。

5. **不憂慮過去的事**：心神若都專注在過去的事件上，則會影響目前的生活，過去的不愉快成了心理的負擔，只徒增自己的情緒更加低落。

6. **學會接受不可避免的事實**：對於已經發生的事實，若是無法避免或改變時，與其難過憂鬱，倒不如努力學習面對及接受它。

7. **坦然面對病情**：面對疾病宜及早接受治療，而不是消極逃避，若能坦然面對，反而能及早治療且有助於病情的減輕。

家屬如何協助及照顧病患

對家屬而言，最重要的是認識憂鬱症的臨床表現，因為錯誤的認知可能導致嚴重的後果。作為家屬，最要緊的是讓病人獲得正確的診斷，一旦診斷確定，家屬應該積極的替病人尋求最有效的治療，包括門診或住院治療。家屬不宜在病患生病期間追究太多問題，最好讓他專注於一些他也認為合理，且有興趣的事情上，而不要讓病人從事複雜或花腦筋的事，最好鼓勵他從事體力活動或運動。最後家屬可以尋求更多的醫療和社會資源來幫助患者。

有些人對心理治療反應良好，有些人則對抗憂鬱劑的治療反應良好，更有些人適合兩者併用來治療。藥物可使症狀較快得以解除，而心理治療則有助於學習更多有效的方法來處理生活上的種種問題。一般而言，重鬱症最好先從藥物治療開始，等到症狀減輕時再加上心理治療。另外有些憂鬱症的發生與家庭有很大的關係，家族治療對此類患者也有一定程度的幫助。

面對「重鬱症」患者，我們該怎麼辦？

從許多罹患重鬱症復原的個案來看，親友與家庭的耐心關懷與支持，是絕對的關鍵因素；如果家人對患者的體諒與照顧不夠，有不少的重鬱症患者可能會轉化為慢性化的重鬱症，屆時治癒的可能性便相對降低。

重鬱症患者內心必然有許多鬱悶，亟需作情緒上的宣洩，所以親友應盡量幫助患者宣洩悲傷的情緒，鼓勵患者將心中的苦悶說出來，讓他盡情哭泣；哀傷的人在痛哭後心情便能舒坦。如無法自行為患者輔導，可尋求心理諮商專業人員；此外，目前抗憂鬱的藥物也能在短期內改善重鬱症的病情，所以一旦有重鬱症的現象，應尋求醫師的協助，此症愈早治療與預防，有助日後病情的穩定及避免再次發作。另外，對有自殺傾向的患者應加以特別的關照。較嚴重的患者可依醫師指示做電擊治療，目前此法已改善許多，幾乎沒有安全上的疑慮，短期治療效果頗佳。

 # 社區資源

和憂鬱症有關的保健資源，相對於其他心理疾病，可以說相當豐富，患者和家屬可加以了解，並尋求這些社區資源來幫助自己和家人。根據筆者所知，目前從事憂鬱症防治的知名民間機構如下。

財團法人董氏基金會

董氏基金會設有心理衛生組專責憂鬱症防治的宣導與教育，提供憂鬱症宣導有關的服務包括：1.每年在 10 月份舉辦憂鬱症篩檢日活動；2.出版憂鬱症宣導手冊、單張、海報；3. 出版憂鬱症防治書籍；4.出版憂鬱症宣導短片，如「十七歲的冬天」、「下一次的微笑」、「當旋律再起」、

「記錄」，以及「黑潮」等；5.校園憂鬱症宣導活動等。

台灣憂鬱症防治協會

協會成立於 2002 年，為依法設立之非營利的社會團體。創立的宗旨是：推動台灣憂鬱症和相關疾病之防治及心理健康促進之工作及研究發展，聯繫會員情感並與國內外憂鬱症防治相關團體聯繫及合作。服務的內容包括：1.推展憂鬱症防治相關心理衛生工作及研究；2.舉辦憂鬱症防治之學術性及教育性訓練；3.出版憂鬱症防治雜誌及刊物；4.參加國際間憂鬱症防治有關工作；5.接受有關機構之委託，辦理憂鬱症防治相關事項；6.其他與憂鬱症相關之防治工作之指導、監督。

延伸閱讀

蔡香蘋、林家興（2003）：**說是憂鬱太輕鬆**。台北市：董氏基金會。

> 　　本書主要內容是「生活調適愛心會」理事長蔡香蘋所撰寫的八位憂鬱症患者面對憂鬱症艱辛的心路歷程，再由心理師林家興教授針對八位患者頻頻提出的問題加以回應。本書不僅適合專業人員、患者及其家屬閱讀，更是為一般社會大眾而寫，有助於提升民眾對於憂鬱症深刻的了解。

許佑生（2002）：**晚安，憂鬱——我在藍色風暴中**（增訂版）。台北市：心靈工坊。

> 　　本書是寫給兩種人看的：第一，希望幫助跟我同樣深受憂鬱症折磨的讀者，打開暗室的一扇窗，讓他們更了解自己復原中的身心，找到「曬太陽的方法」；第二，希望提供給憂鬱症患者的家人、朋友，有一面觀察的鏡子，針對他們關心的對象，知道怎樣從旁協助。除此之外，寫作本書，對我也是一種治療與救贖。後來，我漸漸發現與憂鬱症的關係不必然是「作戰」，畢竟硬碰硬，只會是自己的一副血肉之軀吃虧。因此，我在寫這本書的過程中，深刻體認到正面迎擊它，不如側面跟它作朋友（摘自作者對本書的介紹）。

劉玉璞（2005）：**打開心飛——一位重度憂鬱者的心路歷程**。台北市：東佑文化。

> 　　本書作者是一位影劇界明星，也是一位教會師母，本書分享作者罹患重度憂鬱症的經歷，特別是患者發病期間內心的痛苦與無助，以及家屬與患者相處的經驗談。

第十五章

躁鬱症

躁鬱症（manic depressive disorder）是一種雙相情緒障礙（bipolar disorder），又稱情感性精神病，是指患者在生病的過程中，會出現憂鬱和狂躁的症狀。這是一種經過治療後，容易控制的心理疾病。本章將分別說明躁鬱症的案例、症狀、診斷、治療，以及相關的心理衛生資訊。

 ## 案例

案例一

對於一位就讀國立大學電子系一年級的學生而言，志清實在很特別。原本沉默寡言的他，近一個月來整個人都變了，史無前例的，他以大一新生的身分執意競選宿舍管理委員會主席，除此之外，他更樂善好施、馬不停蹄為同學跑腿服務，舉凡買便當、借參考書、協助社團活動之海報製作及宣傳工作，甚至連較冷門的政黨社團也全力以赴，讓別人搞不清楚他是學校的學生還是社工。更怪異的是，原本害羞內向的他，現在一說起話滔滔不絕、口若懸河，甚至主動且同時追求數名異性同學，並對外宣稱彼此已到論及婚嫁的地步，令同學尷尬不已。他平日工作到三更半夜，睡一、

兩個小時即起床，並告知同寢室的同學，他未來要投資數十億元於半導體工廠。室友們不堪其擾，向學校反應，於是校方說服其家人將他帶至醫院就診。

回顧志清的求學歷程並不順利，高一下學期曾有長達數個月的情緒不穩定、食慾減退、體重下降、注意力無法集中、做事猶豫不決、記憶力不佳、體力不濟、全身倦怠、成績明顯的退步、心情鬱悶並有持續的自殺意念，其理由為對未來沒有希望，念不好書，愧對父母及整個家族，不如以死謝罪。當時父母以為是功課壓力過重所致，那年期末考因好幾科考試不及格，而被留級重讀一年；但暑假過後，上述現象自然消褪一直至高中畢業，並沒有再發生學習或行為上的障礙（楊延光，1999）。

案例二

顏先生，20歲，有躁鬱症的病史，平常固定在門診看醫師拿藥吃。有一陣子，他停止來看醫師，也不再吃藥，結果病情又惡化了，例如每天只睡一、兩個小時，精神顯得非常亢奮活躍。躁症發作時，顏先生不認為自己生病，並且積極從事一些不切實際的計畫，例如辭掉工作去度假。顏先生在接受心理治療時，堅持認為他精神很好，不需要吃藥。過沒多久，顏先生就被哥哥送去醫院，接受住院治療。為了了解顏先生的病情，以及保持良好的治療關係，我決定去醫院看他。主治醫師告訴我，顏先生的狀況很不好，精神混亂、自言自語、滿腦子想的都是性方面的事情，甚至在病房裡當眾自慰。顯然他精神崩潰的病情，需要住院一段較長的時間（林家興，1996：216-230）。

基本認識

臨床表現

　　躁鬱症患者初次發病，大都先以鬱症表現，接著會經歷多次躁期與鬱期。然而臨床經驗中，初次住院被診斷為躁鬱症患者，大多是躁症發作。這一方面常是因躁期有許多干擾或破壞的行為，家人受不了患者暴躁不安、晚上不睡覺、到處亂跑、亂花錢、滔滔不絕地大談不切實際的事、不斷招惹事端，甚至攻擊別人，而不得不帶病人就醫。相對的鬱期發作時，非嚴重到不吃不喝或自殺行為，常常會被當成內科疾病在門診追蹤治療。另外據統計，約有 10%至 20%患者，一生中僅呈現躁症發作，而未有鬱期出現（李世雄，2002）。

病程

　　躁鬱症通常在 20 歲左右發病，但是也有少數人在青春期或 50 歲才發病。患者通常在發病和前往治療之間有許多年的延誤，也因此造成患者在人際、課業和社會功能方面的重大影響。躁症的發作通常比較突然，數天之間躁症症狀就會顯著出現，躁症往往在心理社會壓力之後發生。和鬱期相比較，躁期通常較短，持續約數週至數月。在躁鬱症的患者當中，約有 50%至 60%的人，鬱期緊接著在躁期之前或之後發作（APA, 2000）。

　　躁鬱症是一種很容易復發的心理疾病，再發率大約 90%。復發的原因主要是沒有依照醫囑服藥，其次是生活壓力太大，有一部分是因為改變時差、改變睡眠時間表，或熬夜所引發的。在兩次發病之間，多數患者的功能可以回復到接近正常的程度，在治療之後，大約 20%至 30%的患者則繼

續表現情緒不穩定的症狀。學習如何自我照顧以預防復發，是患者很重要的功課。

躁鬱症病人的預後如何呢？單純以躁症表現的病人，預後常較躁症、鬱症交替出現者爲佳，另外，發病時持續時間較短，或發病較晚，較少出現自殺想法，較少並存其他精神科或內科疾病者，這些因素皆傾向於有較佳的預後，而在長期追蹤顯示，約近一半的病人會終生反覆發病，但是在病情控制後，通常能維持良好的人際關係及職業功能。

流行率

根據 DSM-5（APA, 2013），典型躁鬱症 12 個月的流行率是 0.6%；輕躁鬱症 12 個月的流行率是 0.8%；循環型情緒障礙的終生流行率是 0.4%至 1%。

台灣早期的社區調查以病患的個案做調查，指出躁鬱症的盛行率爲千分之 0.7，15 年後的追蹤調查，躁鬱症的盛行率爲千分之 0.5，台灣的盛行率約等於美國的三分之一（楊延光，1999）。

 # 診斷

症狀

躁鬱症的症狀因爲發作的階段不同，而有不同的症狀。多數躁鬱症患者在生病的過程中，會經歷躁期和鬱期。所謂躁期是指，患者在這個階段會呈現下列症狀，至少連續一週之久：

　　1.極端興奮、精神高昂或煩躁的狀態。

　　2.誇大的自尊、自信或自大。

3. 睡覺的需要大大減少。

4. 說話滔滔不絕，停不下來。

5. 意念飛揚。

6. 注意力不集中，容易分心。

7. 判斷力失常，逞一時之快而犯錯，如亂買東西、隨便與人發生性關係、亂把錢或東西送人、賭博等。

患者在鬱期的時候，所表現的症狀和憂鬱症很類似，因此有可能被誤診為憂鬱症。為了做好正確診斷，治療師對於憂鬱症患者，需要進一步詢問患者是否有過躁症發作的病史，如果患者有躁症的病史，那麼正確的診斷應該是躁鬱症。不過，躁鬱症通常因為躁症發作而被診斷出來的比例比較多。

診斷標準

躁鬱症的診斷主要在於，評估患者是否曾經或目前正出現躁症和鬱症的症狀。關於鬱症的診斷，讀者可以參閱本書第十三章和第十四章。

躁症發作定義為，在清楚的一段時期內，情緒異常且持續的具有高昂的、誇大的或易怒的心情。躁鬱症的診斷標準，需符合下列的準則（APA, 2013）：

1. 這段異常心情的時期須持續至少一星期（若達必須住院治療的程度則可較短）。

2. 情緒障礙需伴隨下列的症狀中至少四項：

⑴膨脹的自尊心或自大狂。

⑵睡眠需求減少。

⑶不能克制的一直說話。

⑷意念飛揚。

(5)注意力分散。

(6)生活上、工作上、學業上，或性關係上的活動量顯著增加。

(7)過分參與極可能帶來痛苦後果的休閒娛樂活動。

3. 情緒障礙相當嚴重而造成社會或職業功能的顯著損害或必須住院。

4. 情緒障礙並非某種藥物或生理疾病所造成。

區別診斷

躁鬱症可以細分為幾個類型，分述如下：

1. **躁鬱症**，又稱「第一型雙相情緒障礙」（bipolar I disorder）：這是指典型的躁鬱症，患者出現的症狀包括典型的躁症和重鬱症，或只單純出現典型的躁症。躁鬱症第一型是在診斷上最不具爭議性的，同時它也是最被廣泛研究的一型。

2. **輕躁鬱症**（hypomanic depressive disorder），又稱「第二型雙相情緒障礙」（bipolar II disorder）：患者出現的症狀包括輕躁症和重鬱症，或只單純出現輕躁症。躁鬱症第二型近年來被認為應該比以往所相信的更為普遍，尤其是在年輕人中，所以憂鬱症患者都應該經過篩選，看是否是躁鬱症第二型。

3. **循環型情緒障礙**（cyclothymic disorder）：患者出現的症狀包括輕躁症和輕鬱症，這些症狀都不符合典型的躁鬱症和重鬱症的診斷標準，而且持續至少兩年，如果是兒童青少年則至少持續一年。循環型情緒障礙可能一輩子都表現出相同的症狀，而不會演變成典型的躁鬱症。

可能的病因

　　為什麼會患有躁鬱症這類疾病呢？比較被學界接受的三種病因假說是：遺傳假說、神經傳導物質假說，以及離子活動假說。但是這三種病因可能以交互作用的方式在影響躁鬱症的發作和症狀表現。也就是說，一個人的遺傳基因、生物化學，以及環境因子，都在躁鬱症的發作及預後上扮演了相當重要的角色。

　　根據遺傳的研究，患者的一等親罹患躁鬱症的機率是 4% 至 24%，是一般人的 5 至 10 倍（First & Tasman, 2004）。所以躁鬱症患者的手足和子女有較高罹患躁鬱症的比例。

　　在神經傳導物質假說方面，有學者認為血清素的活性低，再伴隨正腎上腺素的低活性，會導致憂鬱症；血清素的低活性，再伴隨正腎上腺素的高活性，則會導致躁狂。在離子活動假說方面，有學者主張躁鬱症患者的神經元細胞膜有缺陷，導致離子不當的輸送，以致於引起神經元太容易激發（造成狂躁），或抗拒激發（造成憂鬱）（林美吟、施顯烇譯，2004）。

　　雖然躁鬱症的病因有許多理論和假說，筆者認為躁鬱症主要的病因以生物學的病因為主，因此在治療上也是以藥物治療為主。有些躁鬱症患者的家屬以為躁鬱症必然是與情感受了什麼創傷有關，其實不然。家長的錯誤管教方式與不好的家庭環境和病因也沒有關係，如果有關係的話，管教方式和家庭環境只是惡化原有的症狀，而不是主要的病因。

治療方式

First 與 Tasman（2004）統整目前治療躁鬱症的方式如表 15-1。傳統上，躁鬱症的治療通常分為急性治療和維持治療，躁鬱症急性發作的時候，通常需要急性治療，必要的時候需要接受住院治療。一旦躁鬱症的症狀緩解穩定之後，患者還需要繼續接受維持治療，患者不可未經醫師同意自行中斷治療。

表 15-1　躁鬱症的治療方式

治療方式
1. 急性治療 vs. 維持治療
2. 生理治療 vs. 心理治療
3. 治療的層級
(1)住院治療
(2)日間留院治療
(3)門診治療
4. 治療目標
(1)症狀改善
(2)功能改善
(3)改善病人因素
a. 疾病管理技巧
b. 生理與精神上的共病

生理治療通常是指藥物治療，有時候包括電擊治療、光線治療等；心理治療則包括個別心理治療、家庭治療、團體治療，以及職能治療等。醫師通常會視患者的需要提供醫療上的建議和安排。由於躁鬱症是一種容易復發的心理疾病，因此筆者建議患者在接受藥物治療期間，最好也同時能

接受心理治療，學習疾病管理的技巧，家屬可以接受家庭治療或家屬訓練，以便學習照顧患者的適當技巧。

躁鬱症的治療層級可以從門診到住院都有可能，這是因為躁鬱症的本質是急性發作的時候可以非常嚴重，甚至有脫離現實的現象，或傷害自己或他人的危險性，因此需要住院治療。躁鬱症緩解以後，患者的功能可以恢復得很好，但是仍然需要持續的接受門診治療。

醫師和心理師在治療躁鬱症患者的時候，會根據患者的症狀和功能狀況提供協助，包括透過藥物治療來控制症狀，透過心理治療來學習認識疾病和自我照顧。由於躁鬱症是終生的疾病，患者需要學習自我照顧，以及與自己的醫師長期合作，才能夠免於躁鬱症復發而影響生活的品質。

心理治療

躁鬱症的病程具有起伏陣發性之特點，在急性期發作的過程，由於病人現實感不佳、認知功能受損，單獨實施心理治療或家庭治療的效果很差，等到患者的症狀緩解之後，再安排心理治療或家庭治療則效果會很好。換句話說，心理治療對於急性發作的躁鬱症患者比較沒有效果。

躁鬱症是一種慢性的心理疾病，因此患者需要長期的復健，也需要家人的長期協助和支持。躁鬱症患者要避免在病情急性發作時慌亂投醫，但病情一穩定之後，更要了解長期追蹤治療的重要性。教導患者及家屬和自己的精神科醫師建立長期的醫病關係，是很重要的事情；生病的時候固定看同一個醫師是治療的上策，因為這位固定的醫師對你有長期的了解和照顧，在你急性發作的時候，最能夠幫上你的忙，快速減輕你的症狀和痛苦。

躁鬱症的急性控制和治療雖然主要依靠藥物治療，但是心理治療和家屬訓練也不可缺少。躁鬱症的心理治療通常著重於引起生活困擾的壓力調適，有助於提供患者及家屬情緒支持、教育、應對技巧、監控症狀和治療

的持續。心理師擔任心理治療的工作，經常要扮演多種角色，包括作為患者的心理治療師、個案管理師、生活諮詢師、家庭衝突調解員，以及症狀病情的監控員等。心理師的工作主要是在維持患者的功能、預防患者的疾病復發，以及幫忙患者有良好的生活適應等。

藥物治療

傳統治療躁鬱症的藥物是使用鋰鹽，此一藥物對於典型的輕躁或躁症發作具有不錯的療效，並且可以預防再發，但對於混合發作和快速循環的躁鬱症的治療和預防效果則不如另兩種情緒穩定劑：帝拔癲（Depakine）以及癲通（Tegretol）。少數困難治療的病患尚需合併使用鋰鹽及帝拔癲或癲通。茲就治療躁鬱症常使用的藥物做一說明：

1. **鋰鹽**（Lithium）：目前躁症的藥物治療以鋰鹽為主，但是對於急性發作的患者，常需合併其他的精神科藥物，如benzodiazepine及抗精神劑為輔。通常有「躁鬱症家族史且家族中對鋰鹽反應良好」、「患者先前對鋰鹽反應良好」、「發病程序為先躁症後鬱症者」，以及「單純但不嚴重的躁症」的患者對鋰鹽治療反應較佳。通常「曾多次發病」、「快速循環或躁鬱共存」、「同時有酒精或物質濫用」的患者對鋰鹽治療反應較差。鋰鹽本身能夠減低神經傳導功能，具有安定情緒之作用，一般認為，使用鋰鹽可達 70%左右預防復發的效果。若是兩年內發作二次以上，則考慮長期服用鋰鹽，在考慮服用鋰鹽之前，通常會先檢查腎、甲狀腺功能。有腎功能障礙或嚴重心臟病患者不適合用鋰鹽治療，初期服用時常會有手顫抖、口渴、噁心、腹部不適、稀便等副作用，這些在服用鋰鹽持續一段時間後往往會自行改善。而長期服用鋰鹽有時造成輕微甲狀腺腫大，必要時可服用甲狀腺素，有些患者則有口齒不清、嗜睡、

嘔吐、暈眩或腹瀉的情形出現，須考慮到是否為血中鋰鹽濃度過高
所引起的中毒現象，須緊急送醫。鋰鹽的副作用是造成患者不願意
繼續服藥的主因之一，尤其是在治療的初期。鋰鹽的副作用常見的
有：認知障礙、顫抖、疼痛、肌肉無力、體重增加。長期服用鋰鹽
可能影響甲狀腺和腎功能，所以使用鋰鹽的患者必須定期追蹤，以
及定期抽血檢查血液中鋰鹽的濃度。

2. **帝拔癲**：這是一種較新使用，但和鋰鹽一樣有效的藥物，尤其是針
對「急性躁症發作」、「快速循環或躁鬱共存」、「同時有酒精或
物質濫用」的患者。和其他情緒穩定劑相比，帝拔癲有較少的藥物
交互作用，但是在急性鬱期發作時，帝拔癲未被證實具有療效。

3. **Carbamazepine**：對於「急性躁症發作」和「躁鬱共存」的患者較
為有用，但一般而言療效並不如鋰鹽。Carbamazepine 通常作為鋰
鹽的替代藥物。

鋰鹽服藥須知

1. 雖然服用鋰鹽有不少的副作用，但只要在醫師的指示下服藥，安全
性並不差，與「放任疾病惡化」相比，服藥還是一種較佳的方式。

2. 服用鋰鹽，通常需要十天才會看到效果。

3. 為了安全起見，急性躁鬱症患者應送醫院接受住院治療。

4. 為了預防再發病，患者在症狀消除之後，應繼續服藥。患者如果想
要停藥，應該和自己的醫師經過充分討論之後，再以漸進的方式慢
慢停藥。

5. 鋰鹽的有效劑量和有毒劑量很接近，患者應按醫師的指示服藥，並
且定時接受抽血檢查，以確定血液中鋰鹽維持在有效的濃度之間。

6. 鋰鹽長期服用不會上癮。

心理衛生教育

　　躁鬱症的治療方法主要是藥物治療，但是心理衛生教育也扮演很重要的角色，針對患者與家屬，治療師可以提供下列相關的心理衛生教育的重點：

1. 透過衛教協助患者和家屬認識躁鬱症不治療的後果，提升就醫的動機，積極參與治療計畫。

2. 教導患者和家屬成為躁鬱症的協同管理者，因為躁鬱症基本上是一種慢性疾病，必須長期接受藥物治療，患者與家屬需要懂得自我健康管理。

3. 教導患者和家屬躁鬱症的生物基礎、環境壓力的影響，以及躁鬱症的病程和預後。

4. 教導患者和家屬有關藥物治療的作用和副作用、藥物治療的目的，以及培養遵循醫囑的習慣。

5. 教導患者和家屬有關疾病復發的預防，以及生活壓力的因應技巧等。

▌▌▌▌ 延伸閱讀

李欣榮（譯）（1998）：K. R. Jamison 著。躁鬱之心（An unquiet mind）。
台北市：天下文化。

> 身為精神醫學界國際知名的頂尖學者，作者卻因躁鬱夢魘陷入情緒之苦。在專業醫術與隱藏病情之間，她選擇坦誠面對，將自己與躁鬱症奮戰三十年的內心煎熬一一敘說。書中文字時而透出濃濃愁緒，讓人感受病情的激烈兇猛；時而出現淡淡哀傷，讓人體悟生命的複雜無常。在書中，作者非常誠實的描述生活中的點點滴滴，以及她如何終於接受患有躁鬱症的事實並開始和病魔抗爭。這是本淺顯易懂的書，但也同時提供許多專業的知識，讓讀者切身體會到躁鬱症的狂野與絕望。

莊桂香（2001）：**三種靈魂——我與躁鬱症共處的日子**。台北市：天下文化。

> 如果說，K. R. Jamison 教授的《躁鬱之心》開啟了世人對躁鬱症的認識，那麼，莊桂香女士所著的本書毋庸是第一本國人自產的躁鬱症病人誌。這是一名第二型躁鬱症患者的治療傳記，「第二型」是指症狀較輕徵，病人仍具有生活能力者。然而在連續服用抗憂鬱劑百憂解三年多以後，她才發現自己過去看錯醫師吃錯藥，而百憂解消憂解鬱的藥效作用，喚醒了她體內輕躁症狀的發作，且躁鬱症者在躁症發作時往往不具病識感，也就是自己不覺得有問題，依作者的描述，連周遭友人也不覺有異。「high」過頭的結果，她花下大把金錢蒐購古

文物，創作力十足的從事藝文活動與創作。原來的我、憂鬱的我、躁動的「她」（作者文中將這個不具病識感與現實感的人稱作「她」），是作者所謂三種靈魂（取材自該書內容簡介）。

蘇東平等（2012）：**走進躁鬱世界（修訂版）**。台北市：原水文化。

　　本書是蘇東平醫師集結台灣北、中、南25位精神科權威醫師，合作撰寫的第一本具有豐富本土臨床經驗的躁鬱症指南，提供深入了解躁鬱症最新的診斷用藥、最實用的照護建議。本書帶您一起進入躁鬱世界，了解疾病本身、了解患者的苦，共同走出躁鬱，迎向平衡、健康的人生。躁鬱症患者大多可以正常工作、上學，維持幸福的人生。只要患者與家屬能及早了解躁鬱症、配合醫囑、正確用藥，親友給予更多關注與照護，躁鬱症患者即可擁有正常生活，甚至比一般人更精采的人生（取材自該書內容簡介）。

第十六章

思覺失調症

思覺失調症（schizophrenia）是成人心理疾病當中最嚴重的一種，對個人而言，不僅嚴重的影響到患者和家庭的生活和功能，對整個社會而言，思覺失調症的醫療與復健需要很多的衛生資源，值得大家的重視。本章將分別說明思覺失調症的案例、症狀、診斷、治療、復健，以及相關的資源。

 ## 案例

案例一

偉恩，16 歲，家住舊金山華埠。8 月參加暑期工讀期間，因為精神病發作而被辭職。他聲稱被人監視，有人威脅要他加入幫派。有一次，偉恩為了逃避腦子裡的聲音，跳窗而逃；又有一次，腦子裡的聲音不斷的對他發出命令，他嚇得要命，趕緊跳進媽媽的車子企圖逃跑。他倒車出來的時候，沒有把車庫門先打開，結果把車子撞壞了。某天清晨，他聽到媽媽呼救的聲音，於是打緊急電話叫警察來，同時說服母親跟他一起趕緊離開家裡，因為房子不安全，幫派的份子會很快來傷害他們。自從 9 月以來，家人發現偉恩睡覺時，身邊放著一把刀，他聲稱他會在別人殺害他之前，先

把自己殺了。事情演變到這個局面，家人十分的擔心，於是偉恩被送到精神科醫院治療（林家興，1996）。

案例二

大文是位廚師，他在一家忙碌的餐廳工作，過去幾個月以來，他老是聽到有聲音命令他把手深進煮沸的湯鍋中，終於有一天，他向聲音低頭了，結果一隻手被嚴重的燙傷了（改寫自杜仲傑等譯，2002：559）。

案例三

謝姓病人，男，39歲，單身。住院之前，他已失業兩年，兩年來一直沒有收入。他整天待在一家旅社的房間裡，極少出門。他相信電視和收音機都在討論有關他的事情，而且聽到聲音叫他出門要小心。因此，他總是足不出戶，過著非常退縮孤立的生活。每天不是吃生力麵，就是吃從垃圾桶裡撿來的食物。最近因為他不僅沒有錢付房租，而且要向旅社的經理借錢。經理不借他錢，反而打電話叫警察來抓他，把他送去精神科急診室。經理向警察說，謝先生一個朋友也沒有，整天躲在房間閱讀報紙，旅社房間到處都是過期的報紙和垃圾，已有兩年沒有倒垃圾了（林家興，1996：365）。

 基本認識

精神分裂症是所有心理疾病當中最嚴重的一種，一直受到醫學研究和社會大眾的關切，它是一種慢性嚴重的心理疾病，在以前的社會裡，患者往往因為言行怪異、脫離現實而被指為瘋子或精神失常。精神分裂症其實是一個比較現代的診斷名稱，然而，它在字面上卻給人「精神」「分裂」

的誤解，以致於到現在，患者仍然被社會大眾誤會和排斥，說他們會發瘋傷人等污名化指控。爲去除精神分裂症患者的污名形象，日本於 2002 年將精神分裂症更名爲「綜合失調症」，台灣精神醫學會及社團法人中華民國康復之友聯盟也在近幾年，積極推動精神分裂症更換譯名運動，衛生福利部於 2014 年 5 月正式行文通知各衛生行政機關和醫療院所將精神分裂症更名爲「思覺失調症」，並限期各衛生機關完成更名作業。因此本書也使用思覺失調症取代精神分裂症，本章的說明希望有助於讀者正確認識他們。

流行率與病程

根據 DSM-5（APA, 2013），思覺失調症終生流行率是 0.3% 至 0.7% 之間，三分之二的患者是介於 15 至 35 歲之間發病的。預後良好的患者是：病前生活功能很好、急性發病、發病時年齡較大、女性、有清楚的發病導因，以及情緒失調等。

 診斷

症狀

思覺失調症的主要症狀可以分爲兩大類：正向症狀和負向症狀。所謂正向症狀或積極症狀，是指一般人沒有的症狀，患者卻有的症狀。主要的正向症狀包括：幻聽、妄想、語無倫次和思想混亂等；所謂負向症狀或消極症狀，是指一般人有的功能，患者卻沒有的部分。主要的負向症狀包括：面無表情、缺乏動機，以及社會退縮等。

思覺失調症患者常見的症狀條列如下（Kaplan & Sadock, 2005）：

1. 整體功能的障礙。

2.思考內容異常，例如會出現妄想或思考貧乏。

3.思考方式不合邏輯，例如思考跳躍不連貫。

4.知覺障礙，例如會有幻聽。

5.情緒障礙，例如面無表情、不自然、不適當。

6.自我感障礙，例如喪失人際界線、脫離現實。

7.缺乏動機，例如生活缺少動力、沒有方向。

8.人際功能障礙，例如社會退縮、感情疏離。

9.動作行為障礙，例如混亂或僵直的行為。

診斷標準

根據 DSM-5（APA, 2013），符合下列診斷標準的人即可能罹患思覺失調症：

    1. 下列症狀中至少出現兩個症狀：

       ⑴ 妄想。

       ⑵ 幻聽。

       ⑶ 語無倫次。

       ⑷ 混亂或僵直行為。

       ⑸ 負向症狀，如面無表情、缺乏動機、思想不合邏輯。

    2. 症狀明顯影響社會與職業的功能。

    3. 症狀持續至少六個月，其中急性症狀出現至少一個月。

    4. 症狀不是因為藥物或生理疾病造成的。

病程註記

在診斷思覺失調症的時候，治療師會根據病程和症狀的不同，以下列的方式加以註明：

1. 初次發作，目前急性發作。

2. 初次發作，目前部分緩解。

3. 初次發作，目前完全緩解。

4. 多次發作，目前急性發作。

5. 多次發作，目前部分緩解。

6. 多次發作，目前完全緩解。

7. 持續發作。

8. 非特定病程。

區別診斷

與思覺失調症類似的心理疾病很多，像是妄想症、類思覺失調症、器質性精神病、自閉症等，常常令人感到困擾，它們之間的區別說明如下：

妄想症：思覺失調症和妄想症（delusional disorder）的患者都會有妄想的症狀，但是妄想症的妄想屬於一般的妄想，根據常識判斷是有可能的事情，例如「我先生常常晚下班，一定在搞外遇」；而思覺失調症的妄想屬於「怪異的」妄想，根據常識判斷是不可能的事情，例如「我是外星人」。另外，妄想症患者通常沒有思覺失調症常見的幻聽、缺乏動機和語無倫次。妄想症患者的社會功能也比思覺失調症患者要好。

類思覺失調症：類思覺失調症（schizophreniform disorder）與思覺失調症的主要區別是生病時間的長短，如果患者出現思覺失調症的症狀，時間超過六個月的話，就可以診斷為「思覺失調症」；如果出現思覺失調症的症狀，但是生病的時間超過一個月，少於六個月，就可以診斷為「類思覺失調症」。

器質性精神病：導致精神病的原因如果是腦傷或大腦病變所造成的，那就很有可能被診斷為「器質性精神病」；如果沒有明顯的腦傷或大腦病

變，就很可能被診斷為思覺失調症。如果精神病是因為藥物濫用所導致的，那就很可能被診斷為「藥物所引起的精神病」。

自閉症：自閉症與思覺失調症雖然都會導致患者在語言、情緒和人際關係的障礙，但是兩者在發病的年齡上明顯不同，自閉症通常在三歲以前發病，思覺失調症通常在 15 至 35 歲之間發病。此外，自閉症患者通常沒有妄想和幻聽，反而在情緒和語言比較有障礙。

 ## 可能的病因

由於思覺失調症的症狀相當異質性，因此目前沒有一個單一的病因可以解釋思覺失調症的發病。思覺失調症的可能病因一般認為有四類可能的因素：遺傳因素、生化因素、心理社會因素，和病毒感染理論。茲說明如下（Kaplan & Sadock, 2005）：

1. **遺傳因素**：根據家屬罹患率遠高於一般人的罹患率、雙胞胎的研究，以及寄養家庭的研究等，均支持思覺失調症有遺傳的因素。但是，十個思覺失調症患者當中，卻有九個人的一等親並未罹患思覺失調症。

2. **生化因素**：根據多巴胺假設（dopamine hypothesis），思覺失調症的症狀有一部分是因為多巴胺過度活躍所引起，多巴胺過度活躍可能是因為多巴胺接受器過於敏感。抗精神病劑的作用即是阻隔多巴胺接受器，以減少多巴胺的過度活躍。其他神經傳導物質導致思覺失調症的假設也不斷的有人提出。

3. **心理社會因素**：家庭因素與生活壓力是最常被提到的，與思覺失調症發病有關的心理社會因素。根據思覺失調症患者再發病的研究，發現生活在高度情緒表達的家庭中的思覺失調症患者，其再發病率

比生活在低情緒表達家庭中的患者來得高。不過多數專家認爲，家庭功能不彰比較是思覺失調症的結果，而不是原因。另一方面，心理壓力或環境壓力也常常與思覺失調症的發病有關，如果能夠清楚的指出哪些壓力源導致思覺失調症的發病，那麼協助患者學習因應心理社會壓力，便是一件很重要的事情。

4. **病毒感染理論**：有些專家認爲，思覺失調症是由於慢性病毒感染所導致的，不過這些理論仍有待更多的研究來證實。

 # 治療方式

思覺失調症是一種嚴重的心理疾病，患者可能需要的醫療照顧包括：住院治療、藥物治療，以及心理社會治療。心理社會治療包括：行爲治療、家庭治療、團體治療、個別治療、職能治療，以及社交技巧訓練等。事實上，不僅患者需要醫療的協助，家屬也非常需要心理諮詢、社會支持與衛生教育的協助。

藥物治療

抗精神病劑主要用來控制思覺失調症的症狀，對於比較混亂或不安的患者，可以使用藥力輕的抗精神病劑（low potency antipsychotics）；對於比較社會退縮或昏沉、呆滯的患者，可以使用藥力重的抗精神病劑（high potency antipsychotics）。基本上，抗精神病劑雖然分爲藥力輕重兩類，但是兩者的治療效果是一樣的，同一種抗精神病劑對患者甲有效，對患者乙可能無效。因此，接受藥物治療的患者，對於藥物治療的效果感覺不滿意的時候，最好請醫師考慮調整抗精神病劑的劑量，或改變其他抗精神病劑。有下列症狀的患者，服用藥物的效果會比較好：妄想、思考的障礙、幻聽、

判斷力失常、精神困惑，以及高度焦慮、不安、情緒失控等。

抗精神病劑的藥物以口服為主要方式，少數抗精神病劑有生產針劑，可以兩週或三週打一針，以方便患者接受治療。患者接受藥物治療如果有效的話，症狀通常會改善，在症狀穩定之後，醫師通常會將藥物的劑量減輕，使用維持的劑量進行藥物治療。如果症狀消失超過六個月，患者可以和醫師討論停止藥物治療的可能性。對於症狀比較嚴重，或者多次住院的患者來說，長期藥物治療不僅可以控制症狀，並且可以預防思覺失調症的再度發作。

抗精神病劑常見的副作用有三類：1.昏睡、愛睏、反應遲鈍；2.口乾、便秘、頭暈、視線模糊、小便不順；3.肌肉僵硬不舒服。患者在服藥的過程中，如果出現上述副作用，可以諮詢開藥的醫師有哪些改善的建議，不宜自己停藥或減藥。有些藥物的副作用並不嚴重，服藥一段時間之後身體即可適應，但是有些藥物的副作用則需要特別的留意，例如捲舌、斜頸、坐不住、肌肉僵硬、手腳顫抖等，需要告訴醫師加以改善。

思覺失調症的治療過程大致如下：初次發病者需要至少六個月至一年的、集中的藥物治療，然後視病況調整治療。發病後經過治療，症狀穩定後又再發病的患者，需要至少兩、三年的藥物治療。慢性化的患者則需要長期服藥。

思覺失調症很容易復發，這是因為患者會因為藥物的副作用不好受，而中斷服藥，這是導致再發病的主要原因。教育患者和家屬有關藥物的效果與副作用，並且與醫師合作，是很重要的事情。

心理社會治療

思覺失調症的治療以藥物治療為主，但是心理社會治療也很重要。心理社會治療主要的目的在於增加患者的病識感、自我照顧的能力、人際技巧

與社會功能、職能復健，以及增進治療配合度（treatment compliance）。

　　心理社會治療的種類包括：個別治療、團體治療、家庭治療、職能治療、行為治療，以及社會技巧訓練等，通常視個別患者的需要而安排。由於思覺失調症是一種慢性嚴重的心理疾病，因此照顧患者是一項沉重的工作，這項工作往往落在家屬的身上。患者家屬不僅需要關於如何照顧思覺失調症患者的訓練，而且也需要來自心理衛生專業人員大量的支持。單純給患者使用心理治療，效果很低，配合患者病識感的教育、對家屬實施照顧患者的訓練，效果會比較好。由於80%的思覺失調症患者是透過門診接受治療，因此精神科門診以及社區心理衛生中心最好能夠提供多元的服務來幫助患者及其家屬。根據研究，各種治療思覺失調症的方式，其治療效果呈現如表16-1（Amenson, 1998）。

表 16-1　思覺失調症各種治療方式復發率的比較

治療方式	復發率
不治療	70%
非藥物治療	70%
藥物治療	30%
藥物加傳統心理治療	30%
藥物加特殊治療	20%
藥物加職能復健	8%
藥物加家屬支持訓練	8%

 社區復健

　　由於思覺失調症是一種慢性而嚴重的心理疾病，政府衛生單位非常重視，因此也提供比較多的醫療資源在思覺失調症患者的照顧，其中之一便是提供社區復健的服務。社區復健的服務可以分為四類（台北市立聯合醫院松德院區社會工作室主編，2015）：

1. **精神復健機構**：包括日間留院、社區復健中心，以及康復之家。患者可以透過主治醫師或社工員的安排，去接受所需要的精神復健服務。

2. **社區支持系統**：各縣市衛生局所屬衛生所的公共衛生護士會以電話或到患者家中訪視的方式，提供協助。部分縣市政府社會局（處）所屬的社工員會協助患者申請殘障手冊，並提供個案管理的服務。

3. **社區危機緊急處置**：思覺失調症患者或家屬可以在急性發病的時候，向所屬精神醫療網申請居家治療或緊急處置。

4. **家屬病友自助團體**：各縣市的康復之友協會是由精神病家屬、社會熱心人士，以及心理衛生專業人員組成，協會的宗旨在於協助精神病患者獲得所需要的醫療與復健資源，增加社會大眾對於精神病患者的了解與接納，以及為精神病患者爭取應有的權益與福利。

 ## 心理衛生教育

　　思覺失調症患者需要學習認識自己的疾病及其治療，包括認識哪些是思覺失調症的症狀？抗精神病劑如何服用？效果有哪些？副作用又有哪些？哪些是思覺失調症可能復發的徵兆？生活上遇到壓力的時候該怎麼辦？這些都可以透過請教心理衛生專業人員或閱讀相關書籍，而增進患者自我照顧的知識和能力。

　　思覺失調症家屬也需要學習關於照顧思覺失調症患者的相關知識，包括如何與患者相處、如何協助患者就醫、如何監督患者按醫囑服藥，以及如何接受相關的治療與復健。由於思覺失調症家屬的照顧是長期而辛苦的事情，家屬最好參加類似康復之友協會的組織，可以與其他家庭形成支持團體，互相關懷、互相幫助。

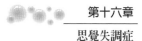

　　思覺失調症患者及其家屬也可以參加醫院或社區心理衛生中心所主辦
的團體治療或相關的訓練課程，以便學習最新的醫療常識和獲得同儕的精
神支持。

延伸閱讀

中華民國康復之友聯盟（2004）：**分享生命中的勇敢**。台北市：作者。

> 　　本書依照作者診斷類別分為三大區塊，分別是精神分裂病、憂鬱症、雙極性疾患（躁鬱症），請專科醫師針對這三大類精神疾病做解說，且每篇均附專業人士評析，閱讀本書不僅能了解精神障礙者的心路歷程，也能以更包容的心看待周圍的精障朋友。

中華民國康復之友聯盟（2007）：**牽手向陽——十個長期照顧者用青春換取家人健康的歷程**。台北市：原水文化。

> 　　本書以精障者家屬長期照顧者的真實故事為主軸，輔以疾病照顧與藥物服用知識，除讓大眾知曉長期照顧者之辛勞與酸楚，也邀請廣大的長期照顧者們與書中主角一同抹掉淚水，再次環抱陽光。

易之新（譯）（2011）：E. F. Torrey 著。**精神分裂症完全手冊：給病患、家屬及助人者的實用指南**（Surviving schizophrenia: A manual for families, patients, and providers）。台北市：心靈工坊。

> 　　本書正是為受思覺失調症影響的家庭而寫，作者詳細解說思覺失調症的樣貌、症狀、成因和治療，並針對家庭如何接受和適應這個疾病提出建議。最重要的，本書試圖破除坊間的各種迷思，將思覺失調症除去污名化。作者係精神科醫師，不僅提供最新研究結果、最新治療方法，也解答常見的問題，為患者與照顧者提供實用對策（取材自該書內容簡介）。

第十七章

失眠症

人一生中約有三分之一的時間是在睡眠中度過，藉由良好的睡眠使人的身心疲勞得以恢復，並且提供白日活動的泉源，若是缺乏良好的睡眠將會影響一個人白天的情緒狀態、工作表現、人際關係、生活品質與健康狀態等，可見睡眠品質對人類身體與心理層面均有重大的影響。然而失眠卻是許多人的困擾，本章將說明失眠症（insomnia）的症狀、診斷、治療、睡眠衛生教育，以及相關的資訊。

 ## 案例

案例一

小王是一家公司的業務，家庭生活和職場事業皆平順，十餘年一路走來，照理說日子應該愈來愈好過，但不知怎麼回事無緣無故就鬧起失眠來了。起先還不以為意，睏了頂多白天利用機會補睡一下撐過去，有時候連著好幾夜的失眠，累極了也偶爾換得一夜的好眠，但終究是睡不好的日子居多。時間久了，小王變得很沒有耐性，一到了晚上，甚至看到了床或走進臥室也都會怕怕的，深恐又睡不好，內心充滿了焦急和失敗情緒。他不

知道自己為什麼會變成這個樣子，想到連睡覺都睡不好，活下去還有什麼意義呢（江漢光、李政玉，2001）？

案例二

張媽媽從年輕時就很淺眠，睡覺時又容易有頻尿情形，一個晚上起來四、五次之多，頗干擾連續的睡眠。這還不打緊，先生的鼾聲、有人起床的腳步聲和屋外偶爾的嘈雜聲，她都很容易被驚醒，一旦醒來了又要花很多的時間才能再入睡，結果不到清晨又醒來，翻來覆去熬到天色全亮才起床，卻沒有一絲神清氣爽的睡飽感覺，反倒是愈睡愈累，甚是痛苦。除此之外，張媽媽平常的個性就比較敏感緊張，沒事還好，一有大小事情更易焦慮煩躁，整天惦著兒女的上學、上班的安危和表現，牽掛著整個家人的健康和營養狀況，做家事沒完沒了的停不下來，就算是難得有個機會睡午覺也根本睡不著。年紀逐漸大了，家事和工作的負擔雖已減少許多，但還是一樣愛操煩，睡覺更成了大問題，但又說不上自己到底怎麼了（江漢光、李政玉，2001）？

 基本認識

近年來生活壓力遽增，睡眠障礙（sleep disorder）已成為一般大眾極為普遍的健康問題，也是醫院門診或住院患者間最常聽到的抱怨。根據調查統計（李宇宙，2000），有將近30%的人曾有過失眠的困擾，其中嚴重程度達到需要使用藥物者高達17%；老年人和婦女的失眠症較多見，但各年齡組和各種文化背景的人都可能發生失眠的情形。

一般說來，失眠主要包括入睡困難、過早清醒、睡眠容易中斷、不易持續等現象。實際上，每個人都可能會有睡眠不好、覺得睡眠不足，以及

醒後精力不能恢復等情況，但大多數人只是暫時的表現，睡眠缺乏的情況在以後的睡眠中很快就會得到彌補。不過，慢性失眠症病人的情況不同，睡眠缺乏的情形會逐漸積累，很快就達到不能忍受的地步，嚴重的影響生活的質與量，經常引起一系列的問題。失眠的發生具有其特殊的病理學意義，民眾若失眠持續超過一個月時應盡快諮詢醫師或心理師，以便找出病因並尋求改善睡眠品質的正確方式。

症狀表現

　　許多失眠症的患者在發展成較持續的睡眠問題之前，會先有睡眠較淺或易受干擾的病史。除此之外，失眠症的發生還伴隨著其他的症狀：

1. **生理症狀**：有些患者的失眠症與自己的生理疾病有很大的關係，例如呼吸、消化、骨骼、肌肉等系統的功能性疾病，或是身體不適的疼痛都會影響睡眠；另外，某些藥物治療，可能引發睡眠的頻繁中斷現象，也會導致失眠的情形。除了上述生理和藥物的作用外，有些失眠症的患者看來疲累或憔悴，但體檢時並無其他異常，這些失眠可能和壓力引起的生理問題（如緊張性頭痛、肌肉緊張性增加、胃痛）有密切關係。

2. **心理症狀**：失眠症患者在心理症狀的表現，包含對一般健康焦慮不安過度擔憂，及夜間輕微睡眠不足對白日的影響過於敏感，也常見不符合特定診斷標準的焦慮或憂鬱症狀。患者過度擔憂睡眠、容易不耐煩，以及缺乏專注力，都會進一步造成人際、社會，及職業的問題。另外，失眠症的患者可能有心理疾病的病史，尤其是情緒障礙及焦慮障礙。

3. **其他症狀**：除了生理和心理的症狀表現外，值得一提的是失眠症的患者有時會不當使用藥物，使用助眠劑或酒精以幫助夜間睡眠，使

用抗焦慮劑以克服緊張或焦慮，以及使用咖啡因或其他刺激性物質以克服過度疲累感，長期下來形成負向循環，反而產生更嚴重的問題。

以睡眠的型態來區分，失眠症患者的睡眠型態可分為：

1. **入睡困難型**：躺在床上，輾轉反側，往往一、兩個小時才能睡著，緊張、焦慮或身體不舒服引起的失眠常屬於此型。

2. **睡眠維持困難型**：睡得不安穩，時睡時醒，醒過來就難以入睡，有些人甚至半夜醒來就未再闔眼，例如憂鬱、身體疾病引起的失眠。

流行率

根據 DSM-5（APA, 2013），美國成人當中，約有三分之一的人有失眠抱怨，符合失眠症診斷標準的流行率為 6% 至 10%。基層診所的病人當中有 10% 至 20% 的人抱怨顯著的失眠症狀。女性的流行率高於男性，比例是 1.44：1。失眠可能是單獨的心理疾病，也可能是其他心理疾病的症狀之一，事實上，40% 至 50% 的失眠症患者會共病另外一個心理疾病。

台灣睡眠醫學學會指出，國人每日的平均睡眠時間為 8 小時 42 分鐘，較鄰近國家日本多睡將近一小時，但睡得多並不代表睡得好，目前國內超過 20% 的民眾有睡眠障礙的困擾，且年齡愈大，身體疾病所引起的失眠比率也就愈高（魏怡嘉，2002）。

李宇宙（2000）也指出，國內民眾失眠的流行率大約 15%。在失眠的患者中，最常見的兩大族群，分別是中年婦女和老年人，尤其老年人有睡眠障礙的比率極高，將近九成的老年人對自己的睡眠狀態不甚滿意。由上述數據不難發現失眠情形的普遍，民眾需要多加注意才是。

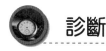 診斷

診斷標準

　　根據 DSM-5（APA, 2013；台灣精神醫學會，2014），失眠症的診斷標準如下：

　　1. 主要的抱怨為不滿意睡眠的質或量，伴隨有以下一個或更多個症狀：

　　　⑴難以入睡。

　　　⑵維持睡眠困難，頻繁的醒來或醒來後難以再進入睡眠。

　　　⑶ 清晨很早醒來，無法再睡覺。

　　2. 睡眠障礙引起臨床上顯著苦惱或社交、職業、學業、行為，或其他重要領域功能減損。

　　3. 每星期至少有三個晚上難以睡眠。

　　4. 難以睡眠的情形至少三個月。

　　5. 儘管有足夠的機會睡眠，還是出現難以睡眠。

　　6. 失眠無法歸因於使用物質或藥物。

　　7. 共存的心理疾病或身體疾病，無法適當的解釋失眠的主要抱怨。

除了上述症狀外，依據失眠的成因可進一步區分為：

　　1. 原發性失眠症（primary insomnia）。

　　2. 與其他心理疾病相關聯的睡眠障礙。

　　3. 一般醫學狀況造成的睡眠障礙。

　　4. 物質誘發之睡眠障礙（substance-induced sleep disorder）。

　　5. 晝夜節律性睡眠障礙。

區別診斷

失眠症的治療需要對症處理，診斷時需要考量可能的發生原因，以下根據 DSM-IV-TR（APA, 2000），將失眠症相關的疾病加以對照，以便澄清正確的診斷，說明如下：

短睡與失眠：一般人的「正常」睡眠時間出入很大。有些原本睡眠需要很短的人（短睡者）可能會擔憂其睡眠時間。短睡者可與原發性失眠症的個案區別，因為不會難以入睡，也沒有原發性失眠症的症狀（如夜半醒來、疲累、專注力差或易怒）。

類睡症（parasomnia）與失眠症：類睡症的特徵是抱怨睡眠中出現不尋常的行為或事件，有時造成睡眠中間歇性醒來。但類睡症的主要臨床表現是這些行為事件，而不是失眠。常見的類睡症包括惡夢、夢遊等。

與其他心理疾病相關聯的失眠：失眠是許多心理疾病的共同症狀，因此，治療師需要區別患者的失眠是屬於某種心理疾病的症狀，還是單純的失眠症。

一般生理疾病造成的失眠：有些生理疾病，如嗜鉻細胞瘤、甲狀腺功能亢進症等，也會造成失眠，需要加以排除。

藥物引起的失眠：失眠的患者如果同時服用某些處方藥、成藥，或者菸酒毒品，治療師則要區別患者的失眠是否屬於藥物引起的症狀，例如僅在大量使用咖啡因的情況下發生的失眠，應診斷為「咖啡因誘發之睡眠障礙，失眠型」。

晝夜節律性睡眠障礙與原發性失眠症：飛行時差適應型及輪班工作型的晝夜節律性睡眠障礙，可與原發性失眠症分辨，是因為病史顯示最近才搭機穿越換日線旅行或輪班工作。晝夜節律性睡眠障礙患者，會自我報告僅當他們試圖在社會正常睡眠時刻入睡，才會發生入睡困難型失眠；若他

們在自己偏好的睡眠時刻入睡，即沒有入睡或維持睡眠的困難。

　　呼吸關聯之睡眠障礙與原發性失眠症：呼吸關聯之睡眠障礙（尤其是中樞性睡眠呼吸停止症）可能有長期失眠及白日功能損害的抱怨。仔細詢問病史可能發現，這類患者睡眠時有週期性呼吸停頓或漸增又漸減的呼吸模式（所謂Cheyne-Stokes呼吸）。若病史曾有中樞神經系統受傷或疾病，則更可能為呼吸關聯之睡眠障礙。

 ## 可能的病因

　　雖然睡眠是自然的生理現象，但由於種種原因使人很容易罹患睡眠障礙，以下依據失眠的原因加以說明。

心理因素

　　對於睡眠有錯誤的認識或誤解，有可能導致失眠，例如明明有睡著，卻認為自己整夜沒睡覺。一般而言，維持人類生活所需的睡眠時數是五小時，可是有人睡了八小時，還是覺得沒有睡夠，心理作用和錯誤的認知是引起失眠的成因之一。

生理與環境因素

　　人類持有一日一週期的「日節律」（circadian rhythm），大約以25小時為一節律。此生物性的睡醒節律，受外在環境因素，如陽光或聲音等因素的影響而日日略有變化。綜合睡眠專家的意見，睡醒節奏改變是失眠的導因，包含：

　　1. **日夜工作時間的更換**：依工作場所的性質，如工廠、醫院、安全場所的值班工作人員按期更換日夜的工作時間時，會擾亂睡眠的生理

週期而影響睡眠。

2. **旅行引起的時差**：搭乘快速的噴射機，飛行跨時區的旅行時，所引起的時間差異，被稱是「噴射時差」（jet lag），會引起睡眠週期的混亂，帶來睡眠的困擾。特別是由西向東的旅行，縮短了日夜的時間，比較有顯著的影響，要三、五日才能恢復適應；至於由東向西飛時，增加了日夜的時間，較少干擾原有生理時鐘的週期，因此比較容易適應。

3. **生活方式的重大改變**：結婚、改變職業、入學時住進學校宿舍、到異地旅行、移民等，本來的生活形式發生大變化，也會影響睡眠的情況。

4. **睡眠環境的更改**：由於搬家而換了臥室、在別人家過夜、因旅行而住旅館、住進醫院在病房睡眠等情況，改變睡眠場所與環境，對一些人會引起短暫的睡眠困難。

此外，由於一個人的生活裡，因環境因素的顯著干擾，破壞了原有的生理時間週期，引起睡眠生理上的障礙。最常見的例子為：睡眠的環境出了問題，譬如臥房太熱、太冷或通風不良、床墊太短、床墊造成背部不舒服等。

心理疾病的症狀

Pagel（1994）認為，35%至50%的慢性失眠是導因於心理疾病，尤其是情緒障礙與焦慮障礙。隨著所患的心理疾病，病人會呈現睡眠方面的變化與障礙；病情好轉以後，睡眠的困難也就隨之消失。說明如下：

1. **思覺失調症**：病人在急性錯亂狀態時，往往會睡眠不好；可是病情穩定後，睡眠就會變得正常。少部分的慢性思覺失調症患者，會睡眠欠佳。

2. **躁症**：病人因情緒高昂而不容易入睡，入睡後睡眠的期間短而淺。患者於症狀達高峰時可數日不眠不休，家屬常報告病人「睡不著」，事實上這類病人主觀上覺得自己並不需要睡眠。

3. **鬱症**：病人多半會呈現睡眠障礙，主要困難在於持續睡眠，半夜常醒起，並且會早醒。有一部分鬱症病人變得嗜睡，睡眠時間增長。

4. **焦慮症**：病人常因心情不佳、緊張而不易入睡，睡眠後容易做夢。

5. **創傷後壓力症**：此類病人其病情特徵之一就是睡眠欠佳，常做惡夢而驚醒，遭遇重大的心理創傷後數年或甚至十幾年，仍會繼續此症狀。

身體疾病的影響

身體患病不舒服的人，常會發生睡眠障礙，例如發燒或者罹患疼痛的疾病，如關節炎、神經痛、開刀、受外傷、牙齒疼等情況，都因疼痛而影響睡眠。此外，患有呼吸系統障礙的人也會睡不好，例如患有「睡眠呼吸中止症」（sleep apnea）的病人，因睡眠期間短暫性的停止呼吸而醒來，影響睡眠。由於患此症的病人睡眠當中喉嚨的肌肉鬆懈，呼吸道不通或甚至阻塞，而發生幾秒的呼吸停止，經病人醒起後才恢復呼吸。因這種呼吸中止或呼吸不足而醒起的事，整夜頻繁發生，使病人白天覺得疲勞而想睡。

藥物與物質作用

某些常用藥物或物質引起的睡眠障礙往往容易被忽略，以下舉出可能會影響睡眠的常見藥物和物質，另外，成癮物質的戒斷也會引發睡眠障礙。

影響睡眠的藥物與物質：中樞神經興奮劑，如 amphetamine（Benzedrine）、methylphenidate（Ritalin），或屬於SSRIs（血清素選擇回收抑制劑）的抗鬱劑，都會影響睡眠，只能在早上及中午服用，以免夜晚不容易

入睡。含有咖啡因的飲料，如咖啡、可樂或茶也會影響睡眠。

　　成癮物質的戒斷：會成癮的藥物或物質在戒斷反應發生時，會呈現睡眠障礙。雖然酒精喝多會使人昏沉不醒，但酒精實際上沒有安眠的作用，反而會影響睡眠（徐靜、曾文星，1994）。

其他因素

　　不良的睡前習慣：例如在熄燈之前仍忙著處理公事、操作運動器材，或是抽菸。研究發現，在就寢前四小時做劇烈有氧運動（跑步），會促進神經系統的活動，反而不利於夜間的睡眠（楊慧玲，1993）。

　　年齡和性別：年齡和性別也可能是干擾睡眠的因素，睡眠的型態、周期隨年齡而變異，老化使得睡醒節奏日趨模糊，而降低睡眠的質與量，導致夜間覺醒、白天需小睡的情形。女性在月經之前或經期間，會有失眠、白天嗜睡、注意力不集中的情形，這可能和排卵後體內黃體素增加有關。孕婦的睡眠障礙除了來自於因為腹部變大所引起臥床不適、呼吸急促，及胃酸逆流外，胎盤大量分泌動情激素和黃體素，引起基礎體溫升高也是影響睡眠的主因。另外更年期婦女的失眠，大多和體內動情激素太低，引起臉部潮紅及夜間盜汗這些更年期的症狀有關，當然空巢期引發的心理問題也是造成更年期婦女失眠的原因。

認知治療

　　關於失眠症的治療，主要有認知治療、行為治療和藥物治療等方法。首先說明失眠的認知治療法，認知療法包括矛盾意向、認知重建，以及思考停止法等（楊建銘，2000）。

矛盾意向

　　由於入睡並不是一個人可以完全控制的，當企圖讓自己入睡而達不到時，會產生焦慮與挫折感，進而對於就寢時躺在床上嘗試入睡產生表現焦慮（performance anxiety），更加惡化原來失眠的問題，形成一個惡性循環。矛盾意向法便是利用改變個案入睡時的意念來治療失眠，它主要的原則在於讓個案不要急於讓自己入睡，藉以降低個案對入睡的表現焦慮。治療師會要求個案在床上「讓自己維持清醒愈久愈好」，但同時要求個案不能做其他活動來維持清醒，或移動身體來避免睡著，企圖以一個矛盾意向來減低入睡的焦慮。有關矛盾意向的研究較少，結果也不一致，改善率約在 18% 至 58% 之間。

認知重建（cognitive reconstruction）

　　這是另一種以認知取向來降低個案對睡眠憂慮的方法。治療師一開始先與個案討論他對於一般睡眠以及自己睡眠問題的信念，找出其中不合理的想法，進而挑戰這些想法的合理性，再引導個案以較為合理的角度來看待這些問題，以改變個案原來不合理的想法，減少個案的憂慮。常見的不合理的睡眠認知可被歸納為下列五種：1.對失眠的成因有不正確的歸因；2.將白天的不佳情緒以及表現歸咎到失眠的影響；3.對於睡眠有不合理的期待；4.低估了自己對睡眠的控制能力；5.高估了睡眠的影響。治療師可以由這幾個角度來幫助個案改變不合理的認知。

思考停止法

　　此外，對於容易過度擔心的個案也可以用思考停止法（thought-stopping）或擔心暫停法（time-out for worry），要個案在思緒過於負向時

告訴自己「停！不要再想了」，以控制睡前過度的憂慮。

 ## 行為治療

失眠症的行為療法包括：肌肉放鬆訓練、刺激控制訓練，以及限制睡眠時間療法等，分別說明如下。

肌肉放鬆訓練

這種肌肉鬆弛的技巧非常簡單，甚至可以藉著錄音帶或CD在家練習，經由交替的方式，使身體每一處肌肉收緊和鬆弛，藉此方法可以使身體脈搏減慢、降低血壓、減少身體排汗，並減緩呼吸、降低大腦皮層活動及降低神經系統的內在刺激，以達到身心放鬆的目的。

在練習時，只需要當事人以最舒服的姿勢坐著或躺著，在安靜的環境下，很自然的感受身體放鬆和繃緊的感覺。首先我們將身體肌肉分成四大區域：1.手掌、手腕、手臂的肌肉；2.頭、臉、喉、肩等部的肌肉，特別是頭部肌肉，與情緒密切相關；3.胸、腹、背部的肌肉；4.最後是大腿、臀、小腿和腳等部位的肌肉。

開始練習時可以閉上雙眼，練習繃緊這些區域的肌肉，再慢慢感受放鬆的感覺，每天練習兩次，每次約15分鐘，大約兩個星期，就能熟練這項技巧，只要熟練之後就能讓全身都完全放鬆了。

Borkovec（1982）發現肌肉鬆弛在治療失眠症方面相當的有效，尤其在病症最初的潛伏期內，約可達 45%左右的療效。Woolfolk 與 McNulty（1983）也同樣支持這種逐步的鬆弛法治療。蕭淑貞、鄧蓮修與楊麗敏（1993）以國內某精神科急性病房的所有患者為研究對象，進行「睡前放鬆運動」活動四週，共 12 次，結果發現病患之睡眠問題有改善。

刺激控制訓練

由於患者往往愈想睡就愈睡不著、愈焦慮，長期下來已經形成「一看到床就煩躁」的制約反應，因此治療師可以針對患者進行刺激控制訓練（stimulus control instructions），教導患者下列的助眠措施（楊慧玲，1993）：

1. 晚上直到睏倦欲眠才躺床就寢。
2. 避免在床上或臥室從事非睡眠活動（如看電視或閱讀、吵架、吃東西等）。
3. 養成規律的寢前生活習慣（以聯結睡眠的來臨，培養睡意）。
4. 躺床後一段時間（約 10 分鐘），若沒有睡意，可以起床，或離開臥室，從事靜態活動，直到睡意來臨才再上床就寢，若仍不能入眠，則重複此方法。夜間覺醒亦遵循此原則。
5. 白天儘量不打盹，每天在固定時段起床。

陳國基（1992）指出，刺激控制在失眠的行為治療中是最有效的方法，改善率在 58%至 70%間，同時由於單純而具體，可以成為失眠者的初步教育。

限制睡眠時間療法

白天花過多時間躺床，往往誘發夜間失眠，可適度限制白天睡眠時間或縮短睡眠。限制睡眠時間療法（sleep restriction therapy）施行步驟如下（許世杰，2001）：

1. 先記錄一週的睡眠日記（幾點上床、幾點睡著、幾點醒等等）。
2. 從中計算出該週每晚平均的睡眠總時數和睡眠效率（亦即真正睡眠時間占全部躺在床上時間的百分比）。
3. 以上週平均每晚睡眠總時數作為本週每晚可躺在床上的時間，但要

固定起床時間，且躺床的時間不能低於四小時。

4. 如果本週平均每晚的睡眠效率達到 90% 以上，則下週可提早 15 到 30 分鐘上床；若在 80% 至 90% 間，則下週維持原來時間；如低於 80%，則下週上床時間要再延後 15 到 30 分鐘。

許世杰（2001）認為，要改變一般人的行為模式，並不是很容易，且因為一開始的效果不明顯，很多人往往半途而廢。其實，只要能夠持之以恆堅持下去，就會豁然開朗，嘗到先苦後甘的滋味。如果覺得一個人自我訓練很困難，不妨參加醫院或諮商中心的團體治療，較能夠互相鼓勵走下去。

目前國內林口長庚醫院睡眠中心已開設失眠患者團體治療的療程，每四週為一期，第一週醫師先為患者介紹睡眠，了解每位患者的睡眠障礙為何，接下來再由患者自述失眠的痛苦，填寫失眠日記，並逐一接受放鬆訓練。放鬆訓練須在每天睡前進行，每次半小時，患者可在輕柔音樂伴隨下，逐一放鬆臉龐、眼皮、頸部及四肢肌肉。放鬆治療之餘，可加上平躺床上深呼吸的呼吸法，及藉由山海景觀來緩解情緒的冥想法。

林口長庚醫院失眠團體已進行很多個梯次，在逾百名患者的療程中，發現團體治療前，不少患者抱怨，就算每晚都吃安眠藥，也睡不著覺；治療後，大多數患者已不再依賴安眠藥來入眠，即使非吃不可，劑量也明顯減少（陳濘宏，2001）。

 ## 藥物治療

許多失眠症患者需要階段性的使用安眠藥物做症狀處理，因此，本節引用邱憲章醫師（1999）的文章，整理介紹以下幾種常見的藥物。

短效型助眠劑

此類藥物吸收迅速，半衰期約二至五小時。重複使用不會造成藥物代謝在身體的累積。

1. **Midazolam**（**Dormicum**）：半衰期約兩小時，是最有效的藥物之一，平常劑量約 7.5 至 15 毫克，適用於入睡困難的病患。由於藥效短，即使在某些很晚睡、第二天必須正常起來的個案仍可使用。

2. **Triazolam**（**Halcion**）：半衰期約三個小時，但由於一些特性而常被不當使用。

中效型助眠劑

此類藥物吸收快速而且血中濃度於分布期快速下降，因此半衰期約五至十小時，一般劑量為 10 至 20 毫克。

1. **Lormetazepam**（**Loramet**）：為 Diazepam 之主要產物。吸收快速、分布良好，半衰期約 10 小時，一般劑量為 10 至 20 毫克。

2. **Flunitrazepam**（**Rohypnol**）：吸收快速，血中濃度在分布期迅速下降，因此雖然半衰期約長達 20 小時，事實上血中濃度在分布期已相當低。以低劑量使用如 0.5 毫克，則第二天不會有明顯的殘餘效果。

3. **Estazolam**（**Eurodin**）：能快速吸收，一般劑量為 1 至 2 毫克，代謝產物的半衰期約為 17 小時。

長效型助眠劑

此類藥物通常具有體內排除慢或活性代謝物排除慢的特性，因此常可見殘餘效果出現。

1. **Nitrazepam（Mogadon）**：本身半衰期約為六小時，但活性代謝物半衰期超過 24 小時，有出現晝間鎮靜及累積的效果，對一些半夜醒來即無法入睡的病患有幫助。

2. **Flunitrazepam（Rohypnol）**：在低劑量使用時為中效型的安眠藥物，一般使用 2 毫克或以上的劑量，由於積聚效應（cumulation effect）則被當成長效型之安眠藥物使用。

3. **Flurazepam（Dalmane）**：口服吸收迅速，其活性代謝物半衰期約為 100 小時，因此被視為一種長效型之安眠藥物。

抗焦慮劑

　　許多病患之所以產生入眠困難，最主要的原因是焦慮及被制約後的行為表現，因此臨床上若能以藥物適當的降低病患焦慮並鬆弛其緊繃的肌肉，即可有效改善病患的睡眠狀態。因此適當的使用抗焦慮藥物，如 Lorazepam（Ativan 0.5 至 1 毫克）、Clonazepam（Rivotril 0.5 至 2 毫克）、Diazepam（Valium 2 至 5 毫克），在臨床上對病人睡眠的改善相當有幫助。藥物的選擇必須以病人的年齡、身體狀況、相關的心理狀況及睡眠困擾的狀況為依據，給予病人適當的藥物治療。

　　蔡尚穎（2001）整理國內常用的苯二氮平安眠藥如表 17-1，以及國內常用的其他類別安眠藥如表 17-2（第 230 頁）。

表 17-1　國內常用的苯二氮平安眠劑

一般名稱	商品名稱	吸收	催眠作用	平均日劑量（公絲）
短效				
Brotizolam	Lendormin	快	強	0.125～0.25
Midazolam	Dormicum	快	強	7.5～45
Triazolam	Halcion	快	強	0.125～0.25
中效				
Estazolam	Eurodin	快	強	1～2
Lorazepam	Ativan	中	中	2～6
Lormetazepam	Loramet	中	強	1～2
Temazepam	Euhypnos	中	強	15～30
長效				
Clonazepam	Rivotril	快	弱	0.5～10
Diazepam	Valium	快	中	2～60
Flunitrazepam	Rohypnol	快	強	0.5～2
Flurazepam	Dalmane	快	強	15～30
Nitrazepam	Mogadon	快	強	5～15
Nordazepam	Calmday	中	強	5～10

其他藥物

　　抗組織胺合併有嗜睡的反應，對某些病患而言的確能改善其睡眠，但口乾、分泌物減少、心悸等副作用所引起的不適，常會使病患不願意接受抗組織胺藥物治療。抗憂鬱劑的使用除了能改善憂鬱症患者合併的睡眠障礙外，對某些失眠症的患者，具有嗜睡作用的抗憂鬱劑，如 Doxepine（神寧健 25 毫克）或 Trazodone（美舒鬱 50 毫克），在睡前使用，常有令人相當滿意的療效出現。

　　事實上，失眠症的治療和評估一樣，必須是綜合性的，藥物僅扮演一部分的角色，其他還需要配合專門的認知行為治療、心理社會問題處理，乃至睡眠衛生教育等方式。

表 17-2　國內常用的其他類別安眠藥

分類	一般名稱	商品名稱	平均日劑量（公絲）	半衰期（小時）
非苯二氮平	Zopiclone	Imovane（宜眠安）	7.5	5.3
	Zolpidem	Stilnox（使蒂諾斯）	10	2.5
抗組織胺	Diphenhydramine	Vena（柏那）	10	
	Dimenhydrinate	Dramamine（導安寧）	50	
三環抗憂鬱劑	Imipramine	Tofranil（妥富腦）	25～75	9～20
	Doxepine	Sinequan（神寧健）	75～150	8～24
其他類抗憂鬱劑	Trazodone	Mesyrel（美舒鬱）	25～90	9～20
其他	Chloral hydrate			

　　McClusky、Miby、Switzer與Williams（1991）研究行為治療與抗焦慮劑 Triazolam 對維持入眠困難的失眠者之療效比較，結果顯示：抗焦慮劑 Triazolam能減少入眠潛伏期時間與夜間覺醒的頻率。在第一夜給藥後有立即療效，但在追蹤使用一段時間後，促眠作用漸減，而回復到原來的基礎值。而行為治療在當個案預期不會有改善，追蹤兩週後，卻增加療效，減少入眠潛伏期，且有維持療效。故研究者下結論：對於失眠患者的治療策略，為同時合併藥物與行為治療，使用有立即療效的藥物，直到患者學會並執行行為促眠技巧後，可漸停止用藥，這策略可立即緩解失眠，且有停藥後的維持促眠作用。

睡眠衛生教育

對於長期失眠症的患者，除了心理和藥物的治療外，正確的睡眠習慣也很重要，另外有些暫時性和情境性的失眠可以藉由良好的睡眠衛生即可改善（楊慧玲，1993；蔡玲玲，2001a，2001b）。

增強晚間想睡的慾望

避免午睡或白天小睡：白天的小睡時間過長或過晚皆可能降低夜晚想睡的需求而不易入睡。因此，若失眠的原因在此，則應避免過長的午睡或傍晚的小睡。須注意的是，一般對孩童而言，午後的小睡並不會影響夜晚的入睡，反而有助於其下午的清醒度及情緒的穩定。此外，因為身體或心理症狀引起的夜晚失眠也需由白天小睡獲得補足。

減少臥床的時間：當睡眠效率降低至80%以下時，應考慮減少臥床時間，以提高睡眠效率；而隨著睡眠效率的提升，再逐步延長躺床時間。

白天運動、夜晚按摩：白天運動除了可強健身體、促進心情的調適外，運動時體溫的上升可促進夜晚睡眠，特別是慢波睡眠。然而傍晚過後尤其臨近入睡時，應避免做劇烈運動，否則臨睡前仍處興奮狀態的肢體及高體溫將有礙入睡。一般而言，睡前六小時內應停止劇烈運動。晚上可用按摩或柔軟體操來幫助肌肉放鬆。

睡前沖溫水澡：睡前沖溫水澡有助於入睡，然應避免水溫過熱或過冷。由於入睡時身體偏好降低體溫，洗熱水澡會使體溫太高不易入睡，而過冷的水溫則有促醒作用。若想浸泡熱水，則應提前至睡前二至三小時。

維持日夜節奏

維持固定的起床時間：週末假日也應維持固定的起床時間，避免日夜節奏混亂，上床時間也盡量固定。不過若因有事未完成而心有掛念無法入睡，則可以先將事情做完再上床睡覺，而隔天仍於固定的時間起床。須注意的是，如果長期工作時間過長導致每天睡眠量過少，也會有入睡困擾；此時解決之道反而是須調整白天的工作量，以使夜晚能提前上床安心睡覺。加強日夜節奏的時間線索，白天多照光，晚上則避免照強光。

注意飲食習慣

攝取充足與均衡的營養：食用糙米等未過於精緻處理的食品，一天的營養攝取量應主要分布在早午餐。白天食用富含蛋白質的食品及深海魚油有助於體力及清醒度的維持，而晚上則以碳水化合物含量高的食物為主，避免晚餐過度豐盛。臨睡前盡量不進食，如覺得餓則喝杯麥片、米漿減低飢餓感。牛奶雖有些許幫助安眠作用，但因其不易快速消化，睡前飲用反而可能干擾入睡。

睡前不抽菸：菸草中的尼古丁雖同時具提神及鎮靜作用，但臨睡前抽菸仍有礙入睡。睡前不飲酒，酒精開始雖有促睡功用，但是到後半夜反而抑制睡眠。午後不喝含咖啡因飲料，咖啡因的作用可長達數小時，所以有睡眠困擾者最好在中午以後不要喝咖啡、可樂、茶。有些標示健身、提高活力的飲料中可能也含咖啡因，飲用前最好先注意成分標示。

營造舒適之睡眠環境

安排舒適的臥房及寢具，以及避免燈光和噪音的干擾皆具有促睡功能。不要擺置時鐘於正對床鋪的牆上或桌上，以避免入睡時眼睛注視時鐘

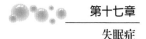

帶來焦慮而睡不著。先解決腦海中的問題再上床睡覺，壓力或腦海中的問題，處理完再上床睡覺，讓床鋪不會成為解決問題的場所。避免強迫入睡，睡不著就起身，做一些柔和的體操，放鬆自己，待放鬆後再上床睡覺。簡單睡前準備，可以發展適當的睡前習慣，如更換睡衣、鋪床等動作以告知自己入睡時間的開始，不再做其他有干擾睡眠的事。

▌▌▌延伸閱讀

楊建銘（2010）：**失眠可以自療**。台北市：時報文化。

> 本書是專長睡眠醫學的臨床心理學教授，他在本書中教導讀者 11 種好睡技巧，從好眠基本功——調整不良睡眠衛生習慣做起，再教你刺激控制法、睡眠限制法、認知重建、煩惱控制技巧，同時介紹睡眠術病理機制，從腦中的「恆定系統」、「生物時鐘」、「覺醒系統」三個主要控制睡眠的機制，探討神經心理及行為兩方面失眠的成因，讓你夜夜都能安心入睡（取材自該書編輯推薦）。

李信謙、盧世偉、張家蓓、李佳純（2007）：**失眠**。台北市：晨星。

> 《失眠》一書旨在教導大家正視失眠問題，了解失眠的主要症狀、失眠的種類、失眠會造成哪些後遺症，以及何時該看醫生？從而找到適當的改善方法，並尋求積極的治療。本書作者群包括精神科醫師、臨床心理師、中醫師，以及瑜伽老師，分別從西醫、中醫、心理學，以及其他角色探討失眠的成因、治療和保健方法。

李宇宙（2007）：**李宇宙好眠自助寶典**。台北市：天下雜誌。

> 本書作者是精神科醫師，透過本書帶領讀者探索睡眠、失眠，以及治療和處理原則。作者教導讀者有關睡眠障礙的認知因素，以及建立正確的好眠之衛生習慣。

第十八章

厭食症

　　飲食障礙主要包括厭食症（anorexia nervosa）和暴食症（bulimia nervosa），本章將討論厭食症，暴食症則留到下一章介紹。當代瘦身文化影響人們對於身材的審美觀，有些人為了瘦身或其他原因，導致厭食症。本章將介紹厭食症的症狀、診斷、治療，以及相關的資訊。

 案例

案例一

　　王小姐，21歲，未婚，商專三年級學生。個案從17歲起就比較注意自己的身材，常去量體重，對自己163公分而有45公斤的體重不滿意，尤其是自己的臉、腰及大腿太粗，因此決定節食減肥。個案開始出現明顯的減肥和過度運動的行為時，母親曾加以阻止，母女之間經常有口語上的衝突。來門診的前一年年初起，家人開始發現個案每餐均吃得很少，吃東西一定要咀嚼很久才吞下，也盡量迴避和家人一起吃飯，同時每天亦熱衷於運動。家人亦觀察到個案常照鏡子，有怕胖的言談表示。個案雖然體重下降，但平日上課等活動仍積極參與，吃得少但精神很好。個案平日勤於量

體重，一天可多達數次，心情隨體重的些微增減而有明顯的起伏。家人不知這是什麼問題，一開始並未積極帶個案求醫，後來因月經沒來才被家人帶至各大醫院內科、新陳代謝科及婦產科就診，做過一系列的檢驗並無異常發現。這半年多來，個案進食情形愈來愈奇怪，她經常為家人準備許多好吃的飲食，自己卻都不吃，有時候在家人督促下不得不吃時，飯後會溜到浴室用手挖喉嚨催吐。一年來體重由 45 公斤下降至 32 公斤，健忘、晚上睡不好、精神體力變差，但個案仍堅持原來的飲食情況，不願接受家人的勸告。個案雖然愈來愈瘦，頭髮也變細變黃，而且較怕冷、常暈倒，但仍堅持每天上學、工作，在親戚的介紹下，被家人帶來精神科門診就醫（台大醫院精神部編，1994b：20-21）。

案例二

　　林同學是一位國中女生，僅 15 歲，150 公分高、50 公斤重的身材，讓她覺得自己像小胖妹。所以她下定決心減肥，從一天三餐縮減到兩天兩餐，五個月後，體重從 50 公斤掉到 34 公斤，不僅月經沒來報到，更瘦到形銷骨立。林同學明明已經太瘦，但還是覺得自己太胖，任憑旁人如何勸阻，她依然執意節食，是典型厭食症的表現。而後是因為身體已布滿嚇人的紫色斑點，才被家人強押到醫院就診。醫生解釋，因為減肥而造成紫斑的情形很少見，研判可能是營養不良造成凝血因子異常，導致微血管成片爆裂，所以全身布滿紫斑。患者經過靜脈注射營養劑，兩個禮拜後，身上的紫斑逐漸消退，關於厭食症的問題還在接受精神科治療（改寫自張黎文，2002）。

基本認識

流行率

根據 DSM-5（APA, 2013），女性罹患厭食症 12 個月的流行率是0.4%。男性厭食症的流行率大約是女性的十分之一。近幾十年來，厭食症的發生率似乎有逐漸增高的趨勢。

在國內的厭食症流行率是多少呢？根據蕭芳惠與林薇（1998）的調查，台北市高中職女學生具厭食症傾向者為 0.7%。

病程與臨床表現

厭食症的平均初發年齡是 17 歲，有些數據主張在 14 歲及 18 歲呈雙峰分布。厭食症的初發很少發生在 40 歲以上的女性。厭食症初發時，常伴隨壓力生活事件，如離家念大學等。厭食症的病程及結果相當不一致，有些患者在單次發作後完全康復，有些則出現體重恢復，又再發病的起伏不定模式，另一些則在許多年中經驗到此疾病病程的長期惡化。為恢復體重及維持體液與電解質平衡，有時需要住院治療。厭食症患者因體重明顯降低，降到比理想體重低 15%，和過度嘔吐及不當使用瀉劑、利尿劑等，會引起一些身體方面的併發症，嚴重者甚至會造成死亡（APA, 2000）。

患者通常不會主動就醫，往往是瘦到出現身體問題後，才被家人發現而帶去看醫生，因為他們通常會穿較大較多的衣服，或是用化妝來掩飾，並且表現得毫不在乎。在比較嚴重的患者身上，可以發現體溫過低、下肢水腫、心跳過慢、低血壓、長胎毛或是禿頭等徵象。而有些女性患者在體重未明顯下降前即有月經不來的問題。此外，嘔吐和濫用瀉劑或利尿劑會

造成電解質不平衡的併發症（陳怡瑛譯，1998）。

所以當患者合併有暈眩、昏厥、胸痛、心律不整、血液凝結異常、感染、嚴重電解質不平衡，或較發病前體重減輕超過 30%至 40%時，應接受住院治療，否則會有生命危險。當患者的情況危急無法進食時，可採用靜脈注射或插鼻管灌食的方式來維持生命。厭食症患者的死亡率在 5%左右（陳怡瑛譯，1998；APA, 2000）。而在大醫院住院的神經性厭食症個案中，長期死亡率則超過一成，死亡原因最多是由飢餓、自殺或電解質不平衡所致。

 診斷

症狀

厭食症的基本特質是患者拒絕維持最低的正常體重，強烈害怕體重增加，以及針對自己身材及體型大小有顯著的知覺障礙。患者認為自己過胖而刻意避免某類食物或僅進食非常少量的食物，並因此而太瘦、營養不良，甚至死亡。在厭食症患者中，有一半合併暴食。事實上，厭食症一詞實屬誤用，因為極少有患者會喪失食慾（APA, 2000）。

診斷標準

依據 DSM-5（APA, 2013；台灣精神醫學會，2014），厭食症包括下列三項診斷標準：

1. 限制攝取身體所需能量，並導致對其年齡、性別、發展狀況與生理健康而言顯著過低的體重。顯著過低體重的定義為少於最低正常值，或兒童與青少年者，少於最低期望值。

2. 強烈害怕體重增加或變胖，或即使體重偏低仍持續抑制體重的增加。

3. 個案在覺知自己的體重或身材方面有障礙，體重或身材對自我評價有不恰當的影響，或持續無法體認目前低體重的嚴重性。

區別診斷

　　厭食症患者因為控制體重的方式不同，可以分為兩種類型：節制型和暴食／清除型（binge-eating/purging type）。節制型的特徵是體重的下降主要是經由節食、禁食或過度運動，在本次厭食症發作期間，此人未曾從事規律的暴食或清除行為；至於暴食／清除型的特徵是患者在此次發作期間，規律的從事暴食或清除行為（或兩者皆有）。在厭食症患者中，多數暴食者會經由自我催吐或不當使用瀉藥、利尿劑或灌腸來清除食物。某些本型的患者並未暴食，但規律的在攝食少量食物後，即從事清除行為。本型患者似乎多數於每星期至少從事一次暴食與清除行為，但尚無足夠資料來訂定最低頻率的標準。

　　在從事厭食症區別診斷時，應考慮可能造成體重顯著下降的其他原因，尤其個案表現非典型特質時（如40歲以後才初發），更應注意與下列病症之區別（APA, 2000）：

1. 一般醫學狀況，如腸胃道疾病、腦瘤、潛隱的惡性腫瘤及愛滋病等，可能也會發生嚴重的體重下降。

2. 上腸系膜動脈症候群（superior mesenteric artery syndrome），因為間歇性阻塞胃出口而有餐後嘔吐的特徵，故需要與厭食症做區別，雖然神經性厭食症患者因為消瘦，有時亦會發展出此一症候群。

3. 重鬱症也會發生嚴重的體重下降，但是多數重鬱症患者不會希望體重過輕或過分害怕體重增加。

4. 某些神經性厭食症的特質符合社交焦慮症準則群中的一部分，患者在公開場所進食或被人看到時會感到羞辱或困窘。若厭食症的社交焦慮症僅限於飲食行為而已，則不應做社交焦慮症的診斷，但若有與飲食行為無關聯的社交恐懼（如過度害怕公開說話），則可給予社交焦慮症的額外診斷。

5. 某些厭食症的特質符合強迫症準則群中的一部分，即患者展露與食物相關的強迫意念及強迫行為。唯有當患者表現與食物無關的強迫意念或強迫行為（如過度害怕被沾污），才考慮給予強迫症的額外診斷。

6. 某些厭食症患者的特質符合身體臆形症（body dysmorphic disorder）的部分症狀，即患者過分專注於身體外貌。唯有當患者對身體的知覺與身材及體型無關聯（如過分專注於鼻子過大的想法），才會考慮身體臆形症的額外診斷。

7. 就暴食症而言，患者重複出現暴食發作，並未刻意減輕體重而從事不適當的行為（如自我引吐），也不會對身材及體重過於擔憂。他們能維持體重於最低正常水準或以上，此點異於暴食／清除型的神經性厭食症患者。

 ## 可能的病因

厭食症的真正病因目前並沒有定論，根據患者的資料，可以歸納出如下罹患厭食症的危險因素（First & Tasman, 2004）：

1. **遺傳因素**：厭食症患者的一等血親罹患此疾病的機率比一般人高，例如患者姊妹罹患率是 6%，親戚是 2% 至 4%。同卵雙胞胎罹患厭食症的機率高於異卵雙胞胎。

2. **家庭因素**：罹患心理疾病的父母，以及失功能的家庭，也是厭食症的危險因子。厭食症患者的母親通常會過度保護小孩、缺乏人際界限、追求完美，以及害怕分離；父親通常是退縮、被動，以及情感壓抑等。厭食症的病因多少和親子關係與家庭系統失功能有密切的關聯。厭食症的女孩通常以一些不客氣的用語描述她們的母親，如過度專制、多管閒事、蠻橫無理，以及明顯的愛恨交集等；然而很多的母親則表示，她們是針對其女兒的自我挨餓才出現這些干涉的反應。相對的，厭食症的女孩經常描述她們的父親為情緒貧乏者。大多數處理厭食症的治療師都對家庭動力對於該患者所造成的影響程度印象深刻。

3. **當代審美文化**：西方社會追求瘦身的文化深深的影響現代女性的審美觀。一般而言，目前有厭食症的患者多為年輕、高社經階層的女性此一事實來看，西方社會中對所謂「理想體型」的概念，可能有些影響。在一個體型較好看、較容易得到別人注目及肯定的社會中，女性隨時處於自覺或不自覺，要求自己不能太胖的壓力下，容易造成對自己身體形象的不適當扭曲，從而造成不適當的飲食模式。

4. **人格特質**：女性厭食症患者在人格特質上，通常有較高的自我要求，謹慎的表達自己的情緒，以及非常謹守道德規範。

5. **社會文化因素**：由於厭食症患者大多為女性，且其發生率隨現代化而增加；同時在若干報告中亦指出，在已開發國家之患者，以上層社會居多。因此，在探討其社會文化病因時，必須特別考慮在時代的變遷當中，女性角色的演變，以及流行價值中理想體態標準與大眾傳播彼此的相互影響。本疾病在美國、加拿大、歐洲、澳洲、日本、紐西蘭及南非等地最常見，但在其他文化很少做系統性的盛行

率調查。由病例罕見的文化移居至此疾病較多見的文化移民，當認同新文化中「瘦即是美」的信念時，神經性厭食症的盛行率也會隨之增加。

 治療方法

厭食症的首要治療目標是提高患者與家屬接受治療的意願和合作。患者通常會淡化厭食症的症狀，並且會說他的家人太小題大作了。治療師可以協助患者了解飢餓對身體健康的不良影響，以及增加體重的重要性。治療的第二個目標是處理身體上的醫療問題，例如電解質不平衡、心律不整、營養不良、恢復體重，以及培養正常飲食習慣。治療的第三個目標則是在厭食症改善之後，預防疾病的復發（First & Tasman, 2004）。

患者的體重如果低於期望值的 65%，則應該考慮住院治療；如果低於期望值的 75%，或者伴隨不穩定的身心症狀，則可以考慮日間留院或密集門診治療。如果患者是未成年人，則可以考慮家庭治療。無論未成年人或成年人，都可以考慮個別的心理治療與健康管理。

心理治療

厭食症的治療方式因病情嚴重程度不同而異，有一部分的患者會自然痊癒，治療方式除了藥物外，心理治療也扮演了重要的角色。心理治療大致分為個別心理治療、家族治療及團體治療，若依治療目標與方式可再細分為支持性治療、領悟性治療、認知行為治療等。

厭食症的治療需要強調的是治療師和患者的共同努力以及治療師溫暖和關切的態度，透過同理心的方式，使患者恢復自我和自尊。嘗試給患者理智上的勸導是沒有用的，那只會加深患者的無力感和無用感，治療師應

該對患者任何的想法、感受、身體感覺和對事情的看法,有足夠的敏感度
以及回應。

　　若家庭成員或家庭問題是影響病情之主要因素時,治療師可以邀請其
他家庭成員一起加入家庭會談,目的在增進家人對疾病的了解,改善家人
之間的溝通方式及態度。有時候需透過家人當成協同治療者,一起執行行
為治療的計畫,通常兒童或青少年的患者,更需要藉助這種家族治療。有
時治療師會引導數位病患作定期的聚會,以各種不同的方式進行團體治療,
如教育團體、認知行為團體或病友自助團體。藉由傾訴、經驗分享和支持
等方式,讓患者學到新的解決問題方式,調適自己的心態,以達到治療疾
病的目的。不論飲食障礙是起源於生理、心理、社會或家庭因素,就長遠
的治療效果而言,心理治療都應被考慮納入治療計畫之中(陳怡瑛譯,
1998)。而究竟應該採取何種心理治療,就得經治療師詳細評估之後再作
決定,茲就不同心理治療方式舉例說明如下。

認知行為治療

　　認知行為治療師首先會與個案共同簽訂治療契約,其內容包括(陳怡
瑛譯,1998):

1. **目標體重**:治療師和個案共同選定合乎其年齡與身高的最低標準體
   重為目標體重。
2. **飲食量**:應以少量、多餐、營養均衡為原則,以免引起身體併發症
   及造成失去控制的恐懼。
3. **體重增加量**:平均每天增加 0.2 公斤,每天早餐與沐浴後各量體重
   一次。
4. **資料回饋**:個案自己保持一份體重記錄表,有助於增加治療動機。
5. **增強作用**:體重的增加應緊隨給予正向增強,依照計畫增加食物數

量也應給予增強。契約中應明確訂定增強物之性質。

6. **控制嘔吐、暴食及其他清除食物的方法**：個案應遵守契約，只吃規定的食物，餐後一小時內禁止患者進入浴室或臥室。

契約定好後，個案可能拒絕合作，治療師應探尋其理由，通常是怕胖，其次是怕失去控制，另外則是怕目標體重太重。面對這些阻力，治療師應與個案建立良好的治療關係，結合家庭力量，進行認知方面的治療，通常包括以下的幾項討論（陳怡瑛譯，1998）：

1. **重新歸因**：使個案了解認為自己太胖是病的一部分。

2. **相信自己的體重**：飲食正常，身體會知道如何維持一個健康的體重。

3. **避免經常量體重**：只能在契約中明訂的時間去量。

4. **了解怕胖只是表相**：怕胖可能只是對不愉快感覺或想法的逃避，應嘗試找出心中的困擾，而非只是關注體重或身材。當個案達到目標體重時，應讓其利用適當的食物及運動來維持其目標體重，讓其體會成果，克服體重增加帶來的害怕。

家族治療

根據最新的研究發現，一種創新的家族治療模式可以有效治療神經性厭食症。治療的重點在於父母參與治療計畫，與治療師共同組成治療團隊，協助正處青春期的個案重新恢復飲食，探索青少年發展階段所遭遇的各項挑戰，並有效提升個案的自主性。

 ## 心理衛生教育

針對厭食症患者及家屬所進行之心理衛生教育，主要目的在協助患者建立對減重瘦身和飲食行為之正確概念，以及了解自厭食症康復所需之營養概念。

正確之減重概念及飲食行為

　　根據統計，約42%的人覺得自己過胖，需要減肥。在從事眞正減肥計畫前，最好先有理想體重的概念：國人現行的理想體重，男性爲身高減去80再乘以0.7，女性則爲身高減去70再乘以0.6，得到的數值加減20%的範圍內都是可以接受的程度。如果要求自己太多，往往造成影響心理層面的不良效果。一般民眾在面對眾多的減肥方法時，常有不知從何下手的困惑，甚至常在針灸、服藥、手術、運動、節食等多種方法嘗試後，仍陷入減減停停，愈減愈胖的痛苦中。其實掌握良好的減肥和飲食行爲，再加上持之以恆的運動，才是成功的關鍵。

　　正確而健康的減少體重的方法：一是減少熱量的攝取；二是增加熱量的消耗。前者是採飲食控制，後者就是指運動。正確的節食是指低熱量但均衡的飲食。一般而言，當攝食減少時，體內的代謝速率爲維持體內生理的衡定也會降低下來，腸道蠕動亦減慢，以增加營養吸收的時間，此時光以節食控制到達一個平原期。唯有透過運動，運動可以重新增加新陳代謝速度，亦可減緩肌肉組織的流失，亦是有效的解除壓力的方法。若僅只以不正確的飲食控制當成控制體重的唯一方法時，容易造成腦內神經傳導物質的不平衡，會出現情緒和行爲障礙以及新陳代謝障礙（陳怡瑛譯，1998）。

厭食症治療之營養調理

　　一般而言，當患者可以自行進食時，需鼓勵其多吃；當患者無法吃固體食物或吃下的量不夠，則可以補充營養價值高的流質食物。就厭食症治療過程中的食物選擇而言，以均衡飲食爲主，並且盡量供應病人較喜歡吃的食物。盡量避免體積大、熱量低的食物，特別是早期治療的階段。

　　治療的過程因必須日漸增加進食量，腸胃道不適的情形有時會持續很長期的一段時間，採取少量多餐的方式可以讓腸胃道逐漸適應，避免脹氣或腹脹。冷的食物可讓病人較不覺得飽脹，如果有便秘的情形，必須多補充膳食纖維質，但不宜大量攝取熱量低的蔬菜，應該設法由熱量高的穀類來獲得纖維質。必要時須給予維生素及礦物質補充劑，盡量避免含咖啡因的食物及鹽分含量較高的食物。

　　不論是醫護人員或是患者及家屬，都應把焦點放在每日熱量攝取了多少，而非體重增加了多少，所以必須記錄每天的飲食。此外，必須長期對患者及家屬進行營養諮詢及心理治療以穩定體重，並且校正病患飲食的習慣和觀念，更要深入的找出致病的主要原因（詹惠婷，1999）。

 ## 社區資源

　　目前提供神經性厭食症治療服務之國內社區資源，主要以各大醫院的精神科為主，一般民間尚無針對厭食症所開設之心理診療機構。若欲尋求心理諮商及心理治療，患者及家屬可前往具有心理師證照之社區心理諮商中心或民間開設之心理諮商所、心理治療所，以接受專業之心理治療。厭食症患者及家屬，除可接受醫院之精神科醫師、臨床心理師，以及學校和社區之諮商心理師所提供有關住院治療、藥物治療、個別心理或家族治療等各項專業服務外，在飲食衛生教育及飲食行為重建的過程中，亦可尋求專業營養師之諮詢和協助。舉例而言，各大醫院營養部即提供有營養諮詢服務及健康減重營養諮詢講座。

▋▋▋▋ 延伸閱讀

陳怡瑛（譯）（1998）：東淑江編著。**厭食症與貪食症 Q&A**。台北市：
　　書泉。

> 　　本書原作者是日本專長飲食障礙的醫師，以問與答的方式介紹厭
> 食症與暴食症的病因、症狀，以及治療方法，可以增進讀者對於飲食
> 障礙的正確了解。

曾美智（2014）：**健康飲食好心情**。台北市：心靈工坊。

> 　　本書作者是台大醫院精神科醫師，以深入淺出的方式，針對患者
> 常見的疑惑加以解說，宛若醫師親自在你前面，娓娓為你解惑，是實
> 用可親的居家必備健康叢書。本書內容包括厭食症、暴食症和肥胖症
> 的診斷與治療。

依　索（譯）（1999）：P. Claude-Pierre 著。**飲食之謎——厭食症與暴食
　　症的了解與治療**（The secret language of eating disorders）。台北市：
　　中天。

> 　　作者用了許多真實的案例來闡述她的理論，她詳述了否定心理的
> 起源、康復的五個步驟、在家中照顧病患的特殊挑戰，也提供了如何
> 與專業醫療人員合作的指標。她還在書中附上許多患者康復的故事，
> 來激勵現在的患者以及他們的家人。不同於傳統觀念的新解讀法，讓
> 你一探厭食者的心理世界，告訴你什麼是否定心理，如何跟否定心理
> 決戰，讓患者重生。

第十九章

暴食症

暴食症或稱心因性暴食症（bulimia nervosa）是飲食障礙的一種，臨床表現不像厭食症那般令人印象深刻。由於患者的體重並沒有明顯改變，因此，患者和家人在疾病初期往往沒有明顯的病識感。一般人對於暴食症的現象所知有限，本章將分別說明暴食症的案例、症狀、診斷、治療與相關的資訊。

 案例

案例一

　　小倩起床後做的第一件事是量體重，今天的體重竟然比昨天重，於是她決定以低熱量度過今天，也不吃早餐。午餐時同事們訂了pizza，小倩忍住不去分食，只吃從家裡帶來的水果餐。體重增加的恐懼和 pizza 占據了她的腦海，她無時無刻感覺到身體中的脂肪在囤積著，所以覺得一定要好好控制自己。對小倩而言，下午過得特別緩慢，她腦中充斥著混亂感覺與想法，縮回到自己的世界中。下班開車回家的路上，一股衝動讓她前往一家速食店，她點了份量足夠三人吃的食物，儘管看似失控，小倩仍在眾多高熱量食物間做了選擇，她已經知道哪些食物吃下去可以順利嘔吐。到家

後她狼吞虎嚥，已經嚐不出食物滋味如何，腹脹的不適並未停止她的行為，直到吃完了大部分的食物，暴食才停止下來。然後小倩到廁所嘔吐，她對自己失望並有罪惡感，她告訴自己這一定是最後一次的暴食，儘管之前已經下過無數次相同的決心。

案例二

　　小芳是個20歲的女孩，父親從商，母親有憂鬱症的病史，家境小康，家人沒有肥胖史。在家排行老大，下有一位妹妹。小芳從小就是個略胖的小孩，青春期因為迅速長高，身材看起來適中。

　　在國中和高中的時候，小芳即相當在意自己的體重，曾經透過減肥中心的協助，體重從65公斤減為48公斤。然而這個體重只維持了兩個月，小芳常無法抹去腦中縈繞美味的食物。在獨處、無聊、遇到挫折時，就會有衝動想去吃東西，且一開始吃就會吃到很脹才停。這種暴食的發生剛開始每週一次，吃完後心情會更不好，體重又逐漸上升到70公斤。

　　小芳一直沒有放棄減肥的念頭，但始終無法維持在她理想的體重48公斤，反而更加惡化她的暴食症狀，次數增加到每週五次。每當腦海裡閃過美食念頭，控制不住時便會去吃一頓，有一次還一口氣吃掉一整條葡萄吐司、兩大包巧克力、十塊麻糬和兩碗紅豆湯圓及三罐八寶粥，吃的時候速度又快又急。吃完後擔心變胖，便到廁所去把食物吐掉，下一餐也就自動少吃或完全不吃，如此身體又處於一種飢餓狀態而引發下一次暴食（改寫自台大醫院精神部編，1994b：22-23）。

基本認識

流行率

暴食症最常發生的年齡是在 18 至 24 歲之間的女性，青少年及年輕成年女性的暴食症盛行率約爲 1% 至 3%；男性患者的發生率約爲女性的十分之一（APA, 2000）。台灣暴食症的流行率爲 1.8%，已與西方國家相當（陳冠宇、林亮吟、陳喬琪、胡維恆，2000）。

病程

暴食症好發於年輕女性身上，通常在青春期晚期或成人早期開始，首次暴食發作前常見節食行爲。患者通常拒絕和家人或在公開場合進食，盡量挑選低卡路里、低油的食物，並努力減少食物總攝取量。但節食的飢餓感促使患者發生暴食，之後再採取各種補償行爲來避免增加體重，如催吐、使用瀉劑、過度運動等。

暴食症的平均病史爲五年，臨床取樣上顯示，飲食障礙持續數年以上者比例相當高，甚至有三分之一至二分之一的人在五至十年後暴食現象仍達臨床標準，只是形式轉成非典型飲食障礙。病程可爲間斷發生，即緩解期和暴食時期交互出現，長程的演變結果尙未得知。

 診斷

症狀

暴食症是指不可控制的吃進大量食物後，藉嘔吐或其他方法來避免體

重增加的行為。暴食症的特徵是重複發生暴食之後出現不當的補償行為，如自我催吐、不當使用瀉藥、利尿劑或其他藥物、節食或過度運動，對自己的身材及體重有不符合現實的知覺。

　　暴食症患者的共同點在於過度在意體態和體重，並且只由體態及自我控制能力來衡量自我價值，把一些情緒和感受到的身體狀態解釋為肥胖。暴食行為的促發因素有：心情不佳、人際壓力、飲食限制後的強烈飢餓，或與體重、身材、食物有關的感受。暴食或可暫時減少不樂之情，但之後常伴隨自我厭惡及心情憂鬱。暴食症患者的體重通常在正常範圍內，有些會體重稍低或稍微超重，所以不易被外人察覺。暴食症患者通常羞於表露其飲食問題，並企圖隱藏症狀，常秘密進行暴食，盡可能不引人注意（APA, 2000）。

診斷標準

　　根據 DSM-5（APA, 2013），暴食症的診斷標準有下列五項：

1. 在一段特定時間內吃下的食物量，絕對多於大多數人在類似情境下所能吃的食物量，暴食發作後會伴隨著缺乏自我控制的感覺。
2. 重複使用不當的補償行為，如自我催吐、使用瀉劑、禁食或過度運動等，以避免體重增加。
3. 暴食及不當補償行為的頻率，必須平均每週至少一次共達三個月。
4. 自我評價時被身材及體重不當影響。
5. 此障礙非僅發生於厭食症的病程中。

　　一段特定時間通常少於兩小時，判斷時應考慮吃食背景，有時在慶典或假日時大吃一頓則可視為正常。單次暴食發作不限制發生於同一場所，例如患者可能在餐廳開始大吃而回家後繼續暴食。整天不停的吃少量食物並不算是暴食。暴食通常進行到此人腹脹不舒服，甚至已十分痛苦，卻仍

繼續下去。暴食症患者在暴食時吃的食物類型各異，常有高熱量的甜食如冰淇淋或糕餅。但暴食的特徵似乎更在於吸收食物總量的異常，而非渴求某種特殊營養物（如碳水化合物）。雖然暴食症患者在暴食發作時比一般人普通一餐所攝取的熱量更高，但兩者所攝食熱量來源中，蛋白質、脂質及碳水化合物的比例則類似。

　　患者在暴食時處於狂熱狀態，尤其在病程的早期，某些患者描述在暴食發作的當時或之後處於解離的狀態。當暴食已延續一段時間，患者會報告其暴食發作已不再以失去控制的急性感受為其特徵，而是控制力受損的行為指標，諸如很難抗拒暴食衝動，或一旦開始暴食即無法停止。暴食症患者並非完全不能控制自己的暴食行為，例如患者可能在電話鈴響時仍繼續暴食，但在室友或配偶突然進入屋內時則可停止。

　　最常見的是在暴食後自我催吐，到飲食障礙特別門診求治的暴食症患者中，80%至90%是採用此法清除食物。催吐的立即效應包含身體不適得以抒解，體重增加的害怕也減少。對某些個案而言，催吐本身成為目的，患者使用各種方法催吐，包括使用手指或工具刺激咽部引發嘔吐反射，對催吐愈來愈熟練，終能隨心所欲的催吐。補償行為除了催吐亦包含不當使用瀉藥及利尿劑，也有禁食或過度運動。運動在下列情況下可視為過度：運動量已顯著妨害其重要活動、發生於不當時機或不當場合、患者不顧受傷或其他醫學合併症仍繼續運動。

區別診斷

　　暴食症的分類，以及它和厭食症、嗜食症，以及非典型飲食障礙的區別說明如下。

　　暴食症的分類：暴食症可以分為清除型（purging type）和非清除型（nonpurging type）兩類。清除型暴食症的臨床表現是在發作期間，規律

的從事自我催吐或不當使用瀉藥、利尿劑、灌腸等；非清除型暴食症的臨床表現是在發作期間，使用不當的補償行為，諸如禁食或過度運動，但未規律的從事自我催吐或不當使用瀉藥、利尿劑、灌腸等。初步的證據顯示，清除型暴食症患者比非清除型暴食症患者有更多的憂鬱症狀，以及對身材、體重的擔心（APA, 2000）。

與厭食症的區別：暴食症與厭食症暴食／清除型類似，若患者的暴食行為僅發生於厭食症中，則應診斷為厭食症暴食／清除型，而不應給予暴食症的額外診斷。若暴食及清除行為的臨床表現不再符合厭食症暴食／清除型的完全準則（如體重已正常或月經已規律化），則可以考慮最合適的診斷是「厭食症暴食／清除型，部分緩解中」或暴食症（APA, 2000）。

嗜食症：嗜食症的診斷標準和暴食症很類似，當事人會在短時間之內使用大量的食物，但是沒有使用任何的補償行為，如自我催吐、使用瀉劑、禁食或過度運動等，以避免體重增加。

非典型飲食障礙：有飲食障礙但不符合厭食症或暴食症診斷標準的時候，可以考慮非典型飲食障礙，例如下列的情況：1.符合一切厭食症的診斷標準，除了此人體重雖已顯著降低，但目前體重仍在正常範圍內；2.符合一切暴食症的診斷標準，除了暴食及不當補償機轉的發生頻率少於每週一次或總時期少於三個月；3.正常體重者規律的在食用少量食物後，使用不當的補償行為（如在吃了兩片餅乾後即自我催吐）；4.一再的將大量食物咀嚼後吐掉，而不吞下。

 ## 可能的病因

暴食症與食物有關，而食物對人類的意義原就涵蓋生物、心理、社會文化等多層面，暴食症發生的原因相當多元，目前對病因的了解仍然有限，

說明如下：

1. **遺傳因素**：暴食症有家庭遺傳因素，而且基因似乎能加以解釋。特別針對暴食症所做的國際合作血液研究，在316位暴食症患者與其家屬的染色體上找到與飲食障礙有關的基因（Grice et al., 2002）。從孿生子的研究亦顯示，暴食症在同卵雙胞胎身上較異卵雙胞胎有較高的一致性。

2. **成長環境因素**：成長環境中促發暴食症的危險因素，有些與痛苦經驗有關，如童年性侵害；有些是父母肥胖或個人童年時期的肥胖、初經較早、父母酗酒、父母在意子女的體態並鼓勵節食。家庭動力被認爲與飲食障礙的發展和維持有關，案例和研究指出，飲食障礙家庭常見關係過度緊密、侵擾性、敵意、忽略患者的情緒需求（Berg & Crosby, 2000）、過度不當的養育行爲、高度衝突等。這些家庭缺陷干擾青少年的認同發展過程，增加暴食傾向的危險性。

3. **認知因素**：暴食症患者常見的不良認知習慣，包括過度推論、不當的因果推論、災難化想法、全有全無的推理、個人化的想法等。患者也傾向於過度在意體態和體重，對於身體形象有負面的認知。面對困難時，有逃避問題的傾向，常希望以不切實際的方式來解決問題，遇到困難很少尋求外界支持。

4. **情緒因素**：暴食症患者常有困難辨識、語言表達和調節種種生理上的緊張，使病人有覺得難以被他人了解的感受，並經驗到廣泛性的極度緊張狀態。有時他們感覺處在無法自己撫慰的空虛寂寞感中。研究指出，暴食症、物質濫用可看作是一種人工調節負向情緒的行爲，意圖麻痺痛苦。研究發現暴食症患者自我撫慰能力稍低、有較多的寂寞感，使暴食症患者在調節負向情緒的能力上較不足（Esplen & Garfinkel, 2000）。暴食行爲是個體維持自我感和自尊困難

表現出來的症狀。

5. **社會文化因素**：媒體傳播苗條女人比較快樂、優雅、成功的形象，女性覺得似乎必須擁有這些才達到理想形象的標準，在這樣的壓力下讓人有生活失控的感覺，體重遂被視爲可自我掌控的領域，讓人相信只要維持完美的身材，完美的事業和婚姻也會伴隨而來。對另一些人來說，專注想法於食物上，可以幫助他們逃離其他日常生活的壓力。

徐偉玲（2004）根據文獻回顧，補充患者罹患暴食症心理因素與家庭因素。在心理因素方面，患者往往具有下列的心理特質：1.比較會隱藏或漠視自己的情緒；2.追求控制的內在渴望；3.比較會努力去取悅他人；4.低自尊下的完美主義。在家庭因素方面，過度保護、缺乏彈性、缺乏互動、嚴厲的、敵意的、完美主義、逃避衝突解決、注重外表的、對食物或飲食有特殊歸因的、雜亂無秩序的家庭就容易成爲暴食症發生的溫床。

暴食症的患者爲何會持續暴食行爲呢？徐偉玲（2004）根據暴食症患者的訪談研究，發現暴食成爲患者生活的一部分，主要有三個原因：1.暴食可暫時安撫情緒；2.暴食可填補空虛、獲得掌握感；3.暴食是一種生活習慣。

 ## 治療方法

和厭食症相比，暴食症患者比較有意願尋求治療師的協助，來改善暴食和催吐的問題行爲。但是暴食症患者在求助外援之前，通常會先透過自助的方式來改善自己的困擾。自助的方式包括：合理化暴食、查閱相關資料，以及記錄飲食狀況。

　　暴食症的治療方法包括心理治療和藥物治療，心理治療當中的認知行
為治療通常是暴食症的第一線治療方法，因為認知行為治療不僅優於其他
心理治療，而且也優於藥物治療。接受認知行為治療三至六個月的患者當
中，有二分之一至三分之一的人停止暴食和催吐，而且效果可以維持（First
& Tasman, 2004）。

　　暴食症的第二線治療方法是使用 SSRI 抗鬱劑的藥物治療，通常在缺
乏認知行為治療師，或者患者對於認知行為治療反應不佳，以及患者伴隨
著其他心理疾病症狀時，治療師會考慮使用藥物治療。相關研究指出，flu-
oxetine 抗鬱劑減輕暴食症症狀的效果優於安慰劑。

　　暴食症如果只單靠藥物治療，而沒有回歸到患者自己身上，去探討自
己內在的問題，藥物治療的效果是比較有限的。

認知行為治療

　　Allen、Scannell 與 Turner（1998）將暴食症患者的心理循環現象以圖
19-1 加以表示，這個循環會在患者的生活中不斷重演。在暴食循環中，患
者首先經驗到負向的感受會引發狂吃，但失控的狂吃卻會引發罪惡感，接
著的催吐會再次引發罪惡感和緊張等心理負向感受，可能接續著狂吃，因
此跌入惡性循環中。

　　暴食症的心理治療，主要是使用各種認知行為治療技術來打破「暴食
—催吐」的循環，一方面預防暴食，另一方面預防催吐。使用的技術包括：

1. **自我行為記錄**：治療師可以教導病人記錄每次暴食和催吐發生之前
   的事件和行為，以及發生之後的事件和行為。透過自我行為記錄可
   以增進病人的自我覺察和自我控制，並且分析出暴食和催吐行為的
   誘因和後果是什麼。

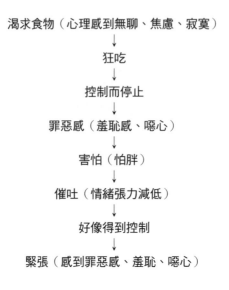

渴求食物（心理感到無聊、焦慮、寂寞）
↓
狂吃
↓
控制而停止
↓
罪惡感（羞恥感、噁心）
↓
害怕（怕胖）
↓
催吐（情緒張力減低）
↓
好像得到控制
↓
緊張（感到罪惡感、羞恥、噁心）

圖 19-1　暴食循環圖

資料來源：引自 Allen, Scannell, & Turner (1998)。

2. **放鬆訓練**：教導病人各種放鬆技巧，以便可以有效因應生活中的壓力，而延緩暴食衝動。

3. **認知訓練**：教導病人辨識和改變有關身材、體重和飲食有關的認知扭曲和非理性想法。

4. **改變環境**：協助病人分析不利於病人治療的環境因素，並加以改變，例如安排一個病人無法獨處，不便於暴食或催吐的生活環境。

　　除了個別的認知行為治療，患者還可以考慮團體心理治療、家庭治療和營養調理等治療方式，這些治療方式也常被使用來幫助暴食症患者。病情嚴重的暴食症患者，有生理或精神疾病共病時，有時會需要住院治療，以便維持安全的體重和治療併發症。由於暴食症患者的體重通常維持在正常範圍，比較沒有生命的危險，因此，大多數患者可以透過門診方式接受治療。

延伸閱讀

依　索（譯）（1999）：P. Claude-Pierre 著。**飲食之謎──厭食症與暴食症的了解與治療**（The secret language of eating disorders）。台北市：中天。

> 　　作者用了許多真實的案例來闡述她的理論，她詳述了否定心理的起源、康復的五個步驟、在家中照顧病患的特殊挑戰，也提供了如何與專業醫療人員合作的指標。她還在書中附上許多患者康復的故事，來激勵現在的患者以及他們的家人。不同於傳統觀念的新解讀法，讓你一探暴食者的心理世界，告訴你什麼是否定心理，如何跟否定心理決戰，讓患者重生。

謝青峰、李文茹（譯）（2001）：J. Hollis 著。**減肥是家庭大事──飲食失調症的心理處方**（Fat is a family affair）。台北市：生命潛能。

> 　　本書作者是一位戒癮資深治療師，曾經是肥胖者，在本書中她以過來人的角度與讀者分享個人與臨床經驗。她認為世上沒有速成的減重秘方，形體的變化顯示出人們渴望關愛與親密關係，可是又害怕受傷害，於是食物成了最佳的替代品，掩蓋了內在真實的需要。

第二十章

身心症

將心理問題用身體症狀呈現的心理疾病叫做身心症（somato-
form disorder），這是一種個案會抱怨身體不舒服，可是醫學檢查
卻又是正常的心理疾病。身心症和心身症（psychosomatic disor-
ders or psychophysiological disorders）不同，心身症是一種因為心
因性或壓力所造成的生理疾病。本章首先說明身心症的案例、診
斷與治療，同時也會說明身心症和其他身體化障礙的不同，以及
身心症和心身症的區別。

 案例

案例一

　　國二上，我的小孩得了「身心症」，早上七點鐘時，他的體溫開始上
升，七點半時，燒到 39 度半；怕他作假，我家有很多溫度計，但是不管哪
一枝溫度計，量出來都是 39 度半，我只好打電話向老師請假。請假後，到
了八點半，他準時退燒。到了上學時間，常常是我先生抬頭，我抬腳，兩
人合力把他拖上汽車，他一路上叫：「求求你不要叫我上學！」聽了心中
真的很不忍，我們為什麼會讓孩子讀書讀到這樣的痛苦？進入美國學校三

個禮拜後,「身心症」不藥而癒。他變得很喜歡去上學。他們老師早上七點鐘到學校,他想跟老師共進早餐,討論功課,所以早上不到七點,就挖我起床送他去上學(洪蘭,2002)。

案例二

當事人為男性,52歲,私人貿易公司的中級主管,被間歇性頭痛困擾了十多年,曾看過十多位中西醫,症狀沒有改善,且最近這四、五年頭痛還愈來愈厲害,腦波、頭部電腦斷層掃描和其他多種檢查都做過,卻找不到任何異常。當事人生長在一個子女眾多的公務員家庭,排行老大,一家十口刻苦盡責,勤儉度日,家人相處十分和睦。當事人個性木訥寡言,少有言語溝通。幼年時代健康情況相當好,但國中時起,常在考試前後有急性腹痛的情形,高中畢業後,考入公家機關工作,職位升遷至單位主管,而急性腹痛仍困擾著他,幾次他有重大事件要解決時,卻因急性腹痛非常厲害而住院治療,醫師卻又無法告訴他確實的病因。多年前,辭去公家機關工作,和妹夫一同創業,開始有頭痛的情形。在精神科就診後,診斷為「身心症」(台大醫院精神科編,1994a)。

案例三

謝小姐,30歲,於金融業服務,最近覺得激躁、易疲倦、胸悶、上腹痛、食慾不振,晚上睡不安穩,感覺身體狀況漸走下坡。三個月前剛做完公司每年舉辦的定期健檢,實驗室檢查結果正常,胸、腹部X光攝影正常,心電圖及腹部超音波檢查亦無任何異常。由於身體檢查都正常,可是身體還是不舒服,於是在家人的建議下去諮詢心理師,心理師評估結果,認為謝小姐是因為公司擴大業務,長期繁重工作之心理壓力才會引發身心症。

基本認識

流行率

身心症是指以生理症狀表現的一種心理疾病，是一個籠統的稱呼，仔細來說，它包括身體症狀障礙症（somatic symptom disorder）、罹病焦慮症（illness anxiety disorder），以及轉化症（conversion disorder）等三種心理疾病。每一種診斷的流行率（APA, 2013）如下：

1. **身體症狀障礙症**：一般人口的流行率是5%至7%，女性高於男性。
2. **罹病焦慮症**：罹病焦慮症的點流行率是1.3%至10.5%，在一般內科門診病人的盛行率為3%至8%。
3. **轉化症**：被轉介到神經科門診的個案中，有5%是轉化症患者。

臨床表現

上述三類身心症具有共同特徵，患者的主訴都是以身體的症狀為主，因此，患者通常會求助一般醫師。患者在一連串的健康檢查之後，這些症狀無法用一般生理疾病或物質使用可以解釋。這個時候，醫師會推論這些身體症狀可能是屬於心理因素所造成的，才會轉診到心理師接受心理治療。

 診斷

診斷標準

DSM-5（APA, 2013；台灣精神醫學會，2014）對三種身心症訂定的診斷標準，摘述如下：

1. **身體症狀障礙症**：患者有一個以上令人苦惱或者會造成其日常生活顯著困擾的身體症狀。病人會持續且不成比例地擔心其症狀的嚴重性，或對於健康或症狀一直高度焦慮，或者為了這些症狀或擔心健康問題而投入過多的時間和精力。

2. **罹病焦慮症**：罹病焦慮症又稱慮病症，基本特質是基於對一種或多種身體症狀的錯誤解讀，並且相信自己已罹患某一種重大疾病，而過度憂慮不已。即使再多的醫學檢查和醫師的保證，患者仍然繼續認為自己罹患重病而憂慮。罹病焦慮症與身體症狀障礙症的區別在於：身體症狀障礙症患者發病年齡都在 30 歲以前；而罹病焦慮症患者則在 30 歲以後才開始發病。身體症狀障礙症患者強調特定的症狀，而罹病焦慮症患者則強調患有嚴重疾病的想法。

3. **轉化症**：轉化症又稱功能性神經症狀障礙症，是一種與自主運動或感覺功能障礙有關的心理疾病，患者將人際衝突或心理壓力轉化為神經性的症狀，包括自主運動功能和感覺功能的症狀。自主運動功能的症狀，如身體協調或平衡障礙、麻痺或局部肌肉衰弱、失聲、吞嚥困難或喉頭異物感等；感覺功能的症狀包括：失去觸覺或痛覺、複視、目盲、耳聾，以及幻覺等。轉化症與身體症狀障礙症的區別在於，轉化症是因內在衝突轉化成為生理症狀，轉化症患者的主要症狀是屬於影響感覺器官或運動功能的疾病；而身體症狀障礙症是一種有多重症狀的疾病，其特徵同時涵蓋了疼痛、胃腸道、性功能，以及假性的神經學症狀。

區別診斷

身心症和心身症的主要區別在於身心症是一種心理疾病，而心身症是一種生理疾病；簡單的說，身心症是「心症」，而心身症是「身症」。雖

然造成身心症和心身症的原因都是心理的因素和生活壓力，但是造成的生理症狀卻不同，身心症的生理症狀在醫學檢查的結果通常是正常的，也就是並沒有生理組織的病變或結構的異常；而心身症的生理症狀，通常可以透過醫學檢查，而證實有生理組織的病變或結構的異常。

心身症的種類有很多，國內早期的研究指出，42%的人有心身症，其中16至30歲人口中，以骨骼肌肉系統的症狀最多，占50%；第二為腸胃系統，占37%；第三為心臟血管系統，占21%。30歲以上的人口，在上述各類心身症的罹患比例分別是60%、48%、38%（台大醫院精神部心身症講義，1996）。常見的心身症包括下列幾種（杜仲傑等譯，2002）：

1. **心臟血管疾病**：是指心臟和循環系統的問題，如冠狀動脈疾病、心肌梗塞、動脈硬化、高血壓和中風等。這些疾病通常和生活壓力、Ａ型人格有密切的關係。

2. **癌症**：是指無法控制細胞增生的疾病，癌症細胞的增生和壓力有關，也和經常壓抑強烈情緒和憂鬱的習慣有關。

3. **消化系統疾病**：是指與消化系統有關的問題，像是胃潰瘍、腹瀉、排便困難等，這些都是和壓力有關的心身症。

4. **氣喘**：是指正常呼吸被干擾，因為空氣進入肺的通路收縮，而且充滿了痰。

 ## 可能的病因

根據身心症病因整合的觀點（杜仲傑等譯，2002），身心症的病因有很多，包括生理敏感度、人格特質、情緒表達困難、家庭與社會的影響、創傷，以及增強等，說明如下：

1. **生理敏感度**：身心症的特質之一是生理敏感度，患者比一般人更容

易覺察到他們自己的身體感官知覺。和一般人比較，有較低的感官
知覺閾值和疼痛忍受度，較容易經驗到更多的生理騷動。

2. **人格特質**：個性比較壓抑、容易焦慮的人，比較容易將心理問題身
體化的傾向。

3. **情緒表達困難**：不喜歡或不會用語文表達情緒的人，往往會透過身
體感官來表達心理的問題。當人們正在經驗某種強烈的情緒，卻又
缺乏口語能力加以表達時，他們的身體症狀可能會增加。

4. **家庭與社會的影響**：在那些缺乏溝通的家庭，家人比較會抱怨身體
的毛病，手足多的人相較於手足少的人，更常抱怨疼痛。

5. **創傷**：創傷事件也可能造成身心症，例如大部分的轉化症都是某個
特殊的意外事件引發的。罹病焦慮症和身體症狀障礙症也經常源於
真正的疾病，這些生病的創傷經驗可能提高了對於未來的焦慮。

6. **增強**：身體化症狀會帶來次級的收穫，讓患者可以迴避一些不想要
的活動，如上班或上學，並且又可以得到別人的關心和注意。

 ## 治療方法

Carson、Butcher 與 Mineka（2000）指出，身心症最好的治療就是不
要治療，而是提供支持、教育與再保證。身心症的治療策略是疾病管理勝
於疾病治療。由於患者常常求診很多醫師，因此，治療師要鼓勵患者固定
看一位醫師或心理師。First 與 Tasman（2004）指出，身心症的治療計畫包
括三部分：建立良好的治療關係、提供正確的教育，以及提供支持和保證。
分別說明如下：

1. **建立良好的治療關係**：治療身心症的第一步，即是治療師和患者要
建立良好而信任的關係，身心症患者在過去曾經看過許多的治療

師，並且都沒有獲得實際的幫助，因此對於任何新的治療師，都比較會抱持著懷疑的態度，不會輕易相信治療師。有了良好的治療關係，才有足夠的信任，讓患者去面對不再安排檢查與治療的焦慮和壓力。在治療的過程中，治療師要對患者的痛苦表示關心和了解，並且願意傾聽患者對於症狀真實性的抱怨。治療師透過深入了解患者的疾病史，包括詳細閱讀病歷，來向患者展現治療師願意了解他們的心理和痛苦。同時，治療師可以透過深入的詢問，去了解患者的社會心理困難，以及去排除患者潛在的生理疾病。有了良好的治療關係，以及身心症診斷的確認，治療師可以有信心的告訴患者哪些檢查和治療是不需要的。

2. **提供正確的教育**：治療身心症的第二部分是教育患者有關身心症的資訊，例如告訴患者他所罹患的的確是一種有生理症狀的心理疾病，但是他不會發瘋，身心症的特徵是不會惡化，也不會致命。治療師可以教導患者處理身心症的各種可能方式。

3. **提供支持和保證**：由於患者對於生理症狀沒有被關心和處理會非常的敏感，因此，治療師應盡量考慮患者的各種身體抱怨。在適當的時候，治療師可以協助患者將關切的焦點逐漸轉移到個人和人際議題，例如協助患者看到身體症狀和壓力的關聯性，以及身體症狀和個人、人際，以及職業問題的因果關係。

身心症的治療策略要疾病管理重於疾病治療，這是因為患者的身體症狀是由於心理問題的表現，也就是說，心理問題是因，身體症狀是果，一旦心理問題或人際衝突處理好了，身體症狀也會跟著改善。如果患者的身心症伴隨焦慮、憂鬱或其他疾病，那麼藥物治療或許就可以考慮了。

延伸閱讀

邱　溫（譯）（1998）：K. Dychtwald 著。身心合一（Bodymind）。台北市：生命潛能。

　　我們的身體，是宇宙間最奇妙的組合，更是個人一本活生生的自傳，成長過程中的心理經驗會在身體上留下印記，你的姿勢與肌肉結構會洩漏你的性格、處事態度、人際關係、情感與性愛好惡，身心之間這份密不可分的關係，正是本書探討的重點。作者 Dychtwald 結合東方古老智慧及現代心理學先鋒的理論，融合個人直覺與親身體驗，以深入淺出的方式，對肢體與心靈之間微妙的互動關係，提出完整、徹底的研究。除了說明肢體形態與個性、經驗之間的關聯，更提供許多簡單可行的方法，協助我們認知自我生理、情感與性三方面的本質，並學習如何釋放壓抑的情感，如何自我治療與增強活力。這一趟身心之旅，能讓你的身體與心靈找到更完美和諧的互動與平衡（取材自該書內容簡介）。

第二十一章

老年失智症

老年失智症又稱老年癡呆症（dementia），是屬於一種認知功能障礙的心理疾病，分為很多種類型，其中最常見的老年失智症是阿茲海默型（Alzheimer's type）。它是一種逐漸惡化而最後死亡的疾病，以健忘、意識混淆和喪失自我照顧的能力為特徵。本章將分別說明老年失智症的案例、症狀、診斷、治療，以及相關的資訊。

 ## 案例

案例一

曾太太，69歲，由先生陪伴到家醫科就醫，起因於曾先生擔心太太的健忘和怪異行為。幾個月之前，曾先生第一次發現太太對於日常用品的名字都記不住，例如碗盤的名字等。逐漸的她的健忘開始影響日常生活，並且愈來愈嚴重，例如經常忘記餵狗、煮飯忘記關火爐、放洗澡水忘記關水。家醫科醫師檢查結果，並沒有發現任何可以解釋曾太太症狀的生理原因，最後醫師判斷應該是老年失智症所引起的健忘（Halgin & Whitbourne, 2003: 401）。

案例二

　　父親在起初，只是變得健忘，有時文不對題，後來坐車坐過了頭還不知下車，很晚回家，不會穿衣，也常穿反……。我們怕傷他的心，騙他說做身體檢查，帶他去家醫科才確定是老年失智症。以前他是古典樂迷，現在一點也不聽，但有回電視播放柴可夫斯基交響樂，他聽完很興奮的跑回地下室弄他的電腦，搞到好晚才睡……。現在我買菜，他跟我去，不管颱風下雨，像上班一樣，吃完早點就催我買菜，颱風下雨都要去，帶他去轉一圈，他就安心了……。

 基本認識

疾病名稱

　　老年失智症的英文是 dementia，早期翻譯為老年癡呆症，因為對患者有污名化的關係，現在都改用「老年失智症」一詞。美國精神醫學會在2013 年修訂《心理疾病診斷與統計手冊》（DSM-5）時，將dementia的診斷名稱改為神經認知障礙症（neurocognitive disorder），並且根據患者的認知功能是否影響日常的獨立生活，分為嚴重和輕微神經認知障礙（major and mild neurocognitive disorders）。本書認為失智症的診斷名稱既簡潔又容易了解，也廣受民眾認識，因此繼續使用老年失智症作為本章的標題。

流行率

　　根據 DSM-5（APA, 2013），老年失智症阿茲海默型的流行率隨著年齡老化而增加，70歲以前流行率大約是5%至10%，70歲以後大約是25%。

國內社區 65 歲以上老人罹患老年失智症的流行率約爲 3.7%至 4.4%（劉景寬、戴志達、林瑞泰、賴秋蓮，2000）。根據衛生福利部委託台灣失智症協會進行的失智症流行病學調查，以內政部 2013 年底的人口統計資料估算，總人口中有 1.02%罹患失智症，65 歲以上老人患有輕微認知障礙（Mild Cognitive Impairment, MCI）有 18.74%，罹患失智症的有 8.09%（台灣失智症協會，2015）。

症狀與病程

老年失智症發病前後通常會出現一些早期症狀，林冠宏（2006）指出，老年失智症十個早期症狀或警訊包括：1.記憶力喪失；2 語言問題；3.判斷力異常；4.東西放錯位置；5.人格特質改變；6.無法操作熟悉的事務；7.時間及空間定向力異常；8.無法抽象思考；9.情緒及行爲改變；10.對事務喪失興趣或原動力。對於家中有老人的家屬，可以參考這些早期症狀觀察老人是否疑似失智症，並做好早期發現早期治療的照護工作。

老年失智症根據患者症狀逐漸惡化的過程，可以分爲早期、中期和晚期三個階段。每一個階段的症狀整理如下（林冠宏，2006；楊雅婷譯，2003）：

1. **失智症早期症狀**：患者會反覆詢問同樣的問題；在談話中顯得茫然失緒，常常想不出適當的詞彙；無法完成熟悉的工作，例如照著食譜烹煮食物；記不得最近發生的事件；將物件錯置於不適當的地方，例如將皮夾放在冰箱裡；對於周遭環境的興趣降低；對於所處的時間和空間感到迷惑而不知所措，以及在熟悉的街道上迷路。這些初期症狀可能與老化現象混淆，需要經過專業人員的協助加以區別診斷。

2. **失智症中期症狀**：當疾病進入中期後，症狀更爲明顯。患者在日常

生活事務的處理上變得更為困難，例如忘記關掉電器用品的開關；持續的忘記服藥；無法從事計算；無法閱讀與書寫；顯現出攻擊行為、暴怒或退縮行為；沒有煮飯、清潔及上街購物的能力；無法獨立生活。這些症狀會使患者逐漸喪失處理日常生活的能力。

3. **失智症晚期症狀**：晚期患者完全依賴他人，並且喪失活動的能力。記憶喪失的情形非常嚴重，其他身體狀況也愈來愈明顯，例如無法自我進食；無法辨認家人、朋友及熟悉的事務；對於事情喪失理解力與判斷力；在公共場所出現不適當行為；行走困難，開始需要藉由輪椅行動或臥病不起，以及大小便失禁，顯然無法自己獨立生活。

老年失智症是一種長期且包括許多症候群的慢性疾病，一般而言，由發病至死亡的存活時間約五至十五年。根據張可臻、陳昭源與林忠順（2008）的研究，台灣約有 70%的失智症患者合併有行為精神症狀，包括憂鬱、妄想、錯認、幻覺，以及其他行為精神症狀，這些伴隨的行為精神症狀反而是家屬照顧者的主要壓力源，以及導致家屬將患者送往療養機構或長期照護機構的原因。

診斷

診斷標準

根據 DSM-5（APA, 2013；台灣精神醫學會，2014），老年失智症的診斷標準有下列四項：

1. 一項或多項認知能力（如複雜注意力、執行功能、學習和記憶、語言、知覺動作或社交認知）顯著比先前的認知表現降低。可以根據

以下兩項證據：

(1)個案、了解病情的資訊提供者或是臨床專家，知悉認知功能顯著
降低；及

(2)最好由標準化神經認知檢測或量化的臨床評估確信認知功能顯著
降低。

2. 認知缺損影響到日常活動獨立進行（指至少複雜工具性日常生活活
動需要協助，例如付帳單或是吃藥）。

3. 認知缺損非只出現於譫妄情境。

4. 認知缺損無法以另一心理疾病做更好的解釋。

老年失智症的診斷通常透過病史、神經心理檢查，以及心智測驗來評
估，同時也需要排除憂鬱症及譫妄。由於約有 5% 的老年失智症是屬於可
治療性的，這部分可以透過神經影像的檢查加以確認。

區別診斷

老年失智症的區別診斷分為兩部分來討論：一是不同失智症之間的區
別診斷；一是失智症與其他心理疾病的區別診斷。失智症可分為退化性失
智症和血管性失智症（vasular dementia），阿茲海默失智症即是屬於退化
性失智症，主要的症狀是情感漠然、激動、焦慮、妄想和易怒。血管性失
智症的病程較為快速，時常合併憂鬱症狀。

根據 DSM-IV-TR（APA, 2000），下列心理疾病也會有智能退化的症
狀，因此老年失智症需要與他們進行區別診斷，說明如下：

1. **譫妄**：譫妄和失智症都會發生記憶損害，但譫妄的特徵是意識混
亂、無法維持注意力。一般而言，臨床上譫妄的症狀會起伏不定，
失智症的症狀相對較為穩定。持續幾個月形式不變的多重認知障
礙，則可能是失智症而非譫妄。

2. **智能不足**：其特徵是現有的一般智力功能顯著低於平均水準，同時發生適應性功能障礙，且在 18 歲前初發。智能不足未必一定有記憶障礙，反之失智症通常在老年初發。

3. **思覺失調症**：此患者也會出現多重認知障礙及功能下降，但與失智症不同的是，思覺失調症的初發年齡較早、有幻聽與妄想等症狀，沒有一般生理問題或藥物濫用等病因。一般而言，思覺失調症出現的認知障礙比失智症輕微。

4. **重鬱症**：此患者也會抱怨記憶障礙、思考、專注能力困難，及智能整體變差。患者的認知障礙究竟應以失智症或重鬱症做最佳解釋，臨床上很難決定，老年患者尤其明顯。區別診斷時應做完整的醫學評估，並考慮此狀態的初發、憂鬱及認知症狀的先後順序、病程、家族史，及對治療的反應。探究患者病前狀態，有助於分辨「假性失智」（即重鬱造成的認知障礙）與失智症。失智症病前通常認知功能已逐漸變差；重鬱症患者則病前狀態多屬正常，在重鬱發作時認知功能突然變差。

5. **老化過程**：在年老過程中，客觀可辨識的認知能力下降，若在此人年齡考量的正常範圍，則不屬失智症診斷。若有明顯證據顯示比正常老化過程所預期的記憶及其他認知重大損害更為嚴重，且症狀造成社會或職業功能的損害，才能作為失智症的診斷。

 ## 可能的病因

老年失智症因病因的不同，可以分為四類，這四類的發生比例並不相同。林冠宏（2006）指出，其中最多為阿茲海默失智症，約 60%；血管性失智症次之，約 10% 至 20%；混合型失智症約占 10%；其他失智症，如其

他一般性醫學狀況造成的失智（如愛滋病、頭部外傷、巴金森氏症）、藥物誘發之持續性失智（如藥物濫用、臨床用藥，或暴露於毒素所造成）、多重病因造成的失智，或病因未明的失智約占 10%至 20%。以下分別說明阿茲海默失智症、血管性失智症，以及其他失智症的可能病因（劉秀枝主編，2000）。

1. **阿茲海默失智症**：在所有失智症的類型中，阿茲海默失智症所占比例是最高的。阿茲海默失智症的發生是漸進式的，同時病情也是慢慢變壞，逐漸影響大腦思考、記憶、語言等全面功能。此種大腦漸進式退化的疾病，由於很難找到直接罹患的病理證據，只能在排除其他失智病因後才可做此診斷。在相關的實驗室研究中發現，阿茲海默症的個案都有腦部萎縮，且經由電腦斷層攝影（CT）或核磁共振攝影（MRI）檢查證實，其與正常老化過程所預期的程度相比，皮質腦溝更寬、腦室更大；在顯微鏡下檢查，也可看見在大腦顳葉的海馬區有許多的類澱粉斑（amyloid plaques，又名老年斑 senile plaques）及神經纖維叢（neurofribrillary tangles），由於類澱粉斑及神經纖維叢具有神經毒性，故會造成神經細胞的死亡。

2. **血管性失智症**：血管性失智症以前又稱為多發性腦梗塞失智症（multi-infarct dementia）。其發生率僅次於阿茲海默失智症，是第二常見的失智症。其主要原因，乃是腦部血液循環不良，導致腦細胞壞死，而多發性腦中風（腦梗塞）是血管性失智症主要原因之一，通常長期血壓過高，沒有好好控制，以致多次腦血管阻塞，或是腦血管破裂而腦中風，形成智力減退的現象。所以高血壓、糖尿病、高血脂症、冠狀動脈疾病、心肌梗塞、心臟衰竭等都是血管性失智症的危險因子。血管性失智症有局部的病徵和症狀，如異常反射、步態障礙，或四肢之一軟弱無力，通常電腦斷層掃描及核磁共

振攝影可證實大腦皮質或皮質下結構的多處血管有受傷，呈現「斑塊式」（patchy），且中樞神經系統受傷的程度較一般健康老人為多。但單次腦中風通常不會造成血管性失智症，典型血管性失智症多在多次中風之後造成。血管性失智症的臨床表現，可說是突發式或階梯漸進式的變壞。早期症狀輕微，隨著小中風發生頻率愈多，病人的能力也隨之愈來愈差。這種疾病的演變常有突發性的變化，起起伏伏，智力的變化會時好時壞。血管性失智症在疾病早期，病患清醒的程度通常比阿茲海默症的病人來得差。

3. **其他失智症**：步態不穩、癡呆及大小便失禁是此型之特色。通常步履不穩是最早發現，病程緩慢進行。發病比例沒有男女之分，病人腦壓正常，腦室擴大沒有伴隨腦萎縮。此症可能發於腦膜下腔出血、腦外傷、腦膜炎等，另外因腦脊髓液通路不順暢，造成水腦，亦可能導致腦組織產生臨床症狀。一般病人接受腦室引流手術，症狀可獲得改善，癡呆比步履不穩先好轉。

治療方法

老年失智症的治療方法端視失智症的類型而有不同，血管性失智症與其他失智症通常有生理上的病因，因此，應求助神經科醫師找出造成失智症的病因再對症下藥。老年失智症如果發現有下列的病因，即可根據病因對症治療：藥物中毒、情緒失調誘發引起、代謝性或內分泌病變、營養不良（如缺乏維生素B_{12}）、顱內腫瘤、頭部受傷（如顱內出血式硬腦膜下腔出血等），以及中樞神經系統感染。

如果患者經過專業人員的診斷是屬於阿茲海默失智症時，其病因到目前為止還不清楚，而且病程會逐漸惡化，因此疾病管理的觀點重於疾病治

療，非藥物治療優先於藥物治療。阿茲海默失智症疾病管理的兩個原則是：一方面在減少病情惡化的狀況下，治療可以治療的症狀；另一方面提供照顧者所需要的支持與協助。

　　阿茲海默症的治療目標不在於治癒疾病，而是在於維持患者生活的品質，發揮最大的日常生活功能，避免因為症狀所造成的危險，穩定認知功能，控制情緒行為障礙，以及減輕照顧者的負擔等（林冠宏，2006）。對於輕度失智症患者，治療師或失智症相關機構可以開辦病友團體，例如台灣失智症協會所開辦的「瑞智學堂」，正是針對輕度失智症病友設計的活動團體，安排頭腦體操班、懷舊團體、合唱團、藝術治療等，病友參加這一類的病友團體，可以減緩心智功能的退化，促進愉悅的情緒與生活品質（邱銘章、湯麗玉，2006）。

藥物治療

　　神經傳導物質中的乙醯膽鹼與認知功能密切相關，因此目前所研發的藥物以乙醯膽鹼分解酵素抑制劑為主。用來改善早期與中期失智症狀的藥物有 donepezil（Aricept，愛憶欣）、rivastigmine（Exelon，憶思能）與 galantamine（Reminyl，利憶靈）三種（林冠宏，2006）。這些藥物僅能提供症狀的緩解，難以延緩疾病的持續惡化。

　　阿茲海默失智症患者除了在記憶、認知功能的減低之外，常伴隨著一些行為情緒的變化，例如產生幻聽、幻覺，甚至有躁動不安或憂鬱的情緒出現。為有效控制這些症狀產生，醫師往往給予患者精神藥物，與治療阿茲海默失智症的藥物合併使用，以便可以改善患者的症狀，提供患者與照護者較好的生活品質。

照顧者的技巧訓練

根據邱銘章醫師（邱銘章、湯麗玉，2006）多年的臨床體會，他認為要把失智症的醫療服務做得比較理想與人性化，其中大約有四至六成的時間與精力，需要用在失智症家屬，尤其是主要照護者身上。醫護人員需要協助家屬正確認識失智症、提供照護訓練，以及相關社會資源。我們可以說，對於失智症患者的照顧重於治療，對於主要照顧者和患者的照顧一樣重要。

由於多數失智症老人是住在家裡由家屬照顧，因此照顧者的技巧訓練和社會支持變得非常重要。治療師可以在社區機構或醫療機構開設失智症家屬照顧訓練班或照顧者支持團體，教導照顧者有關患者日常生活的照顧技巧，以及問題行為的處理技巧。失智症家屬可以詢問哪裡有開設這樣的訓練班並報名參加，參加失智症家屬照顧訓練班，不僅可以學習相關的照顧技巧，更重要的是可以獲得來自其他病友家屬的支持和關懷，有良好的社會支持系統，比較容易長期照顧失智症患者。

治療師與家屬可以利用一些簡單的道具，花費短暫的時間與患者說話、玩小遊戲，藉此訓練患者之記憶能力，並建立與患者溝通的橋樑。以下三種方式可以幫助患者維持既有的認知和記憶功能：

1. **懷舊活動**：準備一些舊照片或是古老物品，讓患者觸摸或看到，因而回想起過去的一些人生經驗，整個過程輕鬆以對，並耐心傾聽，當遇到瓶頸時，適時引導，協助患者將過去與現在連接起來，了解過去和現在的差異。經常進行懷舊活動，將使患者病情穩定，並建立患者與家人之間的良好關係。

2. **陪患者說話、遊戲或唱歌**：每天有空的時候，可以陪伴患者說話、唱歌，也可以和患者打牌、下棋或做一些患者喜歡的活動。這樣的

陪伴以及與患者互動，可以刺激患者的認知和社會功能，任何動腦筋的活動對患者都是有幫助的事情。

3. **現實導向的提醒**：阿茲海默失智症患者經常與現實脫節，常常搞不清楚晨昏日夜，嚴重則生活在過去的回憶中。因此在日常照顧行為中，必須定時提醒患者，例如現在幾點幾分？你是誰？我是誰等，讓患者在問與答之間，不與現實脫節，減少混淆程度和異常行為。

心理衛生教育

由於失智症在言語表達和理解上會有一些落差，故與長期照顧者之間會產生複雜的交互作用，不僅患者會覺得挫折，照顧者也會成為第二個受害者。由於老年失智症的主要照顧者是家屬，因此，治療師可以適時提供衛生教育給家屬。

失智症老人的照顧者，可以透過各種管道吸收有關失智症的醫療資訊，以及照顧者如何自我照顧的訊息，以減輕長期照顧患者的壓力。照顧者一旦懷疑老人罹患失智症，就應該盡早帶老人就醫，尋求適當的診斷與治療。由於老化人口增加，社會上愈來愈多有關老人服務的資源，照顧者可以尋求社區資源的協助，使用相關資訊與資源來減輕照顧的負擔。照顧者要學習適當調整自己的心態，抒解生活的壓力，懂得安排自己的生活。學習接受失智症家人帶給家庭生活上的不方便，並且提前做好財務規劃。對於自己做不來的事情，知道面對現實學習接受，對於自己做得不錯的時候，可以隨時給自己鼓勵。

社區資源

照顧失智症患者十分辛苦，懂得使用社會福利資源，即可減輕照護者的負擔，例如可以協助患者申請下列社會福利和相關的照顧服務（湯麗玉、李明濱，2006）：

1. **重大傷病卡**：家屬可以請主治醫師為患者開立重大傷病診斷證明，再透過醫院申請重大傷病卡。

2. **身心障礙手冊**：家屬可以持相關證件至戶籍所在地區公所，填寫申請書提出申請。區公所核對相關資料後，黏貼照片乙張於身心障礙者鑑定表，交由申請人攜帶鑑定表至指定醫療機構辦理鑑定。鑑定機構於鑑定後一個月內將鑑定表寄回區公所社會課。社會課依鑑定醫療機構之鑑定結果建檔登記，並通知申請人領取身心障礙手冊。

3. **走失項鍊**：走失項鍊又稱愛心手鍊，由電腦中心針對每一個個案編號，並登入詳細資料，避免失智症患者走失。患者家屬可以透過老人福利協進會，替患者申請身心障礙手冊、中低收入戶津貼，以及走失項鍊。

4. **日間照顧中心**：白天患者在日照中心參加活動並享用午餐，家人下班再接回家。此服務可以幫助患者在白天有足夠的活動與刺激，減緩其功能退化，家屬同時可以獲得喘息，此項服務多集中在都會區，而且服務品質參差不齊。

5. **申請暫托服務**：暫托服務又稱為喘息服務，家屬在一年中可以將患者送到養護機構七天（台北市十四天），政府補助一天一千元，目的讓家屬有喘息機會，但是目前可照顧失智症患者的機構很少，所以幫助有限。

6. **申請居家照顧**：由居家服務員到家中協助照顧患者，依患者狀況每週政府補助四小時以上。但是居家服務員並未接受失智症照顧訓練，服務項目比較不符合失智症患者的需求。

7. **家屬支持團體**：與老年失智症有關的家屬支持團體有：台灣失智症協會（http://www.tada2002.org.tw）、高雄市失智症協會（http://kda.org.tw）、台灣臨床失智症學會（http://tds.org.tw）、台南市熱蘭遮失智症協會（http://zda.org.tw）、天主教康泰醫療教育基金會（http://www.kungtai.org.tw），以及天主教失智老人社會福利基金會（http://www.cfad.org.tw）等。這些民間團體通常提供的服務包括：資訊提供、教育訓練、家屬團體、病友團體，以及電話諮詢等。

▌▌▌▌ 延伸閱讀

邱銘章、湯麗玉（2009）：**失智症照護指南（增訂版）**。台北市：原水文化。

> 　　本書作者是神經科醫師和護理師，分享近 15 年從事失智症患者醫護與家屬照顧的臨床經驗與實際照護心得，以深入淺出的書寫方式提供最實用的失智症照護技巧。

台灣失智症協會（2008）：**失智症完全手冊──台灣失智症協會專家智慧集結**。台北市：健康文化。

> 　　《失智症完全手冊》是關心失智症的朋友們不可或缺的重要參考書（取材自該書內容簡介）。

劉秀枝（2007）：**聰明活到一百歲──劉秀枝談失智與老人照護**。台北市：天下雜誌。

> 　　本書作者是神經科醫師，她將臨床經驗和訪談長者所得，化成一篇篇的叮嚀與故事。本書作者不僅教導照顧者如何照顧失智症家人，同時也提醒中壯年人及早規劃自己的健康生活，預約一個有尊嚴、有品質的老年生活，並減少親人的負擔。

伊佳奇（2014）：**趁你還記得**。台北市：時報文化。

> 　　本書作者是失智症照護達人，以親身照顧失智症父親 12 年的經驗，慷慨分享醫生、醫護人員、日照中心、相關機構無法告訴你的事。本書教你，不再僅仰賴醫生開藥，絕對實用，人人可上手的居家照護法（取材自該書內容簡介）。

第二十二章

酒癮症

　　喝酒是日常生活的一部分，許多人會喝酒，但是喝酒如果沒有節制，可能會發展成酒癮症，又稱酒精依賴（alcohol dependence）。由於喝酒與家庭暴力、車禍，和意外死亡等有很密切的關係，因此值得我們加以重視。本章將分別說明酒癮症的案例、基本認識、診斷、治療，以及其他相關的資訊，以增進讀者對於酒癮症的了解。

 ## 案例

案例一

　　阿強為 35 歲已婚男性，目前從商。其成長過程較為特殊，從小就被原生家庭送出去而讓養母領養，其養母從事特種行業。阿強自高一即負責家中的電話應召站。因為從事特種行業，接觸酒和藥物的機會相對很多，雖然退伍後，決定放棄應召站生意，步上正途，但是仍以帶同事去風月場所見識見識，自己並參與其中，作為自己建立人際關係及自信心的方法。

　　當他 28 歲時和其生母相認，家人為彌補對他的虧欠，常常討好他，強化他的重要性，並縱容他，讓他喝酒。在他兩個原生家庭（養母與生母）

中，他都是一家之主。而他在婚姻裡，也是家中的太上皇，只要太太一不合他意，就負氣而出，大喝一頓，並告訴自己：「都是她惹我的，我受不了！」喝到爛醉才回家，並將一切怪罪於太太。每天他的業績做完後，他的心思意念就充滿了飲酒作樂的事，並有儀式行為及強迫性的現象，其兩、三年來喝酒的行為如下：先和同事找家賓館、開個房間、擺上牌桌、開始打牌，一邊打牌一邊喝酒，之後，再到別的地方飲酒作樂，不醉不歸。而工作效率也因為酗酒而受到影響，每次喝酒就一定喝到醉才罷休，有時耽誤了隔天的上班。

他求助於門診的原因主要為，對於自己每次爛醉開車回家的過程全無記憶感到害怕，再加上他在急診室擔任義工，常常接觸酒後開車出意外的案例，促使他產生接受治療、必須戒酒的念頭，於是求助於門診（改寫自程玲玲，1994）。

案例二

阿生是 28 歲的單身男性，高中肄業，當過兵順利退伍，目前無業。他從十幾歲就開始喝酒、吸食安非他命，自從他幾年前從工作場所摔傷，造成多發性的骨折後，對於工作就不再具有耐心。已經將近三年沒有工作，這更讓他沉迷於喝酒的習慣中，從青少年時期到現在，他偶爾喝米酒，一喝就喝上好幾瓶。他否認自己目前有吸食安非他命。

最近兩年，他母親觀察到阿生會自言自語並有儀式性行為，但這些症狀都不會超過一個月，很快就沒有了，並且都和他是否喝酒有關。今年第一次被送進住院治療的原因是，阿生有自言自語、被害妄想，以及攻擊和破壞的行為，住院期間曾經威脅要自殺過一次。經過醫院一週的抗精神病劑的治療，精神症狀很快就消除，而懷疑是由於酒精造成的精神症狀。因為阿生有許多次攻擊母親的紀錄，阿生的母親感到很害怕，也很擔心他會

繼續濫用物質。經過精神藥物的治療，一個多月後出院了。然而一出院，阿生就拒絕繼續回診接受治療，並拒絕服用任何抗精神病藥物。即使他母親不再給他錢買酒，他仍繼續耽溺於酒精，並常常因買酒的問題和母親產生嚴重衝突。近二至三週再度發現他有傻笑、自言自語的症狀，今天他又喝了酒並以肢體攻擊母親，所以又再度被送進急診病房（改寫自賴建良，2002）。

基本認識

酒精的傷害

喝酒在我國盛行的應酬文化裡乃稀鬆平常的現象，喝酒往往在許多社交場合當中扮演著助興的角色。然而，酒精實際上是一種神經系統的抑制劑，會影響腦部中樞神經，損害判斷力，並降低自我控制。過度貪戀於杯中物，雖然可以享受因為腦部變化所引起的幸福感，成癮後卻容易成為一種心理疾病，妨害生活適應能力，造成個人健康、人際關係、職業功能等的損害。我國社會至今仍然以道德標準判斷酒癮患者，認為飲酒成癮是一種壞習慣、不良嗜好，因此全民健保實施後，將酒癮與藥癮併為一類，列為不給付的疾病（陳喬琪、游正名、廖琪郁、郭千哲、蔡尚穎，1996）。許多酒癮症患者除非合併其他心理疾病症狀，否則很少主動求助於心理專業人員，一般人對於酒精濫用與依賴的認識還是很有限。

酒精對於身體的傷害很大，會對多種器官造成傷害，根據葉紅秀（1996）的歸納，酒精對身體的傷害包括直接和間接傷害兩方面。酒精的直接傷害如下：

1. 神經系統：長期大量飲酒會造成中樞神經系統的傷害，早期症狀多

是記憶力衰退、邏輯推理變差，多數症狀在戒酒一段時間後可恢復；但若較爲嚴重者，可能會有腦組織減少，以致有古怪、不當的行爲，或是小腦萎縮，以致動作笨拙、步伐不穩。

2. **消化系統**：胃炎普遍存在於酒癮症患者，他們罹患胃及十二指腸潰瘍之機率是一般人的兩倍；在肝臟損害的部分可能會有酒精性肝炎、脂肪肝、肝硬化等；其他可能引起的消化系統疾病包括膽結石機率增加、急性及慢性胰臟炎。

3. **其他系統及器官**：骨質疏鬆、肌肉疼痛、肌肉萎縮，傷害血液系統、免疫系統，得惡性腫瘤之機會較一般人高。

酒精對個人與家庭的間接傷害包括：酗酒的時候，往往吃的營養失衡，以致影響身體的健康。經常喝酒的人，在情緒低落或不穩定的時候，容易因爲控制力變差而出現自我傷害或傷害他人的行爲。酗酒的人也容易在開車或操作機器的時候發生意外。酗酒之後容易醉倒、出現宿醉不起等問題，以致影響上班、上學，以及人際關係，也會拖累婚姻和親子關係。

流行率

美國精神醫學會在 2013 年將「酒精濫用」和「酒精依賴」合併爲「酒精使用障礙症」（alcohol use disorder）。根據 DSM-5（APA, 2013），美國酒精使用障礙症 12 個月的流行率在 12 至 17 歲組是 4.6%，在 18 歲以上成人組是 8.5%，成人罹患酒精使用障礙症的流行率隨著年齡增加而減少，18 至 29 歲組最高是 16.2%，65 歲以後是 1.5%。男性的流行率（12.4%）高於女性（4.9%）。

酒癮症或酒精依賴，根據 DSM-IV-TR（APA, 2000），美國成年人罹患酒癮症的終生流行率是 15%，點流行率是 5%。酒癮症的患者當中，有37%的人同時罹患另一種心理疾病，而憂鬱症爲酒癮症患者最常見的共病

現象。約有 10%的酒癮症患者自殺，超過 18%的酒癮症患者曾有自殺企圖。

　　台灣本土的研究則顯示，社區人口酒癮的終生盛行率約爲 1.5%，酒精濫用的終生盛行率約爲 5.9%。在 1988 年所做的調查中，酒癮在漢族中，城市占 1.5%，小鎮占 1.8%，農村占 1.2%，而原住民比漢人高，雅美族、泰雅族、排灣族的酒精上癮盛行率則分別爲 6.4%、11.4%、9.0%，酒精濫用盛行率分別爲 8.1%、11.6%、14.2%。在所有事故傷害中，涉及飲酒事件高達十分之一至四分之一，可知飲酒造成的問題與疾病實在不容忽視（高白源，1997；蔡長哲、陳喬琪、林式穀，1996）。

 ## 診斷

診斷標準

　　酒精使用障礙症的診斷標準如下，根據 DSM-5（台灣精神醫學會，2014），患者酒精使用問題型態導致臨床上顯著苦惱或功能減損，至少在 12 個月期間出現以下兩項：

1. 比預期的還大量或長時間攝取酒精。
2. 持續渴望或無法戒除或是控制使用酒精。
3. 很多時間花在買酒、喝酒或從其效應恢復。
4. 渴求、或有強烈慾望要喝酒。
5. 反覆喝酒引起無法完成工作、學校或居家的重大義務。
6. 儘管喝酒導致持續或反覆社交或人際問題，仍持續喝酒。
7. 因爲喝酒而放棄或是減少重要的社交、職業或休閒活動。
8. 在會傷害身體的情境下反覆喝酒。

9. 儘管知道喝酒恐引起持續或反覆生理或心理問題，仍持續喝酒。

10. 出現酒精耐受性。

11. 出現酒精戒斷症狀。

在診斷酒精使用障礙症的時候，治療師會根據患者符合上述診斷標準的數量來評估嚴重程度。患者出現上述症狀二到三項時，評估為輕度；出現四到五項時，評估為中度；出現六項或以上時，評估為重度。

根據 DSM-IV-TR（APA, 2000），患者如果使用酒精導致臨床上重大的損害或痛苦，在同一年期間，出現下列三項或以上的症狀，即構成酒癮症或酒精上癮：

1. 耐受性：需要顯著增加酒精使用量，以達到上癮或所欲的效果，或者繼續原有酒精使用量，但是效果大幅降低。

2. 戒斷症狀：出現酒精的戒斷症候群或必須使用酒精以緩和或避免戒斷症狀。

3. 對於酒精的攝取，常常沒有節制，酒量喝得比預定的要多很多或喝得很久。

4. 對戒酒有持續的意願，或多次嘗試戒酒卻不成功。

5. 花費了許多時間於找酒（如長途奔波去買酒）、喝酒，或從酒醉中甦醒過來。

6. 因喝酒而放棄或減少重要的社會、職業或休閒活動。

7. 雖然知道喝酒對身體和心理健康不好，仍繼續喝酒（如明知飲酒已使原先的胃潰瘍惡化，仍繼續飲酒）。

酒癮症是指患者對於酒精上癮的意思，上癮又可以分為生理上癮和心理上癮。如果患者符合上述診斷標準的第一或第二項，有耐受性或戒斷症狀，就可以說患者的診斷是酒精上癮並且伴隨生理依賴；如果沒有第一或第二項症狀，患者的診斷是酒精上癮，但是沒有生理依賴，只有心理上癮。

　　與酒癮症有關的另一個診斷是酒精濫用（alcohol abuse），患者的症狀明顯的比酒癮症者輕。根據 DSM-IV-TR（APA, 2000），患者如果使用酒精導致臨床上重大損害或痛苦，在同一年期間內出現下列各項中一項（或一項以上），即符合酒精濫用的診斷：

1. 一再的喝酒，造成無法實踐其工作、學業，或家庭主要角色責任。
2. 在喝酒對身體有害的情況下，仍繼續喝酒。
3. 一再捲入與喝酒有關的法律糾紛。
4. 雖然明知喝酒會持續或加重個人的社會或人際問題，但是仍然繼續喝酒。
5. 患者的症狀從未符合酒精上癮或酒精依賴的診斷標準。

區別診斷

　　與酒癮症有關的診斷名稱有四個，分別是酒精上癮、酒精濫用、酒精中毒，以及酒精戒斷。四者的區別說明如下：

1. **酒精上癮**（alcohol dependence）：有人翻譯為酒精依賴，即是本章所謂的酒癮症，是四個名稱中最嚴重的診斷名稱。酒精上癮的診斷標準包括酒精中毒和酒精戒斷的症狀，也就是說，患者喝酒已經達到上癮的程度，如果停止喝酒，即會出現戒斷症狀。

2. **酒精濫用**（alcohol abuse）：這是指患者明知喝酒對身體健康不好，而且會誤事，但是患者還是明知故喝。酒精濫用與酒精上癮的區別，在於酒精濫用的患者還沒有達到上癮的程度，也就是說，如果停止喝酒，患者不會出現戒斷症狀。

3. **酒精中毒**（alcohol intoxication）：這是指患者在飲酒當時或之後不久，產生明顯的適應不良行為或心理變化，如不適當的性行為或攻擊行為、心情起伏變化很大、判斷力受損、社會與工作功能受損。

患者在酒精中毒的時候，即是酒醉的狀態，通常會伴隨言詞含糊、運動協調障礙、步態不穩、眼球震顫、注意力或記憶力受損、僵直或昏迷等症狀。

4. 酒精戒斷（alcohol withdrawal）：這是指患者在大量且長期的攝取酒精，並且達到上癮的程度之後，突然停止喝酒，或減少酒精攝取量，所出現的戒斷症狀現象。患者如果出現下列戒斷症狀二項或二項以上，即符合酒精戒斷的診斷標準：冒汗或脈搏超過每分鐘一百次、手部震顫增加、失眠、噁心或嘔吐、暫時性視覺、觸覺或聽覺之幻覺或錯覺、情緒激動、焦慮，以及大發作癲癇等。

 ## 可能的病因

在飲酒問題的起因上，有些人強調遺傳和生化因素的角色；有些則指向心理因素，認為酗酒為對生活壓力的一種不良適應型態；有些則強調社會文化因素，諸如是否容易取得酒精、社會文化中對飲酒的態度等。分述如下：

1. 生物因素：酒癮症的生物因素主要是生理適應觀和遺傳傾向。對酒癮症患者而言，其細胞的新陳代謝已經適應酒精在血液中的存在，而要求它的穩定性。當血液中的酒精濃度降到某程度以下，就出現戒斷症狀，結束戒斷症狀的捷徑就是再度喝酒，因為每次喝酒可以減除不愉快的生理戒斷症狀，剛好又強化其尋找酒精的行為。此外，也有研究探討酒癮的遺傳傾向，酒癮的遺傳流行病學研究發現，酒癮有家族傳遞傾向，但至於根據哪一種遺傳方式仍有待進一步的研究。不論一個人是否有酒癮的基因與遺傳，若他不暴露在酒的環境當中，則不會成為一個酒癮症患者。環境與遺傳基因的交互作用乃不容忽視（陸汝斌、柯慧貞、張峰銘，1996）。

2. **心理因素**：行為理論認為，上癮是一種操作制約反應，隨著每次酒精的使用後所產生的愉悅舒適，增強爾後再喝酒的傾向。一個人會開始喝酒，通常和下列三個原因有關：(1)酒精供應的便利性；(2)其他可替代性的行為缺乏強化；(3)在剛開始嘗試酒精時缺乏懲罰。此外，認知學習理論提出「酒精期待」的概念，認為飲酒行為乃受到個人對於飲酒結果的期待所影響，如果個人缺乏正向的酒精期待，自然不會養成飲酒習慣。相對的，如果對酒精持有強烈的期待，則可預知其大量飲酒的行為結果。對於那些縱情飲酒的人而言，會強烈期望喝酒可以讓自己更放鬆、更性感、更富進取心等。

3. **社會文化因素**：在某些地區，由於當地社會有普遍喝酒的習慣，自然影響當地人有較高的酒癮症罹患率。在國外，如法國人有喝葡萄酒的習慣，俄國人有喝伏特加的習慣，德國人有喝啤酒的習慣，這些地區的民眾容易出現較多的酒癮症患者。相反的，在回教徒和摩門教徒集中的地區，則較少出現酒癮症患者。在國內，有些原住民部落有喝米酒的習慣，自然出現較多的酒癮症患者，這是因為社會文化因素的影響所致。此外，在中下階層以及生活壓力較大的地區，民眾也出現較多的酒癮症。

 ## 治療方法

治療酒癮症最關鍵的因素之一，是患者的戒酒決心和求助意願。一旦患者深刻體認到自己有喝酒過度的問題之後，治療師需要評估患者的嚴重程度，建議適當的治療計畫。酗酒的患者經過評估之後，如果只達到酒精濫用，但是沒有達到上癮的程度，治療師可以建議門診治療或心理諮商，治療目標可以是戒酒或適度喝酒。如果評估之後，患者的酗酒達到上癮的

程度，那麼治療目標就要訂在戒酒，並且需要一個長期的治療計畫。

　　根據 First 與 Tasman（2004）的建議，治療師一旦確定患者罹患酒癮症之後，接著需要進一步區分患者上癮的程度是屬於輕微、中度，或重度上癮。屬於輕微上癮的患者可以安排患者在門診接受戒酒治療（detoxific-ation），屬於中度或重度上癮的患者，需要安排患者住院接受戒酒治療。對於併發生理疾病或其他精神疾病的患者，爲了安全照顧起見，最好安排住院接受戒酒治療。

　　整個酒癮症的治療計畫，除了戒除酒癮階段，還包括心理治療、藥物治療、心理復健、家庭治療，以及參加支持團體。完善的治療計畫應該包括爲期 18 個月的住宿式療養院，患者可以遠離喝酒的環境一段夠長的時間，從事心理復健和職業復健。如果患者住家或工作附近設有戒酒無名會（Alcoholics Anonymous, A.A.）的話，治療師可以鼓勵患者參加，以便在支持團體中繼續鞏固治療效果，避免酒癮症復發。

心理治療

　　關於酒癮症患者的心理治療，美國已發展出諸多的治療處遇，根據 Read、Kahler 與 Stevenson（2001）所做的各種處遇之效果評估分析，整理如下：

1. **個別技巧治療**（individual skill-based treatments）：個別技巧治療取向以社會學習理論爲基礎，設計來協助案主在不使用酒精的情況下更有效的與他人及環境互動。因應與社會技巧訓練（CSST）即是其中最被廣泛使用的個別技巧治療。因應與社會技巧訓練教導基本的技巧以幫助酒癮症患者減少喝酒，以及在沒有酒精下更有效的管理生活。CSST 包括多種針對人際的、環境的、個人的技巧，以幫助案主保持生活的清醒。

2. **動機提升治療**（motivational enhancement treatment, MET）：動機提升治療以個人中心模式爲基礎，MET 鼓勵案主在支持性的環境下，探索他們的飲酒行爲與結果。其有效的治療因素包括：給予案主功能障礙與飲酒危險性的回饋、由案主承擔起改變的責任、心理師給予改變的建議、改變的替代性選擇方案、治療師的同理、促進案主的自我效能感等六大項。

3. **環境與關係爲基礎的治療**（environment and relationship-based treatments, ERBT）：以環境與關係爲基礎的治療，包括在案主喝酒與復原的過程中，和其重要他人進行角色扮演。在酒癮症患者的自陳報告中，超過 60%的人認爲配偶的支持爲其成功康復最重要的因素；而沒有配偶或家人一同陪同參與治療者，其復原結果便顯得較不穩固。社區增強模式和行爲取向的婚姻家族治療均屬於此取向，都聚焦於酒癮症患者所處的社會脈絡。

4. **社區增強模式**（community reinforcement approach, CRA）：這是一種寬廣的以認知行爲治療爲基礎的治療模式，強調區辨並建立促使酒癮者復原的支持系統。比較研究指出此模式在飲酒行爲戒除結果、家庭功能、工作結果上，相較於其他團體爲佳。CRA 亦結合其他取向的策略，以增進其治療效能，屬於多模式的取向。

而國內針對酒癮患者較常使用的心理治療模式爲認知行爲治療，透過改變患者的想法與行爲習慣，達到戒除酒癮的目的。治療師首先要增強患者戒癮動機，再進行認知行爲的改變。增強動機的方式如下：1.增強戒癮動機；2.運用技巧引發患者自己說出「我要改變」；3.將患者健康檢查結果回饋給患者；4.當初步戒癮動機建立後，以誠懇的讚美、肯定患者，使其提高自信，對自己負責任。

心理衛生教育

　　所謂「預防重於治療」，尤其酒精的濫用與依賴，都是透過接觸、使用、濫用、上癮的發展階段，若個人懂得遠離酒精，避免進入大量飲用酒精的狀態，即使具有酒癮的遺傳傾向，也不會成癮。而若能在青春期至壯年期，屬於酒精濫用危險的階段（程玲玲，1994）之前，從教育著手推廣，進行普遍有效的心理衛生教育，如同先施打預防針一般，相信可收預防之效用。然而，筆者認為，國內相關預防酒癮的宣導並未獲得很大的重視，相較於菸害防治，酒害防治的宣導明顯不足；而校園內的反菸酒毒品教育也多停留於政策、口號上的宣導，恐難產生更深入、全面性的影響。Swisher、Bechtel、Henry、Vicary 與 Smith（2001）論述校園內所使用的物質濫用預防方案，除了物質濫用所造成的危險等知性的學習外，尚包括作決定、自我肯定、人際溝通、社會技巧等策略的介入，認知與行動上的結合，才能有效防治物質的濫用。

 ## 社區資源

　　酒癮症患者可以尋求協助的心理衛生醫療資源，分為解毒期與復健期，分別說明如下：

1. **解毒期的醫療資源**：大型醫療機構的精神科通常設有酒癮症的門診；精神專科醫院通常設有成癮防治科，除門診外，尚有住院治療。住院治療的目的在於：預防並處理戒斷症狀與急性精神病症狀，以環境隔離停止惡性循環，建立醫病關係以增強動機，並做整體性評估及安排進一步復健治療計畫。其中急性戒酒治療以藥物治

療減輕病人戒斷之痛苦，並輔以心理治療、團體治療、活動治療、衛教等，協助個案度過戒斷期。台灣各地收治酒癮病患，提供急性期治療服務的醫療機構有：台北市立聯合醫院松德院區、三軍總醫院北投分院、草屯療養院、高雄市立凱旋醫院、高雄仁愛之家附設慈惠醫院等。

2. **復健期的心理衛生資源**：比較知名的機構如下：(1)治療性社區：類似中途之家，包括基督教晨曦會，分設於新北市、苗栗、台東、屏東等地。基督教花蓮主愛之家，以及基督教屏東沐恩之家；(2)輔導機構：包括有高雄市基督教戒癮協會、台南市戒癮協會。然而二者以轉介、教育宣導爲主；(3)戒酒無名會：爲一種互助性團體，透過彼此的經驗分享，互助討論和鼓勵來達到戒酒的目的。這一種沒有心理專業工作人員參與的自助團體，主要是由酒癮者自行組織的自助性團體。台灣地區也有戒酒無名會的成立，但是爲數不多，主要由醫院贊助成立，詳細聚會時間和地點，讀者可以打「戒酒無名會」關鍵字上網查詢。全世界各地的戒酒無名會都是患者自行組織的自助團體，完全免費，並且與教會無關，成員都要遵守「十二步驟」（Twelve Steps）。

▌▌▌▌延伸閱讀

穆怡梅（譯）（1997）：M. Cleveland & Arlys G.著。戒癮十二法則（The alternative 12 steps）。台北市：生命潛能。

　　有害的上癮徵狀，經常被我們用來掩飾自己內在的情緒傷痛，這類不利於己的習慣性行為，似乎已變成我們應對生命中各式難題的固定模式。本書作者在以身實踐十二法則課程之後，發現十二法則確實可以協助我們處理內心的痛苦和問題的糾纏，進而歡迎那些有益於生命的正面事件來到我們身邊，使我們的人生朝向更正面、積極的方向前進（取材自該書內容簡介）。

衛生福利部國民健康署（2006）：**酒癮防治手冊**。台北市：作者。

　　本書為適合一般民眾閱讀的衛教小冊子，淺顯易讀。國民健康署整理相關文獻資料，針對酒精對身體的影響、酒癮症的症狀、酗酒與家庭暴力、青少年酗酒問題，做深入淺出的描述，教導正確的飲酒及戒酒之道。本書可以從健康九九網站（http://health99.hpa.gov.tw）免費下載。

第二十三章

適應障礙症

在現代生活裡，我們難免在家庭、工作或人際關係上遭遇困難，面臨大大小小的壓力，這些壓力可能會進而引起心理或生理反應，當其嚴重到影響個人的生活功能與品質時，即有可能產生適應障礙症（adjustment disorders）。當個人罹患適應障礙症時，可以接受適當的心理諮商，以盡速恢復生活的能力，避免更嚴重的心理疾病。適應障礙症可以說是心理疾病當中，最輕微的一種，因此患者通常可以求助心理諮商機構。本章的目的，在於提供對適應障礙症之正確認識及其治療方式，希冀有助於讀者正視自己或他人的適應障礙問題。

 案例

案例一

曹同學是高中一年級學生，過去國中時代學業成績優異，並以保送甄試方式，進入社區高中就讀。然而，高一上學期時，曹同學覺得自己經常無法明白老師在課堂上所講授的內容，儘管課後仍勤於預習或複習，但在大小考試成績均不見起色。他覺得很沮喪：不明白自己在高中的學業成績

為何無法維持國中時的水準。尤其是每天回到家後，母親和姊姊殷殷關切他在校的學習情形，對於他的學業表現也逐漸感到不滿意，質疑他：「為什麼別人能考高分，而你不能？」曹同學因為覺得心情很煩，也很沮喪，甚至出現想要休學的念頭。導師發現曹同學成績低落、心情沮喪，便建議他去找輔導老師談談。

案例二

敏真是 26 歲的年輕女性，大學畢業後開始於私人企業擔任會計工作。敏真求學階段均於南台灣家鄉附近的學校就讀，除了偶一為之的長途旅行，甚少離家。敏真因工作職務調動之故，不得不隨公司北上。

因公司無法提供員工宿舍，敏真必須在外另覓租屋，工作、尋屋的雙重壓力下，令她在夜裡經常無法成眠而暗自哭泣，但每日早晨進公司後，又必須強打精神努力工作。到新環境的一個月來，敏真自覺無力承受生活方式的轉換，在新環境裡又沒有可信賴的親人朋友給予支持，令敏真不知如何是好。尤其是她每日早晨醒來後，便極力抗拒必須出門上班這件事，也經常會有頭痛、腹瀉及心悸等情形，因此常有遲到或請假的情形發生。

敏真的新上司因為她最近的上下班時間不定、請病假、工作時亦常心不在焉而出錯，以及情緒不穩定的狀況感到不耐煩，經常於辦公室指責並怒斥敏真的行為，此亦令敏真雪上加霜，直想立刻辭職回南部老家。

上述均為適應障礙症的典型案例，當個案遭受生活中的變動而產生的壓力，往往對其心理與生理也有影響，案例中的曹同學因為從國中進入高中，造成適應困難；敏真則係生活及職業的改變，使她在面臨新環境適應時出現困擾。適應障礙症通常都在壓力源產生約莫三個月內發生，讓個案於生活上有難以承受的苦痛。

基本認識

　　適應障礙症的產生通常有至少一種外在的壓力事件，例如失戀、離婚、失業、考試落榜、投資失利、親人過世，或者經濟困難等。這些壓力事件有時候超過個人的適應能力，以致於產生適應困難的症狀。生活遇到適應困難，我們難免會心情沮喪或不舒服，如果這些症狀超過一個程度，以致於干擾學業、職業或人際關係時，就有可能罹患適應障礙症。

　　適應障礙症因為伴隨症狀的不同，可以分為三種：適應障礙症伴隨憂鬱（如憂鬱的情緒、經常想哭、感覺無助）、適應障礙症伴隨焦慮（如神經質、過分憂慮及擔心恐懼等），以及適應障礙症伴隨行為問題（如逃學、破壞公物、無節制的飲酒、打架滋事或無責任感等）。

　　以上三種適應障礙症狀可能會單獨或同時出現。雖然適應障礙是一個比較不確定且模糊的診斷，但因其名稱具有表面效度，當病人不適用於其他診斷時，有時會暫時以適應障礙症稱之。再者，因適應障礙強調在明顯具體的壓力源下，個體所產生的心理失衡狀態，也較易為大眾所接納，而不致產生刻板或污名化的現象，因此常用於診斷初診或急診的個案。

流行率

　　適應障礙症顯然是一個常見的心理疾病，根據DSM-5（APA, 2013），求助心理健康機構的門診患者當中，約有5%至20%的人罹患適應障礙症。

診斷

診斷標準

根據 DSM-5（APA, 2013），一個人在面臨至少一個明顯的心理社會壓力產生適應不良，出現臨床上的情緒或行為症狀，並且符合下列五個標準時，就可能罹患適應障礙症：

1. 這些症狀必須在壓力源初發後三個月內發生。

2. 這些症狀造成社會或職業（包括學業）功能的重大損害。

3. 這些症狀無法用其他心理疾病做更好的解釋。

4. 這些症狀不是由於親人過世的傷慟反應。

5. 這些症狀在壓力源停止後六個月之內即消失。但若為慢性壓力源，則可能持續更久。

適應障礙症因為症狀的表現，可以區分為下列六種亞型（APA, 2013）：

1. **適應障礙症伴隨焦慮**：例如心悸、異常敏感、神經質及煩躁不安，必須與焦慮症做區別診斷。

2. **適應障礙症伴隨憂鬱情緒**：如心情沮喪、易流淚及無望感，必須與嚴重憂鬱症及單純喪親傷慟做區別診斷。

3. **適應障礙症伴隨焦慮與憂鬱情緒**：病患同時呈現焦慮與憂鬱的相關症狀，但不符明確的焦慮症或憂鬱症。

4. **適應障礙症伴隨行為問題**：侵犯他人權利、漠視社會規範，如逃學、破壞行為、魯莽駕駛、打架等，而必須與行為障礙症及反社會人格違常障礙區別。

5. 適應障礙症伴隨情緒及行為問題。

6. **非特定型適應障礙症**：如對身體疾病診斷之不適當反應、極力否認、對治療之嚴重不合作態度及社會退縮等現象。

區別診斷

適應障礙症、創傷後壓力症（PTSD），以及急性壓力症（acute stress disorder）都是因為外在壓力所造成的心理疾病，因此有需要加以區別。引起適應障礙症的壓力是指一般生活壓力，是平常容易遭遇到的事件，例如失業、失戀、離婚、配偶外遇、考試或事業失敗等。適應障礙症的病程通常不會超過六個月，因為壓力事件一旦消失或解決，患者也就不再有適應障礙了。另一方面，患者經過六個月之後，即使壓力事件還在，患者也會多少發展出一些因應的技巧或方法。

引起創傷後壓力症和急性壓力症的壓力源則是指非常嚴重的創傷事件，例如強暴、地震、戰爭、飛機失事、綁架等，由此可知，和適應障礙症的壓力源相比，創傷後壓力症和急性壓力症的壓力源不是平常的生活壓力事件，而是非常極端的意外事件，像是天災人禍。就病程而言，創傷後壓力症的症狀至少有持續一個月，而急性壓力症的症狀持續至少兩天，至多一個月。就嚴重程度而言，創傷後壓力症比急性壓力症嚴重而持續。

 # 可能的病因

適應障礙症的發生主要是因為面臨生活上的壓力事件，一時因為適應不來而產生心理症狀。適應障礙症之成因可以分為個人因素和環境壓力因素：個人因素包括個人平常的適應能力是否良好、心智是否成熟、是否曾經罹患生理或心理疾病等；環境與壓力因素包括壓力事件的性質是急性還

是慢性、壓力嚴重的程度，以及環境與社會的支持程度等。

 ## 治療方法

　　適應障礙症是一種輕微的心理疾病，主要的治療方法是心理諮商或心理治療。經過適當的心理諮商或治療，大部分患者可以在六個月之內回復病發前的功能。心理治療的目標主要在降低壓力源的影響、提高患者因應壓力的能力，以及維護良好的心理功能與支持系統。用來治療適應障礙症的心理治療理論，包括認知行為治療、人際歷程治療、心理動力治療，或者一般心理諮商。適應障礙症患者通常不需要接受藥物治療，除非患者對於心理治療的反應不佳，或者患者有其他心理疾病的共病。

　　一般兒童或青少年（包括大學生、研究生）如果罹患適應障礙症，通常可以在學校的輔導處或諮商中心獲得輔導老師的心理諮商，在學校接受心理諮商事實上有許多好處，一方面是免費的專業服務，二方面容易安排，不需要請假，不會影響學習。

 ## 心理衛生教育

　　適應障礙症之發生與生活壓力及個案對環境不適應有關，因此若能從內外在心理壓力給予適當的預防，定能強化其人格及健全的心理狀態，以下有幾種方式可供參考：

　　1. **穩定的支持系統**：若生活中有穩定的支持系統，當個體出現適應障礙等症狀時，能找到親友協助，而盡速的解決情緒或行為困擾；也因與人交往密切，儘管個案隱忍不說，也有比較多的機會讓人發現其障礙，以提供心理支持或協助就醫。

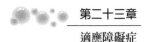

2. **健康的身體**：過去研究發現，若個體能適度的運動，可以有效預防壓力性疾病，亦能增強對壓力的免疫，也可避免其他生理疾病的產生。

3. **適度宣洩壓力**：當個案的壓力日積月累，就很容易有朝一日突然的爆發，此等爆發威力對個案的身心會造成傷害。若於平日對自己的壓力狀態有所覺察，並採以適當的宣洩方式，更能預防適應障礙症的發生。

因為適應不良而引起的障礙儘管帶給人痛苦，但也能帶來成長。但成長係經由失敗的歷程，而學習到更好的適應方式或因應能力，或許同樣的事件再次發生，而不致再造成過於嚴重之傷害。然而，卻也有不少個案在面臨壓力情境時，其脆弱且紛亂的人格已不足以支持其面對挫折，反而因此自信心大失，覺得自己對許多事務及人際關係的掌控已無能為力，甚至做出過度的外在或內在歸因，人生亦因此而失序。然而，適應障礙症並非無法痊癒，壓力引起的症狀也不足為懼，重要的是是否能於其中獲得成長，化壓力為助力，以更豐厚自己的生命。

延伸閱讀

謝明憲（2014）：開心紓壓：給壓力一族的心靈妙方。台北市：心靈工坊。

> 　　作者係精神科醫師，在本書中探討壓力對身心各層面的影響，造成壓力的外在因素與個人特質，進而應用壓力定義與調適公式，提出從身到心、由外而內的壓力管理原則，多管齊下，紓解壓力（取材自該書內容簡介）。

丁　凡、江孟蓉、李佳陵、黃淑錦、楊琇玲（譯）（2014）：J. Kabat-Zinn著。正念的感官覺醒（Coming to our senses）。台北市：張老師文化。

> 　　多年來致力推廣正念的卡巴金博士，在本書中從個人感官與注意力出發，含括心智與身體的範疇，揭示正念在個人身上，甚至進而影響家庭、職場與國家的可能，幫助你我跳脫不安，以邁向全人類更純粹的幸福（取材自該書簡介）。

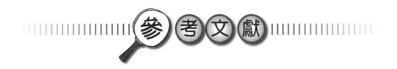
參考文獻

中文部分

孔繁鐘（編譯）（1997）：**DSM-IV 精神疾病的診斷與統計**。台北市：合記。

王靜慧（2002）：**交通意外事故受傷患者之創傷後壓力症狀、憂鬱、焦慮與生活品質**。國立台北護理學院護理研究所碩士論文，未出版，台北市。

台大醫院精神科（編）（1994a）：**心身症**。台北市：行政院衛生署。

台大醫院精神部（編）（1994b）：**飲食障礙症**。台北市：行政院衛生署。

台大醫院精神部心身症講義（1996）：關於心身症。**心身醫學雜誌，7**（2），2-8。

台北市立聯合醫院松德院區社會工作室（主編）（2015）：**走出迷惘——精神疾病知多少**。台北市：編者。

台北市自閉症家長協會（2009）：**何謂自閉症**？2009 年 1 月 12 日，取自 http://www.tpaa.org.tw/qKnowZB.asp

台灣失智症協會（2015）：**認識失智症**。2015 年 2 月 15 日，取自 http://www.tada2002.org.tw/tada_know_02.html

台灣精神醫學會（2014）：**DSM-5 精神疾病診斷準則手冊**。台北市：合記。

石芬芬、王郁茗、賴德仁、陳登義（2001）：恐慌症病患接受認知行為團體心理治療之歷程分析。**護理研究，9**（3），289-298。

朱春林（2014）：精神疾病診斷與統計手冊第五版的關鍵改變及其意涵。**輔導季刊，50**（4），2-16。

江漢光、李政玉（2001）：**中西醫會診——失眠**。台北市：書泉。

行政院衛生署（1989）：心理衛生專輯（5）——焦慮症。**衛生行政學刊，9**（2），71-84。

行政院衛生署（1996）：**注意力不足過動症**。台北市：作者。

何善欣（2000）：**我愛小麻煩**。台北市：平安文化。

吳增強、周　衛（1998）：美國學習困難兒童的研究。**教育資料文摘，42**

（1），143-153。

呂紹文（2003）：**介紹創傷後壓力症候群**。取自 http://www.socialwork.com.hk/
socialwork/theory/04_mental_health

宋維村（編著）（2000）：**特殊教育學生輔導手冊（六）——自閉症學生輔導
手冊**。台北市：教育部特殊教育工作小組。

宋維村、侯育銘（1998）：**過動兒的認識與治療**。台北市：正中。

李世雄（2002）：**淺談躁鬱症**。2002 年 12 月 20 日，取自 http://www.tmn.idv.tw/
search/classify.php?dis%5B0%5D=&show=1041

李宇宙（2000）：**睡眠醫學**。台北市：健康世界。

李明濱（2003）：**災後壓力症後群**。取自 http://fma.mc.ntu.edu.tw/message/23%
E6%9C%9F/001.htm

李枝桃（2003）：**我們不是壞孩子**。台北市：新苗。

杜仲傑等（譯）（2002）：C. Peterson 著。**變態心理學**（The psychology of ab-
normality）。台北市：桂冠。

沈欣怡（2004）：**注意力缺陷過動症患童服藥順從性研究與 OROS MPH 及 IR
MPH 療效暨安全性比較評估**。國立台灣大學臨床藥學研究所碩士論文，未
出版，台北市。

孟瑛如、簡吟文（2014）：**由DSM-5的改變談學習障礙未來的鑑定與教學輔導
趨勢**。**輔導季刊，50**（4），28-34。

周台傑（2000）：**學習障礙與注意力不足過動學生之鑑定與輔導**。載於張資寧
（主編）：**學障者的春天**（頁 210-220）。台中市：家庭關係發展協會。

林式穀（2003）：**創傷後壓力症候群（PTSD）的治療**。取自 http://www.sop.org.
tw/921ta4.htm

林冠宏（2006）：**阿茲海默氏症**。**慈濟醫學，18**（5），39-48。

林美吟、施顯烇（譯）（2004）：R. J. Comer 著。**變態心理學**（Abnormal psy-
chology）。台北市：心理。

林家興（1996）：**心理師的臨床日記**。台北市：天馬。

林家興、王麗文（2000）：**心理治療實務**。台北市：心理。

林祺彬（2001）：**面紅紅，心驚驚——正視社交恐懼症的嚴重性**。取自 http://

love.adm.ncu.edu.tw/NORTH/link6/6-37/link6-37-5.htm

邱銘章、湯麗玉（2006）：**失智症照護指南**。台北市：原水。

邱憲章（1999）：失眠的診斷與治療。**中化藥訊，41**，4-7。

洪　蘭（2002）：給所有的老師們（從身心症到愛上學）。取自 http://210.
60.194.100/life2000/database/910807_2.htm

洪國翔、馮煥光（2001）：成年人廣泛性焦慮症之診斷與治療。**臨床醫學，47**
（1），44-49。

洪雅琴（2004）：**受保護管束犯罪少年心理分析治療的詮釋現象學研究**。國立
台灣師範大學教育心理與輔導研究所博士論文，未出版，台北市。

洪儷瑜（1999）：**ADHD 學生的教育與輔導**。台北市：心理。

洪儷瑜、沈宜純（1998）：**高雄縣過動學生輔導個案實例彙編**。高雄縣：高雄
縣政府。

胡東霞（譯）（2002）：A. Frances & M. B. First 著。**精神疾病的判斷與預防 I
──我需要看心理醫生了嗎？**台北市：新自然主義。

胡海國（2003）：**泛焦慮症**。取自 http://www.mhf.org.tw/two/two_7.htm

胡海國、林信男（編譯）（1996）：WHO 著。**ICD-10 精神與行為障礙之分類
──診斷指引**（The ICD-10 classification of mental and behavioural disorders）。
台北市：中華民國精神醫學會。

韋　珊（譯）（1991）：**抑鬱症及其治療**。台北市：台灣珠海。

修慧蘭等（譯）（2013）：G. Corey 著。**諮商與心理治療：理論與實務**（第三
版）（Theory & practice of counseling and psychotherapy）。台北市：雙葉。

徐　靜、曾文星（1994）：**現代精神醫學**。台北市：水牛。

徐偉玲（2004）：**暴食症患者的生病經驗與因應方式之敘說研究**。國立台灣師
範大學教育心理與輔導研究所碩士論文，未出版，台北市。

高白源（1997）：Naltrexone 治療酒精依賴患者。**藥學雜誌，13**（1），42-44。

張可臻、陳昭源、林忠順（2008）：失智症合併精神行為症狀的診斷及治療照
護。**基層醫學，23**（6），153-157。

張正芬、吳淑敏（1998）：自閉症兒童發展測驗之編製及相關研究。**特殊教育
研究期刊，16**，291-314。

張典齊（1998）：情緒、思緒與生活脫序——心理疾病面面觀。台北市：健行。

張美惠（譯）（1994）：P. Carson 著。家有過動兒（Coping successfully with your hyperactive child）。台北市：創意力文化。

張淑芳（2000）：自閉症兒童家庭的壓力。台東特教，**6**，57-63。

張黎文（2002，11月17日）：減肥厭食，兩學子瘦得發紫。中國時報，13版。

曹純瓊（1995）：自閉症兒與教育治療。台北市：心理。

莊雅婷（2007）：注意力缺陷過動症兒童之症狀、診斷與藥物治療。學生輔導季刊，**104**，30-42。

許世杰（2001）：追求一夜好眠欲速則不達。取自 http://www.cgmh.org.tw/intr/intr2/c3360/Sleep_insom.htm-2001/05/17

陳怡瑛（譯）（1998）：東淑江編著。厭食症與貪食症 **Q&A**。台北市：書泉。

陳冠宇、林亮吟、陳喬琪、胡維恆（2000）：某高中職學生的暴食症盛行率。台灣精神醫學，**14**（4），279-289。

陳國基（1992）：失眠的認知行為治療。心身醫學，**3**，18-20。

陳喬琪、游正名、廖琪郁、郭千哲、蔡尚穎（1996）：男性酒癮患者，分類及兩年預後。台灣精神醫學，**13**（2），115-124。

陳夢怡（譯）（2000）：P. Gilbert 著。協助過動兒（Helping children cope with attention deficit disorder）。台北市：弘智文化。

陳濘宏（2001）：一夜難眠不妨試試團體治療。取自 http://www.cgmh.org.tw/intr/intr2/c3360/Sleep_News.htm-2001/02/19

陸汝斌、柯慧貞、張峰銘（1996）：酒癮分子遺傳學探討。中華精神醫學，**10**（2），103-112。

湯華盛（2002）：強迫症認知行為團體心理治療手冊。（未出版）

湯華盛、黃政昌（2005）：薛西佛斯也瘋狂——強迫症的認識與治療。台北市：張老師文化。

湯華盛、葉英堃（2003）：泛焦慮症之社區流行病學，當代醫學，**30**（14），40-46。

湯麗玉、李明濱（2006）：台灣失智症照護之困境。台北市醫師公會會刊，**50**（7），52-56。

程玲玲（1994）：三十一位物質濫用者的研究。**法商學報，30**，243-296。

黃政昌（2003）：**強迫症門診患者的臨床特徵與聯合治療模式效果之分析研究。** 國立台灣師範大學教育心理與輔導研究所博士論文，未出版，台北市。

黃淑玲（1998）：自閉症的診斷及處置原則。**台灣衛生，360**，37-40。

楊坤堂（1999）：**注意力不足過動異常──診斷與處遇。** 台北市：五南。

楊坤堂（2000）：自閉症學生的認識與療育。**國教新知，47**（1），6-13。

楊延光（1999）：**杜鵑窩的春天──精神疾病照顧手冊。** 台北：張老師文化。

楊明仁、施春華（2001）：台灣人憂鬱問卷修訂版之信效度研究。**台灣精神醫學會 40 週年年會暨學術研討會論文摘要集，3-4。**

楊建銘（2000）：失眠的行為及心理治療。**台灣醫學，6**，694-703。

楊雅婷（譯）（2003）：Mayo Clinic 著。**阿茲海默症**（Mayo Clinic on Alzheimer's disease）。台北市：天下文化。

楊慧玲（1993）：**雙極性情感型疾患對睡眠衛生與失眠症狀的主觀評估。** 國立台灣大學護理學系碩士論文，未出版，台北市。

葉紅秀（1996）：認識酒精濫用問題。**臨床醫學，38**（3），159-163。

詹志禹（1996）：**我國青少年犯罪研究之整合分析。** 台北市：行政院青輔會。

詹惠婷（1999）：只要苗條，不要健康？談厭食症與貪食症。**鄉間小路月刊，25**（8）。取自 http://www.coa.gov.tw/magazine/fst/c250848.htm

劉秀枝（主編）（2000）：失智症的治療與照護。**應用心理研究，7**，71-199。

劉景寬、戴志達、林瑞泰、賴秋蓮（2000）：台灣失智症的流行病學。**應用心理研究，7**，157-169。

蔡文哲（譯）（1993）：蔡逸周演講稿。**自閉症。** 台北市：台大醫院兒童心理衛生中心。

蔡尚穎（2001）：**精神藥物的基本認識講義。**（未出版）

蔡長哲、陳喬琪、林式穀（1996）：藥癮與酒癮。**醫學繼續教育，6**（5），441-452。

蔡政霖（2002）：**父母管教態度與少年犯罪相關性之研究。** 國立中正大學犯罪防治研究所碩士論文，未出版，嘉義縣。

蔡玲玲（2001a）：**安睡法寶。** 國立中正大學心理系睡眠管理課程講義。

蔡玲玲（2001b）：睡眠日誌。國立中正大學心理系睡眠管理課程講義。

蔡維謀（2002）：九二一地震創傷後壓力症候群之發生率與危險因子。私立台北醫學大學傷害防治學研究所碩士論文，未出版，台北市。

鄭瑞隆（2002）：青少年暴力犯罪之成因——家庭因素。載於青少年暴力行為原因——原因、類型與對策。台北市：五南。

衛生福利部（2015）：102 年醫療機構及醫療服務量統計年報——表 23、表 34、表 91、表 95。取自 http://www.mohw.gor.tw/cht/DOS/Statistic.aspx? f_list_no=312 xfod_list_no_5047

蕭芳惠、林　薇（1998）：台北市高中女生的體型意識及飲食異常傾向之研究。衛生教育學報，**11**，107-127。

蕭淑貞、鄧蓮修、楊麗敏（1993）：睡前放鬆運動在急性精神科病房應用之探討。護理研究，**1**，16-21。

賴孟泉、林育如（譯）（2005）：Mayo Clinic 著。梅約憂鬱症小百科（Mayo Clinic on depression）。台北市：天下雜誌。

賴建良（2002）：臨床病人手記。（私人，未出版）

謝文傑（2003）：創傷後壓力疾患的治療方法。取自 http://www.psychpark.org/psy/PTSDtherapy.asp

簡明建（1999）：憂鬱症的診斷及治療。諮商與輔導，**165**，8-11。

魏怡嘉（2002）：兩成台灣人睡眠有障礙。取自 http://www.libertytimes.com.tw/2002/new/mar/22/today-m1.htm-2002/03/22

英文部分 ··

Aikens, D. E., & Craske, M. G. (2001). Cognitive theories of generalized anxiety disorder. *Psychiatric Clinics of North America, 24*, 57-74.

Allen, F. C. L., Scannell, E. D., & Turner, H. R. (1998). Guilt and hostility as co-existing characteristics of bulimia nervosa. *Australian Psychologist, 33*(2), 143-147.

Amenson, C. S. (1998). *Schizophrenia: A family education curriclum*. Los Angeles, CA: Pacific Clinics Institute.

American Psychiatric Association [APA] (2000). *Diagnostic and statistical manual of mental disorder* (4th ed., Text Revision). Washington, DC: The Author.

American Psychiatric Association [APA] (2013). *Diagnostic and statistical manual of mental disorder* (5th ed.). Washington, DC: The Author.

Barlow, D. H. (1988). *Anxiety and its disorders: The nature and treatment of anxiety and panic*. New York: The Guilford Press.

Bennett, P. L. (1996). Practitioners' perceived usefulness of 'autism' and related terms: Implications for diagnostic. *Educational Research, 38*(3), 343-350.

Berg, M. L., & Crosby, R. D. (2000). Relationship of temperament and perceptions of nonshared environment in Bulimia Nervosa. *International Journal of Eating Disorders, 28*(2), 148-155.

Borkovec, T. D. (1982). Insomnia. *Journal of Consulting and Clinical Psychology, 50*, 880-895.

Carson, R. C., Butcher, J. N., & Mineka, S. (2000). *Abnormal psychology and modern life* (11th ed.). MA: Allyn & Bacon.

Clark, D. M. (1986). A cognitive approach to panic. *Behavioral Research and Therapy, 24*, 461-470.

Crozier, W. R., & Alden, L. E. (2001). *International handbook of social anxiety: Concepts, research and interventions relating to the self and shyness.* Chichester, England: John Wiley & Sons.

Dugas, M. J., Freeston, M. H., Ladouceur, R., Rheaume, J., Provencher, M., & Boisvert, J.-M. (1998). Worry themes in primary GAD, secondary GAD, and other anxiety disorders. *Journal of Anxiety Disorders, 12*(3), 253-261.

Esplen, M. J., & Garfinkel, P. (2000). Relationship between self-soothing, aloneness, and evocative memory in Bulimia Nervosa. *International Journal of Eating Disorders, 27*(1), 96-101.

First, M. B., & Tasman, A. (2004). *DSM-IV-TR mental disorders: Diagnosis, etiology, & treatment*. West Susssex, England: John Wiley & Sons.

Flannery, R. B. (1999). *Preventing youth violence: A guide for parents, teachers, and counselors*. New York: Continuum.

Gibbs, J. C., Potter, G. B., & Goldstein, A. P. (1995). *The EQUIP program: Teaching youth to think and act responsibly through a peer-helping approach*. Champaign, IL: Research Press.

Goodman, R., & Stevenson, J. (1989). A twin study of hyperactivity-II. The aetiological role of genes, family relationships and perinatal adversity. *Journal of Child Psychology and Psychiatry, 30*(5), 691-709.

Gorman, J., Kent, J. M., Sullivan, G. M. et al. (2000). Neuroanatomical hypothesis of panic disorder. *Review of American Journal of Psychiatry, 157*, 493-505.

Grice, D. E., Halmi, K. A., Fichter, M. M., Strober, M., Woodside, D. B., Treasure, J. T., Kaplan, A. S., Magistretti, P. J., Goldman, D., Bulik, C. M., Kaye, W. H., & Berrettini, W. H. (2002). Evidence for a susceptibility gene for anorexia nervosa on chromosome 1. *The American Journal of Human Genetics, 70*, 787-792.

Gross, D. R., & Capuzzi, D. (1989). Defining youth at risk. In *Youth at risk: A prevention resource for counselors, teachers, and parents*. Alexandria, VA: American Counseling Association.

Halgin, R. P., & Whitbourne, S. K. (2003). *Abnormal psychology: Clinical perspectives on psychological disorders* (4th ed.). New York: McGraw-Hill.

Holmes, D. S. (1997). *Abnormal psychology* (3rd ed.). New York: Longman.

Kaplan, H. I., & Sadock, B. J. (2005). *Pocket handbook of clinical psychiatry*. Philadelphia, PA: Lippincott Williams and Wilkins.

McClusky, H. Y., Miby, J. B., Switzer, P. K., & Williams, V. (1991). Efficacy of behavioral versus triazolam treatment in persistent sleep-onset insomnia. *American Journal of Psychiatry, 148*, 121-126. (EBSCOhost ISSN:0002-953X 2003/5/31)

Morrison, J. (2014). *DSM-5 made easy: The clinician's guide to diagnosis*. New York: Guilford.

Neuwirth, S. (1997). *Austism*. National Institute of Mental Health, NIH Publication No. 97-4023.

Nutt, D. J. (2001). Neurobiological mechanisms in generalized anxiety disorder. *Journal of Clinical Psychiatry, 62*(11), 22-27.

Pagel, J. F. (1994). Treatment of insomnia. *American Family Physician, 49*, 880-895. (EBSCOhost AN:9503100529 2003/5/31)

Preston, J., & Johnson, J. (2003). *Clinical psychopharmacology made ridiculously simple*. Miami, FL: MedMaster.

Rachman, S. (1977). The conditioning theory of fear-acquisition: A critical examination. *Behavioral Research and Therapy, 15*, 375-387.

Read, J. P., Kahler, C. W., & Stevenson, J. F. (2001). Bridging the gap between alcoholism treatment research and practice: Identifying what works and why. *Professional Psychology: Research & Practice, 32*(3), 227-238.

Rothbaum, B. O., Meadows, E. A., Resick, P. A. et al. (2000). Cognitive-behavioral therapy. In M. J. Friedman (Ed.), *Effective treatments for PTSD: Practice guidelines from the international society for traumatic stress studies* (pp. 320-325). New York: The Guilford Press.

Seligman, M. E. P. (1995). The effectiveness of psychotherapy. *American Psychologist, 50*(12), 965-974.

Swisher, J. D., Bechtel, L., Henry, K. L, Vicary, J. R., & Smith, E. D. (2001). A model substance abuse prevention program. In D. C. Locke, J. E. Myers, & E. L. Herr (Eds.), *The handbook of counseling*. Thousand Oak, CA: Sage.

U.S. Department of Justice (2006). Psychiatric disorders of youth in detention. (NCJ210331) Washington, DC: U.S. Government Printing Office.

Wolberg, L. R. (1988). *The technique of psychotherapy* (4th ed.). Orland, FL: Grune & Stratton.

Woolfolk, R. L., & McNulty, T. F. (1983). Relaxation treatment for insomnia: A component analysis. *Journal of Consulting and Clinical Psychology, 51*, 495-503.

Yeh, E. K., Hwu, H. G., & Lin, T. Y. (1995). Mental disorders in Taiwan: Epidemiological studies of community population. In T. Y. Lin, W. S. Tseng, & E. K. Yeh (Eds.), *Chinese societies and mental health* (pp. 245-265). Hong Kong: Oxford University Press.

Young, D. W. (1999). *Wayward kids: Understanding and treating antisocial youth.*

Northvale, NJ: Aronson.

Zentall, S. S. (2006). *ADHD and education: Foundations, characteristics, methods, and collaboration.* Upper Saddle River, NJ: Prentice-Hall.

附　錄

附錄一　大學部適用變態心理學教學計畫

授課教師：

上課時間：

上課地點：

一、教學目標

    1. 了解心理疾病的分類與診斷方式。

    2. 對常見心理疾病具備初步的診斷能力。

    3. 對常見心理疾病具備初步諮商與心理治療的能力。

    4. 了解心理衛生相關機構、人員與服務。

二、教學進度與內容

	教學進度	閱讀章節
第 1 週	課程說明	
第 2 週	心理疾病的分類與診斷	ch. 1
第 3 週	心理疾病的治療	ch. 2
第 4 週	心理衛生服務體系	ch. 3
	學生分享閱讀前三章的心得，並繳交讀書心得報告	
第 5 週	學習障礙與自閉症	ch. 4、5
第 6 週	注意力缺陷過動症與行為障礙症	ch. 6、7
第 7 週	強迫症與恐慌症	ch. 8、9
第 8 週	恐懼症、焦慮症與創傷後壓力症	ch. 10、11、12
第 9 週	期中考，精神醫療機構參觀	
第 10 週	憂鬱症	ch. 13、14

第 11 週　　躁鬱症　　　　　　　　　　　　ch. 15

　　　　　　學生分享機構參觀心得，並繳交參觀心得報告

第 12 週　　思覺失調症　　　　　　　　　　ch. 16

第 13 週　　失眠症　　　　　　　　　　　　ch. 17

　　　　　　學生分享心理疾病影片心得，並繳交影片觀賞心得報告

第 14 週　　飲食障礙　　　　　　　　　　　ch. 18、19

第 15 週　　身心症與老年失智症　　　　　　ch. 20、21

第 16 週　　酒癮症與適應障礙症　　　　　　ch. 22、23

第 17 週　　期末考，學生繳交期末報告

三、使用教材

1. 林家興（2015）：**心理疾病的認識與治療**（第二版）。台北市：心理。（教科書）

2. 林家興（1996）：**心理師的臨床日記**。台北市：天馬。（參考書）

四、教學方法

1. 學生應於課前閱讀指定章節，以提高教學效果。

2. 課堂講解與討論。

3. 參觀精神醫療機構。

4. 個案報告與討論。

5. 心理疾病影片賞析。

五、指定作業

1. 學生每人閱讀教科書前三章，並撰寫一篇 1,000 字左右的讀書心得報告。

2. 學生以班級或分組方式，選擇一家精神醫療機構進行參觀訪問，並且每人各自撰寫一份 1,000 字左右的參觀心得報告。

3. 學生每人從下列影片一覽表中，自選一部心理疾病影片進行觀賞，並撰寫一篇 1,000 字左右的心得報告。

4. 學生每人自選一個心理疾病，撰寫期末報告一篇，字數約 2,000 至 3,000 字。

六、心理疾病影片

1. 《伴我情深》、《派特的幸福劇本》（躁鬱症）。

2. 《長路將盡》、《明日的記憶》、《被遺忘的時光》（老年失智症）。

3. 《女生向前走》（邊緣型人格障礙）。

4. 《美麗境界》、《愛要怎麼做》、《巴黎野玫瑰》（思覺失調症）。

5. 《愛在心裡口難開》、《火柴人》（強迫症）。

6. 《馬拉松小子》、《滄海赤子心》、《雨人》、《與光同行》、《星星的孩子》（自閉症）。

7. 《他不笨，他是我爸爸》、《跟著妹妹搭巴士》（智能不足）。

8. 《永恆的愛》（行為障礙症）。

9. 《酒鬼雙響炮》、《28 天》（酒癮症）。

10. 《凡夫俗子》、《時時刻刻》、《心靈點滴》（憂鬱症）。

七、成績評量

1. 讀書心得報告　　　　　　　30%

2. 機構參觀心得報告　　　　　20%

3. 心理疾病影片觀賞心得報告　20%

4. 期末報告　　　　　　　　　30%

附錄二　研究所適用變態心理學專題研究教學計畫

授課教師：

上課時間：

上課地點：

一、教學目標

1. 了解變態心理學的基本概念與內容。

2. 對心理疾病具備初步的診斷能力。

3. 對常見心理疾病具備基本的心理治療能力。

4. 熟悉心理衛生、精神醫療機構，及其服務內容與方式。

5. 熟悉《心理疾病診斷與統計手冊》（第五版）（DSM-5）的主要內容。

二、教學內容與進度

第 1 週　課程說明

第 2 週　緒論〔ch. 1，林家興（簡稱林）ch. 1〕

第 3 週　變態心理學的理論取向（ch. 2）

第 4 週　心理疾病的治療（ch. 3，林 ch. 2）

第 5 週　心理疾病的診斷、分類與衡鑑（ch. 4）

第 6 週　情緒障礙（憂鬱症與躁鬱症）（ch. 5，林 ch. 13, 14, 15）

第 7 週　焦慮症（ch. 6，林 ch. 8 至 12）

第 8 週　身心症、解離症（ch. 7，林 ch. 20）

第 9 週　壓力、健康與適應（ch. 8）

第 10 週　人格障礙（ch. 9）

第 11 週　精神科見習心得分享，繳交見習心得報告

第 12 週　飲食障礙（ch. 10，林 ch. 18, 19）

第 13 週　菸酒藥物濫用（ch. 11，林 ch. 22）

第 14 週　性功能與性別認同障礙（ch. 12）

第 15 週　思覺失調症（ch. 13，林 ch. 16）

第 16 週　老年失智症與認知障礙（ch. 14，林 ch. 21）

第 17 週　智能不足與自閉症（ch. 15，林 ch. 5）

第 18 週　兒童心理疾病（ch. 16，林 ch. 4, 6, 7）、繳交期末報告

三、實施方法

1. 課堂講解與討論。

2. 精神醫療機構見習。

3. 個案報告與討論。

4. 撰寫見習心得報告。

5. 撰寫期末報告。

四、 指定作業

1. 學生應於第 11 週繳交 3,000 字左右精神科見習心得報告。學生可選擇一家精神醫療機構進行見習至少八週，每星期至少四小時。見習項目可包括：跟診、病房觀察、參與個案研討、參與病人團體活動，或其他見習機構安排之項目。

2. 學生應於第 18 週繳交 3,000 至 5,000 字左右的學期報告。學生從 DSM-5 當中選擇一個心理疾病，閱讀至少十篇參考文獻，撰寫一篇學期報告，報告題目自訂。學期報告應包括至少十個參考文獻。報告須依照 APA 論文格式撰寫。

五、教學評量

1. 精神科見習心得報告　　　50%
2. 期末報告　　　　　　　　50%

六、 教科書

1. Oltmanns, T. F., & Emery, R. E. (2015). *Abnormal Psychology* (8th ed.). London: Pearson.

2. 林家興（2015）：心理疾病的認識與治療（第二版）。台北市：心理。

七、參考書

1. 林家興（1996）：心理師的臨床日記。台北市：天馬。

2. American Psychiatric Association [APA] (2013). *Diagnostic and statistical manual of mental disorders* (5th ed.). Washington, DC: The Author.

附錄三　精神疾病診斷名稱的翻譯問題

　　精神疾病診斷手冊、精神醫學與變態心理學教科書，在精神疾病診斷名稱的翻譯上頗多分歧。統一譯名有助於教學、臨床溝通、對病人與家庭實施衛教、研究工作，以及心理疾病防治宣導。本文除說明精神疾病診斷名稱中文翻譯的原則，並對部分診斷名稱提出中文翻譯上的建議。

一、　問題描述

　　我國精神醫學與心理衛生，如同其他西方醫學與心理學，主要是近五十年來從醫學先進的歐美國家引進，因此對於精神疾病的學習與心理衛生人才的訓練，莫不大量仰賴英文診斷分類系統與教科書。醫學生的訓練通常以直接閱讀英文原著，到了住院訓練仍以使用英文診斷名稱為主。於是心理衛生學界所使用的中文教科書對於同一精神疾病診斷名稱容易有不同的中文翻譯出現，這對於臨床工作、人才訓練與病人衛生教育上，無疑是一個很大的障礙。

　　坊間精神醫學與變態心理學的教科書，在精神疾病診斷名稱的翻譯上各行其是，令學生在學習上感到十分的困擾。對於以中文溝通為主的心理衛生工作人員，如學校輔導教師、社會工作人員、護理人員、心理諮商師，以及臨床心理師等，在臨床工作上，難免困惑於診斷名稱的不同翻譯。另一方面，醫師與心理衛生人員在從事對病人、家屬，以及民眾心理衛生教育上，也有中文翻譯上的不方便。

二、 統一譯名的重要性

統一精神疾病診斷名稱的中文翻譯之重要性與必要性，可以從下列五方面來說明：

1. **有助於精神疾病與變態心理學之教學**：不僅醫護人員要學習精神疾病與變態心理學，一般衛生保健與心理衛生工作人員，也需要具備基本的精神疾病與變態心理學的認識。以目前相同診斷名稱卻有不同的中文翻譯，會增加醫療保健人員學習的困難。直接使用英文教科書的教學方式，雖然方便教學，但是相對的，也增加學生閱讀英文的負擔。若有統一的精神疾病中文診斷名稱，將可以顯著減輕學生學習的負擔，並且增加學習的效果。

2. **有助於醫療保健人員在臨床工作上的溝通**：統一的中文診斷名稱，不僅有助於精神醫療與心理衛生工作人員之間的臨床溝通，也有助於非精神科之醫療人員的臨床溝通。有效而快速的專業溝通，有助於精神醫學照會，以及心理衛生諮詢工作的展開。統一的中文診斷名稱，不但有助於醫囑的執行、病情的研討，也可以提高醫療服務的品質，減少許多因誤會或溝通不良所造成的困擾。

3. **有助於對病人與家屬進行心理衛生教育**：以病人和家屬為對象的心理衛生教育，需要使用簡單明瞭的語言，統一的中文診斷名稱，不僅方便衛教人員與心理衛生工作人員執行其專業服務，而且能有效幫助病人和家屬正確而迅速地學習心理衛生保健的須知。不同的衛教人員如果使用不同的中文診斷名稱，將會造成病人與家屬的困擾，減低他們遵循醫囑與衛教的意願。

4. **有助於精神疾病診斷與治療的研究工作**：不論是流行病學的研究、診斷分類的研究，或者不同疾病治療效果的比較，如果大家使用統

一的中文診斷名稱，將大大提高不同研究之間的比較性，以及容易
累積精神醫學與變態心理學的研究成果。由於學術研究講求精確
度，分歧的中文翻譯，將十分不利於精神醫學與心理衛生的研究發
展。

5. **有助於對社會大眾進行精神疾病預防宣導，以及心理衛生推廣教育
的實施**：目前民眾對精神疾病仍然抱持著排斥與誤解的態度，許多
民眾由於不了解精神疾病及其治療，往往延誤早期發現早期治療的
時機。無病而不知預防，有病而不知求診，小則影響病患的健康幸
福，大則拖垮一個或許多的家庭。統一的中文診斷名稱必然有助於
精神疾病的預防與宣導，以及心理衛生教育的推廣。

三、翻譯的原則與建議

筆者認為精神疾病診斷名稱的中文翻譯，宜符合下列三個原則：

1. **符合精神醫學與心理病理學的原意**：由於大多數精神疾病尚無可明
確辨認的病因，診斷的依據通常是根據一組症狀或症候群；通行於
精神醫療界的兩套精神疾病診斷分類系統：《心理疾病診斷與統計
手冊》（*Diagnostic and Statistical Manual of Mental Disorders*, 4th
ed., DSM-IV-TR）（APA, 2000）及《國際疾病分類手冊》（*International Classifications of Disease*, ICD-10）（WHO, 1992），即是
以描述方式（descriptive approach）來診斷精神疾病。因此，根據
病因學（etiology）的命名方式來翻譯大部分根據症候群（syndrome）的精神與行為障礙是不適當的。在精神疾病中的disorder，
通常是指功能性的「障礙」，而非明確實質性的「疾病」，因此，
在診斷名稱的翻譯，宜將disorder譯為「障礙」、「症」或「障礙
症」。

2. **符合國人生活用語習慣**：在國人日常生活中，本來就有許多描述精神或行為問題與疾病的日常用語，例如青少年常見的精神疾病conduct disorder 和 oppositional defiant disorder，建議譯為「行為障礙症」和「叛逆症」，而不是國人不熟悉的「品行疾患」和「對立性反抗疾患」；又例如delusional disorder，可以譯為妄想症，而不是「妄想性疾患」；又例如 bipolar disorder，譯為較通俗而易懂的「躁鬱症」，似乎要比「雙極性疾患」或「雙相情感障礙」好。

3. **簡單明瞭，容易溝通**：精神疾病診斷名稱的中文翻譯，在不影響原文的意思之前提下，宜盡量簡單明瞭，便於記憶、了解和溝通。例如 major depression 譯為「重鬱症」比「重度憂鬱症」好；somatoform disorder 譯為「身心症」似乎比「身體型疾患」或「擬身體障礙症」好；dysthymia 譯為「輕鬱症」可能比「低落性情感疾患」或「輕度抑鬱症」來得好。

　　為便於比較，筆者蒐集國內出版的精神疾病診斷手冊及精神醫學教科書，選擇其中較為常見的精神疾病診斷名稱，將不同作者的翻譯，整理在一起加以對照。從本文表 1「常見精神疾病不同中文譯名對照表」可見大家對精神疾病診斷名稱的中文翻譯，存在很多的分歧，亟待統一，以方便心理衛生人員的訓練，以及心理衛生教育的推廣。根據上述的討論，對部分精神疾病診斷名稱的中文翻譯，筆者將所建議的譯名也一併列在表 1 作為參考，所建議的譯名是否適當，仍需要心理衛生的先進惠予指正。

致謝詞

　　本文的撰寫得到臺灣師範大學鄔佩麗教授、王麗文副教授及高雄醫學大學附設醫院精神科唐子俊醫師的協助與指正，以及林佳玲助理的資料整理，謹此一併誌謝。

表1　常見精神疾病不同中文譯名對照表

疾病診斷名稱	胡海國、林信男（1996）	孔繁鐘（1997）	曾文星、徐靜（1994）	何瑞麟（1989）	筆者建議的譯名
schizophrenia	精神分裂症	精神分裂病	精神分裂症	精神分裂性疾患	精神分裂症
delusional disorder	妄想症	妄想性疾患	妄想疾患	妄想病	妄想症
major depressive disorder (severe depressive disorder)	重度鬱症	重鬱病	重度抑鬱症	重鬱症	重鬱症
dysthymic disorder (mild depressive disorder)	輕度鬱症	低落性情感疾患	輕度抑鬱症	情緒惡劣障礙或憂鬱精神官能	輕鬱症
bipolar disorder (manic depressive disorder)	雙相情感障礙症	雙極性疾患	雙相情感障礙	雙極性情感型精神病	躁鬱症
panic disorder	恐慌症	恐慌症疾患	恐慌障礙	恐慌症	恐慌症
specific phobia	特定畏懼症	特定對象畏懼症	特殊恐懼症	單純性恐懼症	特定恐懼症
social phobia	懼社交症	社會畏懼症	社交恐懼症	社交恐懼症	社交恐懼症
obsessive compulsive disorder	強迫症	強迫性疾患	強迫症	強迫症	強迫症
post-traumatic stress disorder	創傷後障礙症	創傷後壓力疾患	創傷後應激障礙	創傷後心理壓力障礙	創傷後壓力症
generalized anxiety disorder	泛焦慮症	廣泛性焦慮疾患	廣泛性焦慮症	廣泛性焦慮性狀態	廣泛焦慮症
somatoform disorder	擬身體障礙症	身體型疾患	軀體症狀疾患	身體性疾患	身心症
factitious disorder	偽病症	人為疾患	偽病障礙	偽病	詐病症
dissociative disorder	解離症	解離性疾患	解離疾患	解離性疾患	解離症
autistic disorder	自閉症	自閉性疾患	自閉症	自閉障礙	自閉症
attention-deficit/ hyperactivity disorder (hyperkinetic disorder)	過動症	注意力缺失／過動疾患	注意力欠缺／多動症	注意力欠缺合併過動現象	注意力不足過動症
conduct disorder	行為規範障礙症	品行疾患	品行障礙	行為障礙	行為障礙症
oppositional defiant disorder	對立反抗症	對立性反抗疾患	對立違抗性障礙	反抗不服從障礙	叛逆症
adjustment disorder	適應障礙	適應性疾患	適應障礙	環境適應障礙	適應障礙症
personality disorder	人格障礙症	人格疾患	人格障礙	人格違常	人格障礙症

參考文獻

孔繁鐘（編譯）（1997）：**DSM-IV 精神疾病的診斷與統計**。台北市：合記。

孔繁鐘（編譯）（2007）：**DSM-IV-TR 精神疾病診斷準則手冊**。台北市：合記。

胡海國、林信男（編譯）（1996）：**ICD-10 精神與行為障礙之分類**。台北市：中華民國精神醫學會。

曾文星、徐 靜（1994）：**當代精神醫學**。台北市：水牛。

何瑞麟（1989）：精神疾病的分類。引自沈楚文等著，**新編精神醫學**（頁107-124）。台北市：永大。

World Health Organization [WHO] (1992). *The ICD-10 classification of mental and behavioral disorders: Clinical description and diagnostic guidelines*. Geneva: The Author.

American Psychiatric Association [APA] (2000). *Diagnostic and statistical manual of mental disorder* (4th ed., Text Revision). Washington, DC: The Author.

索引

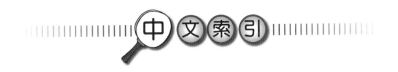

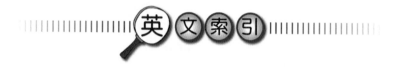

心 理疾病的認識 與 治療

英文索引

國家圖書館出版品預行編目（CIP）資料

心理疾病的認識與治療／林家興著. -- 二版. --
臺北市：心理, 2015.07
　　面；　公分. --（心理治療系列；22150）
　　ISBN 978-986-191-658-3（平裝）

　　1. 神經系統疾病　　2. 心理治療

415.9　　　　　　　　　　　　　　104009533

心理治療系列 22150

心理疾病的認識與治療（第二版）

作　　　者：林家興
執 行 編 輯：林汝穎
總 編 輯：林敬堯
發 行 人：洪有義
出 版 者：心理出版社股份有限公司
地　　　址：231 新北市新店區光明街 288 號 7 樓
電　　　話：(02)29150566
傳　　　真：(02)29152928
郵撥帳號：19293172　心理出版社股份有限公司
網　　　址：http://www.psy.com.tw
電子信箱：psychoco@ms15.hinet.net
駐美代表：Lisa Wu（lisawu99@optonline.net）
排 版 者：辰皓國際出版製作有限公司
印 刷 者：辰皓國際出版製作有限公司
初版一刷：2009 年 4 月
二版一刷：2015 年 7 月
二版四刷：2019 年 7 月
Ｉ Ｓ Ｂ Ｎ：978-986-191-658-3
定　　　價：新台幣 380 元